# LEHRBUCH

### DER

# HARNANALYSE

ISBN-13: 978-3-642-98865-3    e-ISBN-13: 978-3-642-99680-1
DOI: 10.1007/978-3-642-99680-1

# LEHRBUCH

### DER

# HARNANALYSE

### VON

## IVAR BANG

### ZWEITE VERBESSERTE UND ERGÄNZTE AUFLAGE

### BEARBEITET VON

## PROF. DR. F. v. KRÜGER

VORSTEHER DER PHYSIOL.-CHEMISCHEN ABTEILUNG
DES PHYSIOLOGISCHEN INSTITUTS DER UNIVERSITÄT ROSTOCK

**MIT 19 ABBILDUNGEN IM TEXT**

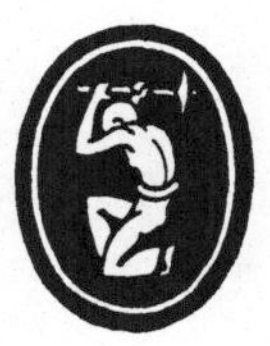

MÜNCHEN · VERLAG VON J. F. BERGMANN · 1926

# Vorwort zur ersten Auflage.

Bei der Ausarbeitung dieses Lehrbuches habe ich das Bestreben gehabt, einen kurzen Leitfaden zur Harnuntersuchung, soweit sie für die praktische Medizin in Betracht kommt, zu verfassen. Ich habe deswegen einerseits von der Besprechung solcher Untersuchungen abgesehen, die ausserhalb der Aufgaben der praktischen Tätigkeit in der Klinik stehen. Andererseits habe ich von vielen Methoden, welche für denselben Zweck angegeben sind, nur eine oder einige wenige besprochen, die ich meistens aus eigener Erfahrung empfehlen kann. Dafür habe ich diese recht eingehend beschrieben, indem ich zuerst ihre theoretische Begründung und ihr Leistungsvermögen und dann ihre praktische Ausführung behandelte, wobei ich besonders auf die zu vermeidenden Fehlerquellen aufmerksam machte. Schliesslich habe ich bei der Besprechung der im Harn vorkommenden Substanzen versucht, eine kurze Übersicht über ihre physiologische und pathologische Bedeutung zu geben.

Herr Phil. Dr. L. Ramberg, Lund, hat die Freundlichkeit gehabt, die Illustrationen des Buches herzustellen, wofür ich ihm auch hier meinen besten Dank ausspreche. Herrn Dr. Czapski in Wiesbaden, der die sprachliche Korrektur meiner Arbeit übernommen hat, spreche ich meinen verbindlichsten Dank aus.

Lund, 4. April 1918.

Ivar Bang.

# Vorwort zur zweiten Auflage.

Als mich Herr A. Chr. Bang aufforderte, die Bearbeitung einer neuen Auflage des Lehrbuches der Harnanalyse seines Vaters, des bekannten, leider viel zu früh verstorbenen schwedischen Forschers Ivar Bang, zu übernehmen, zögerte ich keinen Augenblick, seinem Wunsche nachzukommen.

In der Absicht, dem Buche den Charakter und das Antlitz zu bewahren, die ihm von seinem Verfasser gegeben waren, habe ich die Anordnung und Verteilung des Materials möglichst unverändert gelassen und mich hauptsächlich darauf beschränkt, sprachliche Unebenheiten auszumerzen und einige veraltete Methoden durch neuere zu ersetzen.

Eine Erweiterung erfuhr das Kapitel „Harnsedimente", indem in dasselbe auch die organisierten Sedimente und ihre mikroskopische Untersuchung aufgenommen wurden.

Weiter erfuhr die Zahl der Abbildungen eine wesentliche Vermehrung. Die Abbildungen sind zum grössten Teil anderen Werken entnommen: Abb. 8—11 dem „Lehrbuch der Physiologie des Menschen" von Landois-Rosemann, Abb. 1, 6, 12—19 der „Mikroskopie und Chemie am Krankenbett" von Meyer-Lenhartz und Abb. 5 dem „Handbuch der physiolog.- und patholog.-chemischen Analyse" von Hoppe-Seyler-Thierfelder.

Rostock, im März 1926.

F. v. Krüger.

# Inhaltsverzeichnis.

# Einleitung.

Der normale Harn des Menschen ist eine wässerige Flüssigkeit, welche aus sehr verschiedenartigen organischen und anorganischen Bestandteilen zusammengesetzt ist. Dieselben befinden sich zum grössten Teil in Lösung, zum Teil jedoch in kolloidalem Zustande und in geringer Menge kommen sie auch als Aufschwemmung vor. Abgesehen vom Wasser sind die hauptsächlichsten anorganischen Bestandteile die Basen: Kali, Natron, Kalk und Magnesia, und die Säuren: Salzsäure, Phosphorsäure, Schwefelsäure und Kohlensäure. Die organischen Bestandteile — ebenfalls grösstenteils Säuren und Basen — bestehen aus Harnstoff, Kreatinin, Harnsäure, Purinbasen, Oxalsäure, Hippursäure, Schwefelsäureestern und Glukuronsäure. Hierzu kommt eine grosse Menge anderer Verbindungen, wie Farbstoffe, Spuren von Eiweisskörpern und Kohlehydrate. Von gasförmigen Bestandteilen kommt ausser Kohlensäure auch Stickstoff vor, während Sauerstoff so gut wie vollständig fehlt. Die meisten dieser Stoffe — auch das Wasser — finden sich im Harn in sehr verschiedener Menge, sowohl unter normalen, wie unter pathologischen Verhältnissen.

Im letzteren Falle kommen hierzu noch verschiedene andere Stoffe, welche sich teils in Lösung befinden, wie Eiweiss, Zucker und Gallenbestandteile, teilweise suspendiert sind, wie Blutkörperchen, Epithelzellen, Zylinder etc. Bisweilen enthält der Harn Enzyme, Toxine und andere giftige Verbindungen.

Nach Aufnahme von körperfremden Substanzen, die nicht in unserer Nahrung vorkommen, können diese entweder unverändert oder in reduziertem bzw. oxydiertem Zustand in den Harn übergehen.

Nach der Entleerung verändert sich die Zusammensetzung des Harns ununterbrochen, einerseits infolge der starken Abkühlung, die er erleidet, und andererseits, weil an der Luft infolge des veränderten Druckes Wasser verdampft, Kohlensäure entweicht und dann auch Sauerstoff aufgenommen wird. Schliesslich bewirkt auch die bald eintretende bakterielle Zersetzung des Harns Veränderungen in seiner Zusammensetzung.

Die Analyse des Harns umfasst die physikalische und chemische Untersuchung desselben.

# Allgemeines physikalisches und chemisches Verhalten des Harns.

Die physikalischen und chemischen Eigenschaften des Harns, welche bei der täglichen Untersuchung desselben festzustellen sind und welche deswegen hier näher besprochen werden sollen, sind die folgenden: 1. Farbe, 2. Durchsichtigkeit, 3. Menge, 4. Spezifisches Gewicht und 5. Reaktion. Hierzu kommen als mehr spezielle Untersuchungen die Bestimmung des osmotischen Druckes, der Oberflächenspannung und der optischen Drehung, welch' letztere erst später bei der Besprechung der Glykosurie behandelt werden soll.

### Farbe.

Der normale Harn ist strohgelb bis braungelb und selbst braunrot gefärbt. Die Färbung ist durch die Gegenwart verschiedener Farbstoffe bedingt, nämlich Urochrom (welches als der eigentliche Farbstoff des Harns angesehen wird), Uroerythrin, Uroroseïn und Urobilin; dieses letztere bewirkt ausserdem die Fluoreszenz des Harnes. Da die Farbstoffmenge, die unter normalen Bedingungen in 24 Stunden durch den Harn ausgeschieden wird, mehr oder weniger konstant ist, ist die Intensität der Färbung von der Konzentration desselben abhängig. Ein konzentrierter, normaler Harn ist infolgedessen immer braungelb bis braunrot gefärbt. Zeigt dagegen ein lichtgelb gefärbter Harn ein hohes spezifisches Gewicht, so ist derselbe immer pathologisch und muss auf Zucker und Eiweiss untersucht werden.

Die Reaktion des Harnes beeinflusst die Färbung, indem saure Harne intensiver gefärbt erscheinen als alkalische von demselben spezifischen Gewicht. Ein saurer Harn nimmt nach Zusatz von Alkali eine hellere Färbung an.

Nach der Einnahme von Arzneimitteln kann sich die Farbe des Harns ändern. Viele aromatische Verbindungen, wie Phenol, Resorzin, Naphtalin, Kreosot und Salol bewirken eine tiefbraune bis schwarze, bisweilen olivgrüne Färbung. Diese Färbung wird durch die Oxydation genannter in den Harn übergehender Stoffe hervorgerufen und tritt demgemäß erst allmählich bei Einwirkung der Luft ein. Nach Einnahme von Rheum, Senna, Rhamnus und Chrysarobin wird der Harn gelbrot, nach Antipyrin und Antifebrin gelbrot bis blutrot gefärbt. Einige Farbstoffe gehen unverändert in den Harn über.

Pathologische Farbstoffe. Bei Gegenwart von Galle ist der Harn gelb bis gelbbraun gefärbt. Bisweilen nimmt der Harn bei Anwesenheit von Biliverdin eine grünliche Färbung an. Blut und Hämoglobin färben den Harn rot bis braunschwarz (Methämoglobin), Hämatoporphyrin gelbrot bis violett, bzw. in stärkeren Schichten weinrot bis schwarz. Durch grössere Mengen Urobilin wird der Harn tiefgelb bis braunrot gefärbt. Bei Individuen mit melanotischen Tumoren ist der Harn durch ausgeschiedenes Melanin oft schwarz gefärbt. Die Färbung zeigt sich in den meisten Fällen erst einige Zeit nach dem Stehen des Harns an der Luft. Auch bei Alkaptonurie geht die Farbe des Harns nach einigem Stehen in tiefbraun bis schwarz über.

## Durchsichtigkeit.

Der eben entleerte Harn ist, wenn er sauer reagiert, klar und durchsichtig. Nach einiger Zeit bildet sich ein leichter, wolkiger Niederschlag (Nubecula), welcher langsam zu Boden sinkt. Da auch der frische Harn nur langsam filtriert, ist anzunehmen, dass dieser Niederschlag schon von vornherein fein verteilt im Harn vorhanden ist; er besteht aus Blasenschleim.

Nach und nach entsteht im normalen Harn ein Niederschlag von Uraten und bisweilen auch von Harnsäure. Ist der Harn konzentriert, was z. B. oft bei dem Morgenurin der Fall ist, dann entsteht schon bei seiner Abkühlung bis auf Zimmertemperatur ein reichliches gelb- bis ziegelrotes Sediment (Sedimentum lateritium). Das Sediment besteht aus saurem, durch Uroroseïn (bisweilen auch durch andere Harnfarbstoffe) gefärbtem Natriumurat, welches beim Erwärmen wieder schnell und vollständig in Lösung geht.

Ein alkalisch reagierender Harn (nach vegetabilischer Nahrung) ist durch ausgeschiedene Phosphate und Karbonate der Erdalkalien getrübt. Diese Trübung verschwindet beim Erwärmen nicht, wohl aber nach Zusatz einer Mineralsäure in der Kälte.

In pathologischen Fällen kann der Harn durch das Auftreten von Schleim (in grösserer Menge), Eiter, Blut, Fett, Epithelien, Zylindern oder Bakterien undurchsichtig sein.

## Menge.

Mit dem Sammeln des Harnes sowohl zu analytischen Zwecken, als auch zur Bestimmung der 24 stündigen Harnmenge beginnt man am besten zu einer bestimmten Morgenstunde, nicht abends, damit der Nachtharn mit dem Harne des vorhergehenden Tages gemischt wird. Der Grund hierfür liegt darin, dass die Zusammensetzung des Nachtharnes von der am vorhergehenden Tage aufgenommenen Nahrung abhängig ist.

Die Harnmenge wird durch Zufuhr von Flüssigkeit, durch Verdunstung durch die Haut und durch die Lungen, sowie durch Ausscheidung von Wasser durch den Darm beeinflusst. Durchschnittlich werden von Männern 1500 ccm und von Frauen 1200 ccm Harn abgesondert, doch ist die 24 stündige Menge innerhalb weiter Grenzen veränderlich. Die äussersten Grenzen liegen zwischen 3000 ccm (nach reichlicher Wasserzufuhr) und 500 ccm (nach starkem Schwitzen).

Unter pathologischen Verhältnissen ist die Harnmenge vergrössert (Polyurie) bei Diabetes mellitus und insipidus, bei chronischer Nephritis, besonders bei Schrumpfniere, bei Resorption von Trans- und Exsudaten, bei gewissen nervösen Zuständen wie Hysterie (Urina spastica), bei Psychosen und Gehirnkrankheiten, sowie nicht selten während der Rekonvaleszenz nach Fieberkrankheiten (epikritische Polyurie).

Eine verminderte Harnabsonderung (Oligurie) tritt bei Fieber, bei gewissen, besonders akuten, Nierenkrankheiten, bei Zirkulationskrankheiten, bei der Bildung von Trans- und Exsudaten, sowie bei mechanischen Hindernissen in den Harnwegen ein.

Die Harnabsonderung kann vollständig aufhören. Dies kommt bei gewissen Vergiftungen (mit Oxalsäure, Arsen und Sublimat), bei urämischen und eklamptischen Zuständen vor. Zuweilen ist dies auch durch nervöse Zustände bedingt (hier jedoch nur vorübergehend).

Die Harnmenge wird gewöhnlich mittels eines Messzylinders von 1 bis 2 l Inhalt festgestellt.

## Die Konservierung des Harns.

Der Harn hält sich gewöhnlich 24 Stunden unverändert, ohne dass eine bakterielle Zersetzung eintritt — in der warmen Jahreszeit kann jedoch eine Zersetzung in viel kürzerer Zeit erfolgen. Auch ein durch Fäkalien verunreinigter oder in einem unreinen Gefäss aufbewahrter Harn bleibt nur kurze Zeit unverändert. Ein solcher Harn, und darauf ist zu achten, kann einen bedeutend höheren Ammoniakgehalt aufweisen, schon bevor irgendein Geruch von Zersetzung wahrnehmbar ist.

Um den Harn zu konservieren, versetzt man ihn mit Chloroform (5—10 ccm auf 1 l) oder Toluol (50—60 Tropfen auf 1 l) und schüttelt heftig durch, um das Konservierungsmittel gleichmäßig zu verteilen. In dieser Weise behandelte Harne sind jahrelang ohne Zersetzung haltbar, wenn sie vor Licht geschützt aufbewahrt werden. Bei der Untersuchung durch Chloroform konservierter Harne muss jedoch berücksichtigt werden, dass Chloroform Fehlingsche Lösung reduziert. Man entfernt es, indem man einen Luftstrom durch den auf 30⁰ erwärmten Harn gehen lässt, bis der Chloroformgeruch verschwunden ist.

## Reaktion.

Der Harn von normalen Individuen, die von gemischter Nahrung leben, reagiert sauer, da die Summe der Säureäquivalente die der Basenäquivalente übersteigt, trotzdem die Nahrung selbst eine neutrale Reaktion besitzt. Die saure Reaktion rührt davon her, dass bei der Verbrennung im Organismus sauer reagierende Substanzen aus neutral reagierenden Verbindungen, besonders Eiweiss, entstehen. Die sauren Körper sind vor allen Schwefelsäure (deren Muttersubstanz Cystin ist), aber auch Phosphorsäure, Oxalsäure, aromatische Säuren, Oxyproteïnsäuren u. a. Die saure Reaktion ist nicht durch eine einzige Säure, sondern im Gegenteil durch sämtliche vorhandene Säuren bedingt. An alle diese sind die Alkalien gebunden, und von jeder bleibt ein Rest als freie Säure übrig. Sie sind z. T. elektrolytisch dissoziiert, und ihre Wasserstoffionen bedingen die saure Reaktion.

Bei überwiegender Pflanzennahrung reagiert dagegen der Harn alkalisch, da die in den Pflanzen enthaltenen, an organische Säuren gebundenen Alkalien im Körper in kohlensaure Alkalien übergeführt und dann als solche mit dem Harn ausgeschieden werden.

Ausser der Nahrung und dem Organeiweiss, welches umgesetzt wird, beeinflusst auch die Magensaftsekretion die Reaktion des Harnes. Wenn eine grössere Menge Magensaft abgesondert wird — wie im Beginn der Sekretion — wird der Harn vorübergehend neutral oder auch alkalisch.

Schliesslich tritt eine alkalische Reaktion bei der ammoniakalischen Gärung des Harnes inner- und ausserhalb der Harnwege ein.

Bisweilen besitzt der Harn eine amphotere Reaktion, rotes Lackmuspapier wird blau und blaues rot gefärbt. Dies beruht darauf, dass die Alkaliphosphate, von welchen das primäre sauer und das sekundäre alkalisch reagiert, in einem bestimmten gegenseitigen Verhältnis vorkommen.

Bei allen pathologischen Zuständen, bei welchen der Eiweisszerfall gesteigert ist, ist die Harnazidität grösser. Umgekehrt wird der Harn bei Resorption von Trans- und Exsudaten, sowie bei Krankheiten des Blutes, besonders bei Anämie, alkalisch.

Bei der Beurteilung der Harnazidität muss man scharf zwischen der titrierbaren Azidität oder der Neutralisationsfähigkeit des Harns und der aktuellen Ionenazidität unterscheiden. Der Unterschied zwischen diesen beiden Begriffen lässt sich durch folgendes Beispiel erklären. Normallösungen von Essigsäure und Salzsäure besitzen dieselbe Titrationsazidität, während aber die H-Ionenkonzentration der Salzsäure 0,8 n ist, ist dieselbe Konzentration der Essigsäure nur 0,004 n. Die H-Ionenkonzentration des Harns ist im Verhältnis zur Titrationsazidität noch viel geringer, als die der Essigsäure. Und zwar rührt dies daher, dass die vorhandenen Salze, besonders die Phosphate, die Dissoziation zurückdrängen. Tatsächlich ist die Dissoziation des Harns nur 30—50 mal grösser als die des Wassers.

Die aktuelle Ionenazidität des Harns lässt sich entweder elektrometrisch oder durch Indikatoren, welche jeder für sich durch Farbenumschlag eine bestimmte Ionenkonzentration anzeigen, bestimmen.

Die Bestimmung der aktuellen Azidität soll hier nicht beschrieben werden. Bezüglich der Ausführung derselben müssen die grösseren Handbücher eingesehen werden.

Die titrierbare Azidität steht nicht in bestimmtem Verhältnis zur Ionenazidität.

In bezug auf die azidimetrische Harntitration ist zu bemerken, dass kein Indikator einen scharfen Umschlag gibt. Allgemein wird Phenolphtaleïn verwendet. 10 ccm Harn werden in einem kleinen Becherglas mit so viel Wasser verdünnt, dass die Farbe lichtgelb wird, mit 3—4 Tropfen einer 1%igen Phenolphtaleïnlösung versetzt und mit einer $^n/_{10}$-Natronlauge titriert, bis sich die Flüssigkeit dauernd rot färbt. Die Azidität wird gewöhnlich durch die entsprechende Menge $^n/_{10}$-Natronlauge ausgedrückt. Eine Reihe von Fehlerquellen trübt jedoch die Genauigkeit der Titration. Die Gegenwart von Ammoniumsalzen, von Kohlensäure und besonders von Alkaliphosphaten bewirkt einen unscharfen Farbenumschlag. Ferner ist die Anwesenheit von Kalk und Magnesia von Bedeutung, da diese bei der Neutralisation zum Teil als basische Salze ausgeschieden werden und infolgedessen die Resultate zu hoch ausfallen. Diese Schwierigkeiten können teilweise dadurch umgangen werden, dass man das gleiche Volum gesättigte Kochsalzlösung zusetzt und ausserdem den Kalk vorher als Oxalat ausfällt.

Die Ausführung der Bestimmung. 10 ccm Harn werden mit 4 ccm $^n/_{10}$-Natriumoxalatlösung versetzt. Nachdem so der Kalk als Oxalat abgeschieden worden ist, werden, ohne zu filtrieren, 15 ccm gesättigte Kochsalzlösung hinzugefügt, und dann wird mit $^n/_{10}$-NaOH bis zum Farbenumschlag titriert. Aber trotz aller Vorsichtsmaßregeln ist der Umschlag doch lange nicht so scharf wie bei der Titration einer reinen Säure. Das Verfahren darf deshalb nicht als ganz exakt angesehen werden. Enthält der Harn schon von vornherein ausgeschiedene Phosphate, so müssen dieselben vor der Titration durch Zusatz einer bestimmten Menge $^n/_{10}$-Salzsäure in Lösung gebracht werden. Die zugesetzte Säuremenge muss später von der verbrauchten Menge Lauge abgezogen werden.

Nach Folin soll man einen weit besseren Farbenumschlag erzielen, wenn man 25 ccm Harn mit 20 g feinpulverisiertem neutralem Kaliumoxalat versetzt, 2 Minuten umschüttelt und dann mit Phenolphtaleïn als Indikator titriert. Die schädliche Wirkung der Ammonsalze soll hierdurch stark vermindert werden.

## Das spezifische Gewicht.

Das spez. Gewicht des Harns schwankt innerhalb weiter Grenzen und hängt einerseits von der Menge des aufgenommenen Wassers ab, andererseits von der Ausscheidung desselben auf anderen Wegen (Lunge, Darm, Haut), als durch die Nieren. Die physiologischen Durchschnittswerte liegen zwischen 1,017 und 1,020. Als Grenzwerte sind jedoch 1,005 und 1,030 anzunehmen.

Unter pathologischen Verhältnissen findet man ein hohes spez. Gew. bei solchen Krankheiten, bei welchen die Harnmenge herabgesetzt ist, und umgekehrt ein niedriges spez. Gew., wenn Polyurie auftritt. Besonders bei Diabetes insipidus, aber auch bei Schrumpfniere wird die Ausscheidung exorbitant grosser Harnmengen mit entsprechendem niedrigem spez. Gew. beobachtet.

Ein der allgemeinen Regel entgegengesetztes Verhalten wird einerseits bei Diabetes mellitus angetroffen, wo grosse Harnmengen mit hohem spez. Gew. ausgeschieden werden, und andererseits bei vielen Formen von Nephritis mit Neigung zur Urämie, wo, umgekehrt, kleine Harnmengen mit niedrigem spez. Gew. zur Ausscheidung gelangen.

Das spez. Gew. wird allgemein mittels eines Aräometers, eines so-genannten Ureometers[1], bestimmt. Es ist in seiner üblichen Form eine 15 bis 20 cm lange Spindel aus Glas, deren 8 bis 10 cm lange Skala von 1,000 bis 1,040 oder 1,060 graduiert ist. Der Zwischenraum zwischen den einzelnen Teilstrichen muss so gross sein, dass man den Bruchteil eines Grades leicht und genau ablesen kann. Ratsamer ist es, zwei Ureometer zu verwenden, eines mit einer Skala von 1,000 bis 1,020 und ein zweites mit einer solchen von 1,020 bis 1,040. Ureometer mit einer Skala von 1,000 bis 1,060 sind nicht empfehlenswert. Sollte das spez. Gew. mehr als 1,040 betragen, so ist es besser, vor der Bestimmung den Harn mit dem gleichen Volum Wasser zu verdünnen.

Für die Bestimmung des spez. Gew. giesst man den Harn in einen Messzylinder von so grossem Durchmesser, dass das Ureometer in der Flüssig-keit frei schwimmen kann, ohne die Wände zu berühren. (Ein solcher Zylinder liegt dem Ureometer oft bei). Einer Schaumbildung kann man grösstenteils dadurch vorbeugen, dass man den Zylinder beim Eingiessen des Harns schräg hält. Sollte sich trotzdem Schaum zeigen, so entfernt man ihn vorher mittels Fliesspapiers. Der Zylinder wird mit dem Harn bis zu drei-viertel gefüllt und das gut gereinigte Ureometer langsam in die Flüssigkeit gesenkt. Sowie es den Ruhepunkt erreicht hat, wird der Punkt abgelesen, an welchem der untere Meniskus die Skala berührt. Das spez. Gew. wird immer bis auf drei Dezimalen bestimmt und angegeben.

Eine genaue Bestimmung erfordert auch die Berücksichtigung der Temperatur. Das Ureometer ist gewöhnlich für eine Temperatur von 15⁰ C geeicht. (Es ist dies immer an dem Instrument angegeben.) Man muss dem-gemäß entweder Harn von dieser Temperatur anwenden oder eine Korrektur anbringen. Man hat dann für je drei Grade über der Normaltemperatur des Instruments 0,001 zu dem gefundenen Wert zu addieren oder bei niedrigerer Temperatur abzuziehen. Besitzt z. B. der Harn eine Temperatur von 21⁰ C und ist das Ureometer auf 15⁰ geeicht, so sind zu dem gefundenen Wert 0,002 zuzuzählen. Da der Harn jedoch beinahe immer bei Zimmertemperatur untersucht wird, spielt diese Korrektur bei den meisten Bestimmungen keine wesentliche Rolle. Nur bei Polyurie mit Harn von geringem spez. Gew. kann diese Fehlerquelle grössere Bedeutung gewinnen (evtl. auch bei der Bestimmung des Traubenzuckers durch das spez. Gew.).

---

[1] Die im Handel vorkommenden Ureometer sind oft sehr unrichtig graduiert, deshalb müssen sie vor dem Gebrauch kontrolliert werden.

### Der osmotische Druck.

Unter dem „osmotischen Druck" einer Lösung versteht man den Druck, den die in ihr gelösten Teilchen auf die Grenzflächen ausüben. Er wird also mit der Zahl der gelösten Teilchen, unabhängig von dem Gewichte derselben, steigen und fallen. Handelt es sich um Lösungen von Nichtelektrolyten, so wird der osmotische Druck der Zahl der gelösten Moleküle, d. h. der molekulären Konzentration proportional sein. Es ist nun gefunden worden, dass der Druck einer solchen Nichtelektrolytenlösung dem Drucke einer Atmosphäre entspricht, wenn in ihr ein Grammolekül der betreffenden Verbindung in 22,4 Litern enthalten ist. Mithin lässt sich aus der Grösse des osmotischen Druckes einer Lösung ihre molekulare Konzentration berechnen und, umgekehrt, aus einer bekannten molekularen Konzentration einer Lösung ihr osmotischer Druck.

Das gilt jedoch nur für Lösungen von Nichtelektrolyten, da Elektrolyte, je nach der Konzentration, zum Teil oder ganz in Ionen zerfallen, welche in bezug auf den Druck dieselben Auswirkungen haben, wie die Moleküle. Es wird daher in Lösungen von Elektrolyten oder in Lösungen, welche, wie der Harn, gleichzeitig Elektrolyte und Nichtelektrolyte enthalten, der osmotische Druck nicht der Zahl der gelösten Moleküle entsprechen, sondern der Summe der in der Lösung befindlichen Moleküle und Ionen. Es ist daher richtiger in solchen Fällen nicht von „molekularer", sondern von „osmotischer" Konzentration zu sprechen.

Nachdem festgestellt worden ist, dass wässerige Lösungen, welche im Liter ein Grammolekül eines Nichtelektrolyten oder die entsprechende Menge von Molekülen und Ionen enthalten, einen Gefrierpunkt aufweisen, der stets 1,85⁰ unter dem Gefrierpunkt des destillierten Wassers liegt, und dass die Gefrierpunktserniedrigung proportional der Zahl der gelösten Teilchen ist, bedient man sich zur Bestimmung der osmotischen Konzentration und folglich auch des osmotischen Druckes der Kryoskopie, d. h. der Bestimmung der Gefrierpunktserniedrigung.

Aus der gefundenen Gefrierpunktserniedrigung ($\Delta$) berechnet sich die osmotische Konzentration c nach der Formel: $c = \dfrac{\Delta}{1,85}$ und daraus der osmotische Druck (o) nach der Formel: $o = c \cdot 22,4$.

$\Delta$ schwankt bei normalen Harnen zwischen —1,3 und — 2,3⁰, woraus sich eine osmotische Konzentration von 0,7—1,24 Mol („Mol" = Grammolekül) im Liter und ein osmotischer Druck von 15,7—27,8 Atm. ergibt.

Die Bestimmung der Gefrierpunktserniedrigung wird gewöhnlich mittels des Beckmannschen Kryoskops ausgeführt. Dieser Apparat (Abb. 1) besteht aus einem Glaszylinder a, der als Kühlgefäss dient und mit einer Kältemischung aus Eis und Kochsalz beschickt wird. Er ist mit einem Deckel b versehen, der mehrere Bohröffnungen besitzt, durch welche in die Kältemischung eingeführt werden: 1. ein Rührer c für die Kältemischung, 2. ein gewöhnliches Thermometer d und 3. ein weites Probierrohr e, das als Luftmantel dient.

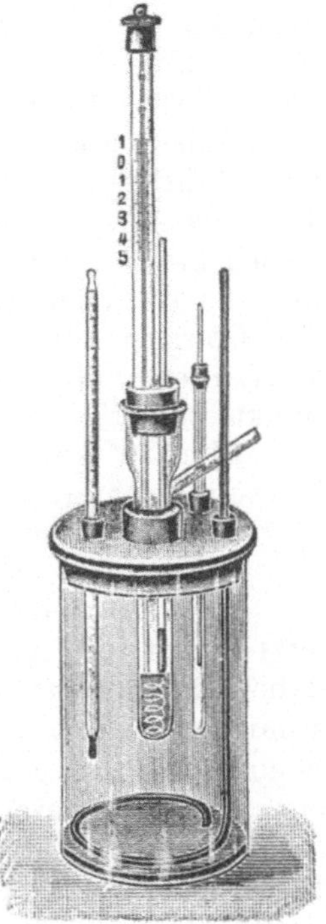

Abb. 1.

Durch einen einfach durchbohrten, fest schliessenden Gummistopfen wird in den Luftmantel e ein schmaleres Probierglas f eingeführt, das zur Aufnahme der zu untersuchenden Flüssigkeit bestimmt ist. Dieses Probierrohr (Gefrierrohr) ist mit einem doppelt durchbohrten Stopfen versehen, durch dessen eine Bohrung ein in $^1/_{100}$ geteiltes Thermometer h, durch die andere Bohröffnung ein Rührer i geht. Statt des ursprünglichen Beckmannschen Thermometers benutzt man zu klinischen Zwecken gewöhnlich ein Thermometer mit konstantem Nullpunkt.

Die Bestimmung selbst wird in folgender Weise ausgeführt: In das Kühlgefäss a wird eine Kältemischung aus Eis und Kochsalz getan, deren Temperatur bei der Untersuchung des Harnes etwa $5^0$ unter Null liegen soll. Darauf wird das Kühlgefäss mit dem Deckel b verschlossen, durch dessen Bohröffnungen der Rühren c zum Mischen der Kältemischung, der Luftmantel e und das Thermometer d in die Kältemischung hineinragen. Alsdann bringt man 5—10 ccm Harn in das Gefrierrohr f und führt in dasselbe mittels des doppelt durchbohrten Stopfens, der zum Verschluss des Gefrierrohres dient, den Rührer i und das Thermometer h ein. Dabei ist darauf zu achten, dass das Thermometer nirgend die Wand des Gefrierrohres berühre und dass das Quecksilberreservoir desselben vollkommen in den Harn getaucht sei. Nun bringt man das so hergerichtete Probierrohr in den Luftmantel.

Während der ganzen Zeit der Beobachtung muss der Harn, unter Vermeidung von Schaumbildung und Spritzern, sorgfältig durch vorsichtiges Auf- und Abbewegen des Rührers i gemischt werden, damit er in allen seinen Schichten möglichst gleichmäßig abgekühlt wird. Die Quecksilbersäule des Thermometers sinkt dabei allmählich nicht nur unter den Gefrierpunkt des Wassers, sondern, infolge Unterkühlung, auch unter den Gefrierpunkt des Harnes selbst, ohne dass er zu Eis erstarrt. Plötzlich tritt dann, entweder von selbst, oder nach „Einimpfung", d. h. Hinzufügen eines kleinen Eiskristallchens durch das Seitenrohr des Gefriergläschens, eine Ausscheidung von Eiskristallen ein. Gleichzeitig damit steigt die Quecksilbersäule des Thermometers bis zum einem bestimmten Punkte, auf dem sie längere Zeit stehen bleibt. Dieser Punkt ist der Gefrierpunkt des untersuchten Harnes und die Differenz zwischen ihm und dem Gefrierpunkt des Wassers ergibt die Gefrierpunktserniedrigung. Bei Anwendung von Thermometern mit konstantem Nullpunkt zeigt die Zahl der Grade unter Null direkt die Gefrierpunktserniedrigung an.

Man tut gut, sich nicht mit einer Bestimmung zu begnügen, sondern jedesmal mehrere auszuführen, damit zufällige Fehler vermieden werden.

### Die Oberflächenspannung.

Der Oberflächenspannung des Harnes wird von klinischer Seite in letzter Zeit eine grössere Aufmerksamkeit geschenkt als bisher. Es darf daher nicht unterlassen werden, an dieser Stelle auf die Methodik der Bestimmung derselben näher einzugehen, und zwar soll die von Traube in die biologische Praxis eingeführte und am meisten gebräuchliche Tropfmethode oder Stalagmometrie beschrieben werden.

Dieselbe geht von der Tatsache aus, dass die Tropfengrösse einer Flüssigkeit, ceteris paribus, der Oberflächenspannung derselben direkt proportional ist. Daraus folgt, dass die Anzahl der Tropfen, in die ein bestimmtes Flüssigkeitsvolumen zerfällt, der Oberflächenspannung umgekehrt proportional sein muss, d. h. je grösser die Tropfenzahl, um so kleiner die Oberflächenspannung.

Nach Traube wird nun die Tropfenzahl eines bestimmten Flüssigkeits-volumen mittels des von ihm konstruierten Apparates, Stalagmometer genannt, festgestellt. Gewöhnlich berechnet man nicht die absoluten Werte für die Oberflächenspannung, sondern begnügt sich mit der Angabe der relativen Werte, indem man die für den untersuchten Harn gefundene Tropfenzahl zu der Zahl der Tropfen, den das gleiche Volum destillierten Wassers unter denselben Bedingungen ergibt, in Relation setzt und dann auf Wasser = 100 umrechnet. Die relative Oberflächenspannung des unter-suchten Harnes entspricht danach dem Quotienten $\dfrac{100 \cdot Z}{Z'}$, wenn Z die Tropfenzahl eines bestimmten Volumens Harn und Z' die Tropfenzahl des-selben Volumens Wasser bedeutet.

Das Stalagmometer besteht im wesentlichen aus einem Glasrohr mit einer Kugel, welche oben und unten durch Marken abgegrenzt wird, aus einer unter-halb der Kugel rechtwinklig abgebogenen Kapillarröhre, welche die Aufgabe hat, das Abtropfen zu verlangsamen, und aus einer Abtropffläche, die sehr sorgfältig abgeschliffen sein muss. Die Abtropffläche muss stets äusserst sauber gehalten werden. Auch darf man sie nie mit dem Finger berühren.

Oberhalb und unterhalb der beiden Marken a und b ist noch eine kleine Skala eingraviert, welche es ermöglicht, Bruchteile eines Tropfens abzulesen.

Will man nun die Bestimmung ausführen, so füllt man zunächst das Stalagmometer unter Zuhilfenahme der Wasserstrahlpumpe oder mittels eines Gummiballons bis über die Marke a hinaus mit der zu untersuchenden Flüssigkeit und lässt diese dann möglichst bis zur Marke a abtropfen.

Da jedoch nur selten ein Tropfen gerade in dem Augenblick abtropfen wird, wo die Marke a erreicht ist, so muss man die Anzahl Teilstriche ober-halb bzw. unterhalb ablesen, ebenso am Schlusse der Bestimmung ober- bzw. unterhalb der Marke b, welche dem ersten bzw. letzten Tropfen entsprechen, und sie in Rechnung bringen. Entspricht z. B. ein Tropfen 20 Teilstrichen, von denen sich 6 oberhalb und 14 unterhalb der oberen Marke a befunden haben, so müssen zu der gefundenen Tropfenzahl $^{14}/_{20} = 0{,}7$ Tropfen hinzuaddiert werden.

Von der Temperatur wird die Tropfenzahl nur wenig beeinflusst und es darf dieser Einfluss, wenn stets bei Zimmertemperatur gearbeitet wird, unberücksichtigt bleiben. Dagegen ist ein Einfluss der Tropfgeschwindigkeit auf die Tropfengrösse nicht zu verkennen, indem bei langsamer Tropfen-bildung die Tropfenzahl meist grösser ist als bei schneller Tropfenbildung. Daher schreibt Traube vor, darauf zu achten, dass in der Minute nur etwa 20 Tropfen sich ablösen. Ist das Abtropfen ein schnelleres, so soll es durch Auflegen des Fingers auf die obere Öffnung des Stalagmometers oder durch Anbringen eines Gummischlauches mit Klemmvorrichtung verlangsamt und reguliert werden.

### Die optische Aktivität.

Jeder normale Harn ist optisch aktiv und dreht die Polarisationsebene nach links. Die Drehung ist jedoch so gering, dass sie bei der polarimetrischen Bestimmung des Harnzuckers keine praktische Rolle spielt.

### Der Geruch.

Der normale Harn besitzt einen eigentümlichen Geruch, welcher je nach der Zusammensetzung der Nahrung etwas verschieden ist. Eine eigen-tümliche Veränderung des Geruches findet man nach Aufnahme von gewissen Substanzen (Spargeln, Terpentin u. a.).

# Die chemische Untersuchung des Harns.

## A. Die normalen Harnbestandteile.

### a. Anorganische Bestandteile.

#### Die Chloride.

Die Menge der Chloride im normalen Harn ist von der Kochsalzzufuhr mit der Nahrung abhängig. Auch chlorhaltige organische Substanzen, wie Chloroform, verursachen eine Vermehrung der Chloride. Bei reichlicher Diurese, z. B. nach reichlichem Wassergenuss, werden mit dem Harn grössere Chlormengen als gewöhnlich ausgeschieden. Während der Resorption von Trans- und Exsudaten ist der Chlorgehalt des Harns ebenfalls vermehrt. Umgekehrt bedingt eine Verminderung, bzw. Entfernung der Chloride aus der Nahrung ein Sinken, bzw. Verschwinden der Chloridausscheidung. Bei Fieber, besonders während einer Pneumonie, ebenso wie bei Nephritis mit Neigung zu Ödemen kommt eine Chlorretention vor. Dasselbe ist auch bei Krankheiten, welche mit einer verminderten Harnausscheidung verbunden sind, der Fall (besonders bei Zirkulationsstörungen).

Das Chlor kommt im Harne so gut wie ausschliesslich in anorganischer Form vor und ist an sämtliche vorhandene Basen gebunden. Der Harn soll jedoch auch Spuren von organischen Chlorverbindungen enthalten. Das Chlor wird gewöhnlich als Kochsalz berechnet — obwohl bisweilen der Gehalt des Harns an Kaliumchlorid grösser ist. Der Durchschnittswert der 24 stündigen Harnmenge an Kochsalz beträgt 15 g.

Sämtliche Chloride des Harns sind leicht in Wasser löslich. Silbernitrat bewirkt einen weissen Niederschlag von Chlorsilber, der in Säuren unlöslich, in Ammoniak, Cyankalium und Natriumthiosulfat löslich ist. Aus einer Lösung, die Chloride, Alkalichromat und Phosphate enthält, wird bei langsamem Zusatz von Silbernitrat zuerst das Chlorsilber quantitativ ausgeschieden, danach fällt das Silberchromat und schliesslich das Silberphosphat aus. Das Silberchromat ist intensiv rot gefärbt und bildet also einen guten Indikator bei der Chlortitration.

Die Bestimmung der Chloride kann jedoch nicht direkt nach Mohr durch Titration mit Silberlösung unter Verwendung von Alkalichromat als Indikator ausgeführt werden. Der Harn enthält nämlich andere Stoffe — besonders die Purine —, welche ebenfalls von Silbernitrat aus neutraler Lösung ausgefällt werden. Weiter beeinträchtigt die Eigenfarbe des Harns das deutliche Erkennen des Farbenumschlags. Man muss deswegen entweder die Chloride allein durch Titration des mit Salpetersäure versetzten Harns bestimmen, oder man muss vor der Titration die störenden Substanzen aus dem Harn entfernen und dann nachher nach Mohr titrieren.

Volhards Methode. In einen 100 ccm-Messkolben mit eingeschliffenem Glasstopfen werden 10 ccm Harn, 1 ccm 25%ige Salpetersäure und 2 ccm einer in der Kälte gesättigten Lösung von Eisenammoniakalaun (33%ig) gegeben. Ist der Harn stark gefärbt, so wird ausserdem von einer 10%igen Permanganatlösung tropfenweise so viel zugegeben, bis die Farbe strohgelb wird. Dann lässt man aus einer Bürette die Silbernitratlösung unter Umschütteln zulaufen, bis keine Fällung mehr entsteht. (Die Silberlösung soll

29,042 g Silbernitrat in 1 l enthalten. 1 ccm dieser Lösung entspricht 10 mg Kochsalz.) Man füllt nun den Kolben mit dest. Wasser bis zur Marke, schüttelt um und filtriert die Flüssigkeit durch ein trockenes Filter in ein trockenes Becherglas. In 50 ccm des Filtrats, welche abpipettiert und in ein anderes Becherglas gebracht sind, wird darauf der Überschuss an Silber durch Titration mit einer Rhodanammoniumlösung bestimmt. Der Titer der Rhodanlösung soll dem der Silberlösung (12,984 g Rhodanammonium auf 1 l) entsprechen. Da das Salz sehr hygroskopisch ist, wird zunächst eine konzentriertere Lösung hergestellt, deren Titer in der Weise festgestellt wird, dass 20 ccm derselben mit 5 ccm der Eisenalaunlösung und einigen Tropfen Salpetersäure versetzt und dann mit der Silberlösung titriert werden. Auf Grund dieser Titration kann man dann berechnen, wie stark die Rhodanlösung verdünnt werden muss. Sie behält den Titer jahrelang unverändert bei. Bei der Titration auf Chlor wird das Silber als weisses Silberrhodanid ausgeschieden. Der geringste Überschuss an Rhodan bewirkt eine Rotfärbung der Flüssigkeit, indem rotes Eisenrhodanid gebildet wird. Bei der Berechnung der Analyse ist zu beachten, dass man den Überschuss an Silber nur in dem halben Volumen der ursprünglichen Harnmenge bestimmt hat. Man muss deswegen das doppelte Volumen der verbrauchten Rhodanlösung von der zugesetzten Menge Silberlösung abziehen. Die Differenz, mit 10 multipliziert, entspricht der Kochsalzmenge in mg in 10 ccm Harn.

Bangs und Larssons Methode. 20 ccm Harn werden mit einem guten Teelöffel Blutkohle (Mercks Präp. puriss. pro analysi) versetzt und stark geschüttelt. Nach mindestens 5 Minuten langem Stehen wird durch ein trockenes Filter in ein trockenes Becherglas filtriert. 10 ccm des farblosen, wasserklaren Filtrats werden mit 3—4 Tropfen einer gesättigten Kaliumchromatlösung versetzt und mittels einer $^n/_{10}$-Silbernitratlösung (oder mittels der Volhardschen Silberlösung) auf Chlor titriert, bis eine schwache, aber bleibende Braunrotfärbung von Silberchromat entsteht. Das verbrauchte Volumen Silberlösung entspricht, bei Anwendung einer $^n/_{10}$-Lösung mit 5,85, bei Benutzung der Volhardschen Lösung mit 10 multipliziert, der in 10 ccm Harn enthaltenen Kochsalzmenge in mg.

Bei stark gefärbten Harnen kann das Filtrat nach der Behandlung mit Blutkohle eine schwach gelbe Farbe besitzen. In diesem Falle muss die Behandlung mit Kohle wiederholt werden.

### Sulfate und sonstige schwefelhaltige Verbindungen.

Im normalen Harn kommen drei Gruppen schwefelhaltiger Verbindungen vor, nämlich anorganische Sulfate, ätherschwefelsaure Salze und der sogenannte „neutrale", d. h. organisch gebundene, Schwefel. Hierzu kommen Thiosulfate und Schwefelwasserstoff, die jedoch nicht als solche schon vorher vorhanden sind, sondern erst nach dem Zusatz einer Mineralsäure gebildet werden. Ihre Menge ist jedoch äusserst gering. Die gesamte 24 stündige Schwefelsäuremenge im Harn von Menschen, welche von gemischter Nahrung leben, beträgt 1,5 bis 3,0 g $SO_3$. Davon kommt ca. $^1/_{10}$ in Form von Ätherschwefelsäuren vor. Der neutrale Schwefel macht normal ca. 5% der totalen Schwefelmenge aus, doch sind die diesbezüglichen Angaben der verschiedenen Forscher recht widersprechend. Dies rührt aller Wahrscheinlichkeit nach davon her, dass das Mengenverhältnis der verschiedenen schwefelhaltigen Verbindungen zueinander auch unter physiologischen Bedingungen grosse Verschiedenheiten aufweisen kann, so bleibt, z. B. die Menge des neutralen Schwefels bei eiweissarmer Nahrung ziemlich unverändert, während der

Gehalt an schwefelsauren Verbindungen stark herabsinkt. Das Verhältnis zwischen dem Sulfat- und dem Gesamtschwefel im Harn entspricht ungefähr dem Verhältnis des Harnstickstoffs zu dem Gesamtstickstoff. Der Gehalt an Ätherschwefelsäuren kann ebenfalls sehr verschieden sein. Er ist von der Zusammensetzung der Nahrung, von der Zufuhr von aromatischen Körpern und von der Darmgärung abhängig. Nach Aufnahme von reichlichen Mengen aromatischer Verbindungen, wie Phenol oder Indol, werden diese dadurch, dass sie mit der Schwefelsäure Verbindungen eingehen, unschädlich gemacht, und so wird die Menge der Sulfatschwefelsäure auf ein Minimum reduziert. Umgekehrt bedingt eine Verminderung der Darmgärung eine bedeutende Verminderung der Ätherschwefelsäuremenge im Harn. Die aromatischen Aminosäuren als solche bewirken dagegen keine Ausscheidung von Ätherschwefelsäuren im Harne. Die wichtigsten Ätherschwefelsäuren des Harns sind Phenolschwefelsäure, p-Kresolschwefelsäure, Indoxylschwefelsäure und Skatoxylschwefelsäure, welche unter den organischen Harnbestandteilen besprochen werden sollen.

Die Sulfatmenge des Harns ist nicht durch das Vorhandensein von Sulfaten in der Nahrung bedingt, da diese in der Regel solche nicht enthält. Dagegen steht ihre Menge in direktem Verhältnis zu der Eiweissmenge der Nahrung, indem das Cystin, die organische Schwefelverbindung des Eiweisses, im Organismus zu Schwefelsäure oxydiert wird. Die in unserer Nahrung vorkommenden Eiweisskörper enthalten meistens 1—2% Schwefel und 16—17% Stickstoff. Im normalen Harne ist das Verhältnis 1 S : 14—15 N. Die Menge des Schwefels steigt und sinkt im Harne in demselben Maße wie die Menge des Stickstoffs; und ebenso wie man den Eiweissumsatz aus der ausgeschiedenen Stickstoffmenge berechnen kann, lässt er sich mit derselben Genauigkeit aus der ausgeschiedenen Schwefelsäuremenge beurteilen. Da indessen die Bestimmung des Stickstoffs viel einfacher ist als die Bestimmung der Schwefelsäure, hat die letztgenannte Methode keine praktische Bedeutung erlangt. Indessen besitzt man jetzt in der sog. Benzidinmethode ein einfaches und genaues Verfahren zur Bestimmung der Schwefelsäure, wodurch sich vielleicht die Verhältnisse etwas verändern werden.

Unter pathologischen Verhältnissen ist die Sulfatmenge in sämtlichen Fällen, bei welchen eine Steigerung des Eiweissumsatzes vorkommt, vermehrt. Umgekehrt wird sie bei vermindertem Eiweissumsatz geringer. Die Menge der Ätherschwefelsäuren steigt bei solchen Zuständen, bei welchen eine vermehrte Darmgärung vorliegt, vor allem bei Darmatonie und hier besonders während der Peritonitis. Chronischer Darmkatarrh bedingt eine Vermehrung, akuter Katarrh dagegen eine Verminderung der Ätherschwefelsäureausscheidung. Putride Gärungen ausserhalb des Darmes verursachen auch eine Steigerung des Gehalts an Ätherschwefelsäuren im Harne, falls die Gärungsprodukte resorbiert und nicht durch Drainage entfernt werden.

Der neutrale Schwefel kommt in Form organischer Verbindungen vor, welche aus Proteïnsäuren, Cystin, Taurin, Rhodanalkali und Chondroitinschwefelsäure und noch einigen anderen unbekannten Verbindungen bestehen.

Von den im Harne vorkommenden Sulfaten sind die Alkalisulfate leicht löslich, ebenso das Magnesiumsulfat. Dagegen ist das Kalziumsulfat in Wasser schwer löslich (1 : 400). Bariumchlorid gibt eine weisse, sehr feinkörnige kristallinische Fällung von Bariumsulfat. Benzidinchlorhydrat schlägt ebenfalls Schwefelsäure quantitativ als Benzidinsulfat nieder, wenn die Flüssigkeit keinen grösseren Überschuss an anderen freien Mineralsäuren enthält. Benzidin (p-diamido-diphenyl $NH_2C_6H_4C_6H_4NH_2$) reagiert so schwach basisch, dass Phenolphtaleïn damit keinen Farbenumschlag gibt. Man kann deswegen das Benzidinsulfat titrimetrisch mit Alkali ebenso scharf wie die freie Säure bestimmen.

Die Ätherschwefelsäuren geben direkt keinen Niederschlag mit Barium-chlorid. Nach Einwirkung von Mineralsäuren in der Wärme (von konzen-trierten Mineralsäuren auch in der Kälte) werden sie quantitativ in Schwefel-säure und den entsprechenden Alkohol zerlegt. Eine Digestion mit Essig-säure während einer Stunde bewirkt keine Zersetzung.

Um die Sulfatschwefelsäure nachzuweisen, wird der Harn nach dem Ansäuern mit Essigsäure mit Bariumchlorid versetzt. Bei neutraler Reaktion würde man Gefahr laufen, dass Phosphate mit niedergeschlagen werden. Im Filtrate vom Barytniederschlag werden die Ätherschwefelsäuren in der Weise nachgewiesen, dass man die Flüssigkeit nach Zusatz von $^1/_{10}$ ihres Volumens an 25%iger Salzsäure erwärmt. Es bildet sich dann ein weiterer Niederschlag von Bariumsulfat, welcher jedoch bedeutend geringer ist als der erste.

Die Bestimmung der Sulfatschwefelsäure im Harne. 25 ccm des filtrierten Harns werden in einem Becherglas tropfenweise mit 25%iger Salzsäure versetzt, bis Kongopapier deutlich blau gefärbt wird (etwa 1—2 ccm Salzsäure genügen). Dann lässt man 100 ccm einer Benzidin-lösung zufliessen, schüttelt um und lässt das Gemisch einige Minuten stehen. (Die Benzidinlösung wird in folgender Weise bereitet: 4 g Benzidin Kahl-baum werden mit etwa 10 ccm Wasser zu einem Brei zerrieben und mit etwa 500 ccm Wasser in einen 2 l-Messkolben gespült und 5 ccm 37%iger Salz-säure zugefügt. Man schüttelt um und füllt, wenn vollständige Lösung eingetreten ist, mit Wasser bis zur Marke auf. 150 ccm genügen, um 0,1 g Schwefelsäure quantitativ zu fällen.)

Nach dem Stehen wird der weisse, seidenglänzende, kristallinische Niederschlag auf einem kleinen Filter gesammelt. Wenn die Lösung möglichst weit abfiltriert worden ist, wäscht man den im Becherglas und auf dem Filter befindlichen Niederschlag mehrmals mit je 10 ccm mit Benzidin gesättigtem Wasser (Benzidinsulfat ist in Wasser allein merkbar löslich, wenn kein Überschuss an Benzidin vorhanden ist) aus, bis Kongopapier von dem Filtrat nicht mehr verändert wird. Das Filter mit dem Niederschlag wird nun in das Becherglas zurückgebracht, 20—30 ccm dest. Wasser zu-gesetzt und die Flüssigkeit bis zum Kochen erhitzt. Nun setzt man $^1/_2$—1 ccm Phenolphtaleïnlösung zu und titriert mit $^n/_{10}$ Kali- oder Natronlauge, bis bleibende Rotfärbung eintritt. Während der Titration rührt man mit einem Glasstabe tüchtig um und zerteilt dadurch das Filter in der Flüssigkeit. 1 ccm $^n/_{10}$-Lauge entspricht 49 mg $H_2SO_4$.

Zur Bestimmung der gesamten Schwefelsäuremenge werden zunächst die gepaarten Schwefelsäuren hydrolysiert. Das geschieht am besten auf folgende Weise: 25 ccm Harn werden in einem Erlenmeyerkolben von 250 ccm Inhalt mit 20 ccm verdünnter (1 : 4) Salzsäure versetzt und 15 bis 20 Minuten gekocht und dann im weiteren die Bestimmung, wie oben an-gegeben, ausgeführt. Die Differenz zwischen der gefundenen Gesamtschwefel-säure und der Sulfatschwefelsäure ergibt die Menge der gepaarten Schwefelsäure.

Man kann zur Hydrolyse der Ätherschwefelsäuren, statt der verdünnten Salzsäure, auch konzentrierte Salzsäure verwenden, von der dann auf 25 ccm Harn 2—2,5 ccm genommen werden. Das ist aber weniger vorteilhaft, da sich alsdann 1. eine Neutralisation vor dem Zusatz der Benzidinlösung notwendig macht, und 2. mehr dunkelgefärbter Harnfarbstoff entsteht, wodurch der Farbenumschlag am Ende der Titration schwerer zu erkennen ist.

Der neutrale Schwefel wird als Sulfat bestimmt. Es ist also zunächst eine Oxydation desselben erforderlich. Dieselbe erfolgt am bequemsten durch Salpetersäure. Zu einer bestimmten Menge Harn (10—25 ccm) werden auf je 5 ccm Harn 1—2 ccm einer 20%igen Lösung von Kaliumnitrat gefügt; das Gemisch wird nun mit soviel rauchender Salpetersäure versetzt, wieviel Harn zur Analyse genommen wurde, und in einem Kjeldahlkolben, der sich in schräger Stellung befinden muss, mittels starker Bunsenflamme erhitzt. Anfangs entwickeln sich in grosser Menge braune Dämpfe. Man setzt das Erhitzen solange fort, bis am Kolbenhalse keine Flüssigkeitströpfchen mehr erscheinen und im Kolben nur ein weisser Rückstand zurückgeblieben ist. Der Rückstand wird in wenig Wasser gelöst, etwas Salzsäure hinzugefügt und die Lösung zur vollständigen Vertreibung der Salpetersäure wiederum zum Sieden erhitzt. Alsdann erfolgt die Schwefelsäurebestimmung mittels des Benzidinverfahrens in der gewöhnlichen Weise. Subtrahiert man von dem gefundenen Werte die Menge der Sulfat- und Ätherschwefelsäuren, so erhält man die dem neutralen Schwefel entsprechende Schwefelsäuremenge.

## Die Phosphate.

Durchschnittlich werden von erwachsenen Menschen in 24 Stunden $2,5—3,5$ g $P_2O_5$ ausgeschieden. Die physiologischen Grenzwerte sind etwa $1—5$ g $P_2O_5$. Hierzu kommt eine geringe Menge organisch gebundenen Phosphors — etwa 6 % der anorganisch gebundenen Phosphormenge. Der organisch gebundene Phosphor kommt hauptsächlich als Nukleïnsäure und Glyzerinphosphorsäure vor.

Die Phosphormenge des Harns ist von der Nahrung und besonders von den darin vorkommenden Nukleoproteïden und Nukleoalbuminen abhängig. Bei verstärktem Zerfall der Zellen des Organismus, z. B. bei Leukämie, steigt auch die Phosphor-Ausscheidung, da die Zellen hauptsächlich aus Nukleoproteïden bestehen. Bei Hungerzuständen sinkt die Phosphorausscheidung nicht in demselben Maße wie die Stickstoffausscheidung, sondern es findet sich im Harn relativ viel Phosphor. Nach Aufnahme von Phosphaten, selbst unlöslichem Kalziumphosphat, mit der Nahrung, wird ein grosser Teil des Phosphors (bis 70 %) mit dem Harne ausgeschieden. Lezithin und andere Phosphatide vermehren ebenfalls nach Einnahme per os die Phosphatausscheidung durch den Harn.

Die Phosphorsäure bildet als dreibasische Säure mit den Metalloxyden drei Verbindungen, nämlich primäre Phosphate ($MH_2PO_4$), sekundäre ($M_2HPO_4$) und tertiäre oder normale Phosphate ($M_3PO_4$). Die letztgenannten besitzen ausserdem, insofern sie in Wasser unlöslich sind, das Vermögen, Metalloxyde in wechselnder Menge unter Bildung von basischen Phosphaten zu addieren. Primäre Phosphate reagieren sauer, sekundäre schwach und tertiäre stark alkalisch. Die Alkaliphosphate sind sämtlich wasserlöslich. Dasselbe ist auch, obwohl in geringerem Grade, bei den sauren Erdalkaliphosphaten der Fall. Von diesen kommen das saure Kalk- und Magnesiumphosphat normal im Harne vor. Die sekundären Erdalkaliphosphate sind bedeutend weniger löslich ($MgHPO_4$ 1 : 1000; $CaHPO_4$ 1 : 7000). Indessen ist ihre Menge im normalen Harne nicht so gross, als dass sie bei gewöhnlicher Temperatur nicht in Lösung bleiben könnten. Im alkalischen

Harn kommen dagegen tertiäre Erdalkaliphosphate vor. Das Kalksalz $Ca_3[PO_4]_2$ ist so gut wie ganz unlöslich in Wasser, dagegen ist das entsprechende Magnesiumsalz etwas mehr löslich. Ist aber die alkalische Reaktion durch Ammoniak bedingt — wie immer bei der alkalischen Harngärung —, so wird nicht dies Salz, sondern das ganz unlösliche Magnesiumammoniumphosphat ausgeschieden.

Enthält der Harn eine etwas grössere Menge sekundärer Erdphosphate (wenn nämlich die Reaktion neutral oder äusserst schwach sauer ist), so können diese sekundären Phosphate beim Kochen in tertiäre Phosphate, welche ausgeschieden werden, und in primäre zerlegt werden. Die primären Erdphosphate bleiben in Lösung und verleihen so dem Harn eine stark saure Reaktion. Der Niederschlag von tertiären Erdalkaliphosphaten ist weiss, voluminös und einer Eiweissfällung zum Verwechseln ähnlich. Verbleibt der Niederschlag in der Flüssigkeit, so bilden sich nach und nach die sekundären Phosphate zurück. Der Niederschlag wird dadurch vermindert, eine vollständige Lösung tritt aber nicht ein.

Im normalen Harn kommen ca. 60% der Gesamt-Phosphorsäure als sekundäre und 40% als primäre Phosphate vor. Tertiäre Phosphate existieren in demselben nicht. Die Phosphorsäure ist sowohl an die Alkalien, als auch an die Erdalkalien gebunden. Es sind nicht genügend Erdalkalien vorhanden, um beim Alkalischmachen des Harns mit der gesamten Phosphorsäuremenge tertiäre Phosphate bilden zu können. Indessen enthält jeder an und für sich alkalische oder alkalisch gemachte Harn ein Sediment aus tertiären Erdalkaliphosphaten, welchem sekundäre oder basische beigemengt sind. Die Zusammensetzung der Fällung ist infolgedessen keine konstante. Umgekehrt wird der Zusatz einer Säure die Erdalkalifällung in Lösung bringen. Von Mineralsäuren genügt hierzu eine ganz geringe Menge, von der schwachen Essigsäure ist ein Überschuss nötig. Um die Phosphorsäure vollständig auszufällen, wird der Harn am besten mit Baryt- oder Kalkwasser bis zur alkalischen Reaktion versetzt.

Der Nachweis der Phosphorsäure geschieht durch Zusatz von Ammoniak in geringem Überschuss; hierdurch entsteht ein Niederschlag von Ammoniummagnesiumphosphat, welcher nach Zusatz von Säuren wieder in Lösung geht.

Die Bestimmung der Phosphorsäure. Die sekundären Phosphate des Harns werden von Uransalzen unter Bildung von Uranylphosphat quantitativ ausgeschieden. Ist der Harn mit Kochenilletinktur versetzt, so bedingt der geringste Überschuss von Uran einen Farbenumschlag in grün, da das Uran mit Kochenille in Reaktion tritt. Um alle Phosphate in sekundäre Verbindungen überzuführen, wird der Harn mit Natriumazetat versetzt. Man titriert dann die bis beinahe zum Sieden erhitzte Flüssigkeit mit einer Uranylazetatlösung, von welcher 1 ccm 5 mg $P_2O_5$ entspricht. Die Uranylphosphatbildung geht schneller in der Wärme vor sich, auch fällt die Endreaktion mit Kochenille in der Wärme schärfer aus. Uranylnitrat wird ebenfalls für diesen Zweck vorgeschlagen, ist aber weniger geeignet, da der Titer der Uranylnitratlösung nicht so beständig ist. Das Uranylazetat ist bisweilen durch Uranylphosphat verunreinigt. Eine Probe des Satzes, in Wasser gelöst, gibt in diesem Falle beim Erwärmen einen Niederschlag.

Ausführung der Titration. 50 ccm Harn werden mit 5 ccm einer 10%igen Natriumazetatlösung, welche 3% Essigsäure enthält, und ausserdem mit 0,5 ccm Kochenilletinktur versetzt. (Die Tinktur wird so bereitet, dass einige g Kochenillekörner mit 2—300 ccm 30%igem Alkohol in der Kälte einige Stunden digeriert und nachher filtriert werden.) Man erwärmt bis zum beginnenden Sieden und lässt dann aus einer Bürette unter stetigem Rühren mit einem Glasstabe so viel Uranlösung zufliessen, bis die Flüssigkeit schwach, aber bleibend grün gefärbt wird. Die Anfangstemperatur muss möglichst beibehalten und deshalb muss auch während des Titrierens erwärmt werden. Das sich bildende Uranylphosphat nimmt infolge von Adsorption eine tiefgrüne Färbung an. Stark gefärbte, besonders ikterische Harne können nicht direkt mit Kochenille titriert werden. Dieselben werden am besten durch Schütteln mit Blutkohle, welche die Phosphate nicht adsorbiert, entfärbt. Auf 60 ccm Harn genügt ein guter Teelöffel von Mercks Präparat zur Entfärbung. Die Uranlösung soll auf 1 l 29,969 g Uranylazetat ($UO_2[C_2H_3O_2]_2$ . $2 H_2O$) enthalten. Sie muss genau auf eine Lösung von sekundärem Natriumphosphat von etwa derselben Konzentration, wie sie im Harn vorhanden ist, eingestellt werden. 50 ccm sollen 0,1 g $P_2O_5$ entsprechen. Bei der Bereitung dieser Natriumphosphatlösung geht man am besten von einem reinen, während längerer Zeit[1]) an der Luft getrockneten, pulverisierten Präparat aus, da dies genau 2 Mol. Kristallwasser enthält. Das frisch auskristallisierte Präparat enthält 12 Mol. Kristallwasser, beginnt aber augenblicklich zu verwittern. Von dem lufttrockenen Präparat werden 5,0141 g in 1 l Wasser gelöst. Davon werden 50 ccm abgemessen, und nach Zusatz von 5 ccm der Natriumazetatlösung wird, wie oben angegeben, mit der Uranlösung titriert. Ist der Titer der Uranlösung richtig, dann sollen genau 20 ccm Uranlösung verbraucht werden. Gewöhnlich löst man das Uranazetat in etwas weniger als 1 l Wasser, bestimmt den Titer und berechnet danach, wie stark die Lösung verdünnt werden muss, um die gewünschte Konzentration zu haben.

### Salpetersäure und Untersalpetersäure.

Jeder normale Harn enthält Spuren von aus der Nahrung stammender Salpetersäure, da diese in jedem Trinkwasser und in vielen Gemüsen vorhanden ist. Nitrite kommen dagegen im normalen Harn nicht vor, sondern werden erst beim Stehen des Harns durch bakterielle Reduktion der Salpetersäure gebildet. (Bei einer Harngärung innerhalb des Organismus kann auch der frische Harn Nitrite enthalten.) Salpetersäure wird mittels Diphenylamins (0,5 g in 100 ccm konz. Schwefelsäure und 20 ccm Wasser) nachgewiesen. Beim Überschichten einiger ccm dieser Diphenylaminlösung mit Harn in einem Probiergläschen tritt bei Gegenwart von Salpetersäure an der Berührungsfläche beider Flüssigkeiten ein tiefblau gefärbter Ring auf. Chlorsaure Salze und Eisenoxydverbindungen liefern dieselbe Reaktion. Zum Nachweis von Nitrit kann die Nitrosindolreaktion empfohlen werden. Zu 2 ccm Harn werden 4 Tropfen 1%iger Indollösung und 2 Tropfen konz. Schwefelsäure zugesetzt. Bei Gegenwart von Salpetersäure tritt eine Rotfärbung auf. Verdünnt man nun den Harn, bis das Gemisch nur noch rosenrot aussieht, so wird die Farbe bei Anwesenheit von Nitrit nach und nach in violett und grün übergehen. Schliesslich wird sich ein grüngefärbter Niederschlag bilden.

### Kalium und Natrium.

Die Menge dieser Elemente, die im Harne überwiegen, ist in hohem Maße von der Zusammensetzung der Nahrung abhängig. Der Gehalt an Kali schwankt normal zwischen 2,3 und 8,9 g $K_2O$ in der täglichen Harnmenge. Die entsprechenden Werte für Natron liegen zwischen 4,2 und 7,4 g $Na_2O$. Das gegenseitige Verhältnis kann sich jedoch bedeutend verschieben, indem bisweilen sogar mehr Kali als Natron ausgeschieden wird. Dies ist bei Hungerzuständen der Fall, bei welchen die Kalimenge dreimal so gross ist als die Natronmenge.. Bei überwiegender Pflanzennahrung (und Milchdiät) ist die

---

[1]) Mindestens 14 Tage.

Kalimenge ebenfalls grösser, umgekehrt aber bei salzhaltiger Nahrung die Natronmenge. Kalisalze liefern mit Natriumkobaltnitrit eine gelbe Fällung. Diese Reaktion ist sehr empfindlich und eindeutig, da die Erdalkalisalze und die übrigen im Harn vorkommenden Metallsalze damit nicht reagieren. Natriumsalze geben mit einer Lösung von Kaliumpyroantimoniat einen weissen kristallinischen Niederschlag.

### Ammoniak

wird zugleich mit den übrigen stickstoffhaltigen Verbindungen besprochen werden.

### Kalzium und Magnesium.

Die tägliche Ausscheidung von Kalk durch den Harn beträgt 0,30—0,37 g CaO und diejenige von Magnesia 0,14—0,18 g MgO. Nur ein Teil der mit der Nahrung aufgenommenen Erdalkalien wird mit dem Harne ausgeschieden, der Rest verlässt den Körper durch den Darm. Dieses letztere tritt auch ein bei direkter Einführung von Erdalkalien in die Blutbahn. Reichliche Wasseraufnahme vermehrt die Ausscheidung durch den Harn. Bei Hunger ist die Ausscheidung ebenfalls vermehrt, da Knochensubstanz verbraucht wird. Kalk und Magnesia werden durch Zusatz von Ammoniak zum Harn nachgewiesen. Der sich bildende Niederschlag, aus Kalzium- und Ammoniummagnesiumphosphat bestehend, wird in verdünnter Essigsäure gelöst, dann wird etwas Salmiak und einige Tropfen Ammoniumoxalat zugegeben und der entstandene oxalsaure Kalk nach dem Absetzen abfiltriert. In dem Filtrat wird die Magnesia mit Ammoniak als Ammoniummagnesiumphosphat ausgefällt.

### Eisen

kommt nur als organische Verbindung im Harne vor. Ihre Konstitution ist unbekannt. Die Menge des Eisens wird für 24 Stunden von 3 mg bis 7 mg angegeben. Der Mensch verbraucht täglich etwa 40 mg Eisen. Die Hauptausscheidung findet aber nicht durch die Nieren, sondern durch den Darm statt. Der Nachweis und die Bestimmung des Eisens kann übergangen werden.

# b. Organische Bestandteile.

Der Übersicht wegen sollen die organischen Bestandteile des Harns in stickstoffreie und stickstoffhaltige eingeteilt werden, von denen die letzteren unbedingt überwiegen. Überhaupt kommen N-freie Bestandteile im normalen Harn nur spurenweise vor. In um so grösserer Menge können sie in pathologischen Harnen auftreten. Aus diesem Grunde sollen die meisten N-freien Stoffe erst zugleich mit den pathologischen Harnbestandteilen eingehend besprochen und hier nur kurz erwähnt werden. Dagegen soll auf die N-haltigen Bestandteile, mit Ausnahme der Eiweisskörper, welche einem späteren Abschnitte (Die pathologischen Harnbestandteile) vorbehalten sind, wegen ihrer grossen Bedeutung näher eingegangen werden.

### 1. Die N-freien aliphatischen Bestandteile des normalen Harns.

### Glyzerin $C_3H_5(OH)_3$.

Seine Gegenwart im normalen Harn ist zweifelhaft und seine Menge jedenfalls minimal. Dasselbe gilt von der Glyzerinphosphorsäure.

## Flüchtige fette Säuren.

Diese bilden konstante Bestandteile des normalen Harns, obwohl ihre Menge nur unbedeutend ist. In verhältnismäßig sehr grosser Menge kommt Essigsäure vor. Weiter werden ein wenig Ameisensäure und vielleicht Spuren von Milchsäure ausgeschieden.

## Oxalsäure COOH.COOH

ist ein normaler Bestandteil des menschlichen Harns. Die Menge liegt zwischen einigen wenigen bis 20 mg pro Tag. Die Oxalsäure ist teilweise ein Produkt des intermediären Stoffwechsels und wird auch bei oxalsäurefreier Nahrung ausgeschieden. Bei Hungerzuständen bleibt die Ausscheidung fast unverändert. Das Einnehmen von Oxalsäure bedingt eine Steigerung ihrer Menge im Harn, da sie nur zum Teil oxydiert wird. Die Muttersubstanz der Oxalsäure sind Glykokoll und glykokollhaltige Verbindungen und ihre Derivate, wie Leim, Glyoxylsäure, Allantoin und Oxalursäure. Eine andere Muttersubstanz bilden die Kohlehydrate. Die Existenz einer sog. Oxalsäurediathese ist jedoch noch nicht bewiesen. Dagegen ist eine vermehrte Oxalsäureausscheidung mehrfach bei Indikanurie festgestellt. Das Vorkommen beider Verbindungen im Harn ist durch eine abnorme Darmgärung bedingt. Die Oxalsäure ist giftig.

Sie kristallisiert mit 2 aq in farblosen, rhombischen Prismen und ist in 10 Teilen Wasser löslich; in Alkohol löst sie sich leicht, in Äther nur schwer. Oxalsäure wird von Permanganat bei gewöhnlicher Temperatur langsam, bei 35—40° schnell oxydiert. Die Oxydationsprodukte sind Kohlensäure und Wasser. (Oxalsäure wird zur Einstellung des Titers von Permanganatlösungen verwendet). Die Alkalisalze der Oxalsäure sind leicht löslich in Wasser, das Kalksalz dagegen, welches mit wechselnden Mengen Kristallwasser kristallisiert, ist darin ganz unlöslich. Die Oxalsäure wird als oxalsaurer Kalk gefällt und bestimmt. Im Harn, in welchem sowohl Kalk wie Oxalsäure vorkommen, befindet sich das Oxalat gewöhnlich in Lösung, einerseits infolge der sauren Reaktion des Harns, andererseits, und zwar hauptsächlich, infolge der Gegenwart von Magnesiumsalzen. Bisweilen wird Kalziumoxalat spontan aus dem Harne ausgeschieden. Doch kann der Harn reich an Oxalsäure sein, ohne dass irgendwelche Ausscheidung stattfindet. Es liegt nahe, anzunehmen, dass die Oxalsäure unter diesen Umständen jedenfalls zum Teil in gebundener Form (als Oxalursäure?) vorkommt.

Der Nachweis geschieht am besten auf dieselbe Weise wie die Bestimmung und wird nach den Angaben von Autenrieth-Bart und McLean ausgeführt. 500 ccm Harn werden mit Ammoniak und etwas Kalziumchlorid versetzt und, ohne zu filtrieren, bis zur dünnen Sirupskonsistenz eingedampft. Dann wird mit einem grossen Überschuss von Alkohol gefällt. Der Niederschlag wird auf einem Filter gesammelt, mit Alkohol und Äther ausgewaschen und darauf auf dem Filter und in dem Becherglase in ca. 30 ccm 15%iger Salzsäure, welche in kleinen Teilen zugesetzt werden, gelöst. Die Lösung wird in einen Scheidetrichter übergeführt und 4—5 mal mit 150—200 ccm Äther, der 3% Alkohol enthält, ausgeschüttelt. Nach einstündigem Stehen filtriert man das Ätherextrakt durch ein trockenes Filter und destilliert dann nach Zusatz von 5 ccm Wasser (um die Bildung von Oxalsäurediäthylester zu verhindern) den Äther bis auf 3—5 ccm Flüssigkeit ab. Den Rückstand versetzt man mit Kalziumchlorid und macht mit Ammoniak stark alkalisch. Nach 24stündigem Stehen wird der entstandene Niederschlag filtriert und bis zum Schwinden der Chlorreaktion ausgewaschen. Das Filter wird schliesslich in das Becherglas zurückgebracht, mit 20—30 ccm 10%iger Schwefelsäure versetzt, auf ca. 50° erwärmt und mit $n/_{10}$ Permanganatlösung titriert. 1 ccm Permanganat entspricht 4,5 mg Oxalsäure. Um ganz genaue Werte zu erzielen, muss man jedoch erst das Oxalat vor der Titration nach der ersten Fällung noch einmal in Salpetersäure lösen und dann wieder mit Ammoniak ausfällen.

## Bernsteinsäure $C_2H_4$ $(COOH)_2$

·kommt normal im Harn nur in sehr geringer Menge vor. Nach der Aufnahme von Spargeln und Asparagin soll sich die Menge sehr steigern.

## Milchsäure $CH_3CHOH.COOH$

ist wahrscheinlich kein konstanter Bestandteil des Harns. Bei Asphyxie, schweren Leberkrankheiten, starken Muskelanstrengungen und nach einigen Vergiftungen, bei Osteomalazie und Leukämie können jedoch relativ grosse Mengen derselben ausgeschieden werden.

Diese d-Milchsäure (Rechtsmilchsäure, Fleischmilchsäure oder Paramilchsäure) ist gewöhnlich von sirupähnlicher Konsistenz, kann aber zum Kristallisieren gebracht werden. Sie ist mit Wasser und Alkohol in jedem Verhältnis mischbar, in Äther aber schwer löslich. Nach dem Ansäuern mit Schwefelsäure geht jedoch die Milchsäure aus ihrer wässrigen Lösung nach mehreren Ausschüttelungen in Äther über. Sowohl die Säure selbst, wie die Lösung ihrer Salze drehen die Polarisationsebene nach rechts. Die Drehung ist aber nur gering. Von den Salzen sind das Zink- und Kalksalz charakteristisch und werden für die Identifizierung der d-Milchsäure benutzt. Durch Behandlung mit Alkali und Jod wird Jodoform gebildet. Bei saurer Reaktion wird die Milchsäure von Permanganat rasch oxydiert.

Für den Nachweis muss die Milchsäure erst aus dem Harne isoliert werden. Dies kann entweder durch Ausschütteln mit Äther oder noch besser, nach E. Ohlsson, durch Ausschütteln mit Amylalkohol nach dem Ansäuern mit Schwefelsäure und nach Sättigung des Harns (100—200 ccm) mit Ammoniumsulfat geschehen. Aus der amylalkoholischen Lösung extrahiert man die Säure durch Schütteln mit 10—20 ccm 30%iger Sodalösung. In dieser Lösung kann die Milchsäure durch ihre Identitätsreaktionen nachgewiesen werden. Diese sind: 1. Boas' Probe. Zu 10—15 ccm Flüssigkeit setzt man 2—3 ccm konzentrierte Schwefelsäure und eine Messerspitze Braunstein. Dann bringt man das Gemisch in einen Destillierapparat, dessen anderes Ende in eine Jodlösung eintaucht, und destilliert. Hierbei wird die Milchsäure zu Aldehyd oxydiert, und dieses gibt mit der Jodlösung in der Vorlage Jodoform. 2. Fletchers und Hopkins Probe. Zu 5 ccm konzentrierter Schwefelsäure setzt man in einem Probierröhrchen 1 Tropfen gesättigte Kupfersulfatlösung und einige Tropfen der auf Milchsäure zu untersuchenden Flüssigkeit. Danach wird 1—2 Minuten in einem kochenden Wasserbade erhitzt, abkühlen gelassen und nach dem Zusatz von 2—3 Tropfen Thiophenlösung (10—20 Tropfen Thiophen in 100 ccm Alkohol) wieder in das siedende Wasserbad gebracht. Bei Gegenwart von Milchsäure nimmt die Flüssigkeit eine schöne kirschrote Farbe an. Diese Reaktion ist sehr empfindlich und auch sehr charakteristisch.

Die quantitative Bestimmung der Milchsäure ist äusserst kompliziert. Während die Säure früher mittels Äthers aus dem Harn extrahiert wurde, empfiehlt E. Ohlsson für diesen Zweck Amylalkohol, wodurch die Ausschüttelung viel rascher vor sich geht. Betreffs der Einzelheiten des Verfahrens muss auf Ohlssons Abhandlung[1]) verwiesen werden.

Neutralfett, Phosphatide und Cholesterin kommen im normalen Harne nicht vor.

## Azeton $CH_3.CO.CH_3$

ist ein normaler Bestandteil des Harns, und seine Menge beträgt bei gewöhnlicher Nahrung täglich 7—17 mg. Bei Hunger und bei kohlehydratfreier Nahrung kann dieselbe sehr wesentlich steigen. Man kann hier von einer alimentären

---

[1]) F. Ohlsson, Scand. Arch. f. Physiol. **33**, 231, 1916.

Azetonurie sprechen. Diese Verhältnisse, ebenso wie der Nachweis und die Bestimmung des Azetons werden bei der Besprechung der pathologischen Harnbestandteile behandelt werden. Diazetessigsäure und $\beta$-Oxybuttersäure können ebenfalls im normalen Harn vorkommen, ihre Menge ist aber äusserst gering, doch kann sich dieselbe unter den gleichen Bedingungen, wie sie beim Azeton angegeben sind, auch steigern.

## Traubenzucker

kommt fast in jedem Harne vor und dürfte nur sehr selten fehlen. Die Menge schwankt zwischen 0,01 und 0,04% im normalen Harn und bei gemischter Nahrung. Nach der Aufnahme von grösseren Kohlehydratmengen in Form von Traubenzucker oder von Stärke können auch vom gesunden Menschen nicht unbedeutende Zuckermengen mit dem Harne ausgeschieden werden. Diese alimentäre Glykosurie soll später bei der Besprechung der pathologischen Harnbestandteile behandelt werden, ebenso wie die Ausscheidung von Fruktose, Galaktose, Maltose, Laktose usw., welche sämtlich nur ausnahmsweise im normalen Harne zu finden sind.

## Harndextrin

(Landwehrs tierisches Gummi) ist sicher keine einheitliche Substanz, sondern ein Gemisch von mehreren zusammengesetzten Kohlehydraten, welche beim Kochen reduzierende Substanzen liefern. Der darin enthaltene Zucker ist nicht gärfähig und nicht kristallisierbar. Diese Dextrine können durch Einwirkung von diastatischen Enzymen nicht verzuckert werden. Sie geben mit Jod keine Reaktion. Dagegen enthalten sie Stickstoff in nicht konstanter Menge. Ihre Quantität im normalen Harn wird auf $15^0/_{00}$ geschätzt. Unsere Kenntnis von diesen Verbindungen, welche möglicherweise bei gewissen Krankheiten (siehe unten) in recht bedeutender Menge im Harn auftreten, ist also sehr gering.

Landwehrs tierisches Gummi kann in Form eines weissen Pulvers ohne Geruch und Geschmack dargestellt werden. Es ist sehr hygroskopisch und in Wasser unter starker Schaumbildung mit schwach gelber Farbe leicht löslich. In Alkohol und Äther unlöslich, wird das Dextrin aus seiner wässrigen Lösung durch Zusatz von 3—4 Volumen Alkohol (unter Zusatz einer Spur Salz) ausgefällt. Eine konzentrierte Lösung wird durch Eisessig niedergeschlagen. Mit Eiweiss soll das Gummi ein durch Essigsäure fällbares wässriges Gemisch geben, eine Verwechselung mit Chondroitinschwefelsäure liegt hier nahe. Das Gummi wird aus seiner Lösung von Bleizucker nicht gefällt, dagegen von Bleiessig und Ammoniak, sowie von frisch gefälltem Eisenoxyd (Eisenchloridlösung und Ammoniak) und von Kupferoxydhydrat (Kupfersulfat und Natronlauge). Die Kupferfällung ist blauweiss, voluminös und wird beim Stehen nicht schwarz. Von Tierkohle werden die Dextrine jedenfalls nur sehr unvollständig adsorbiert. Um die Dextrine zu isolieren, wird der Harn mit Natronlauge bis zu stark alkalischer Reaktion versetzt und filtriert. Zu dem Filtrate wird so lange Kupfersulfatlösung zugesetzt, bis eine Probe beim Kochen schwarz wird (und folglich ein Überschuss von Kupferoxydhydrat vorhanden ist). Die Kupferfällung wird in möglichst wenig Salzsäure gelöst und die Lösung mit Alkohol gefällt. Der Niederschlag kann durch wiederholtes Lösen und Fällen weiter gereinigt werden, es ist aber schwierig, ihn vollständig kupferfrei zu erhalten.

Cammidges Reaktion. Diese Probe ist von dem Autor als charakteristisch für Krankheiten des Pankreas angegeben und soll von der Gegenwart einer Harnpentose abhängig sein. Verschiedene, sehr zahlreiche Nachprüfungen haben indessen gezeigt, dass die Reaktion nicht allein bei Krankheiten des Pankreas, sondern auch bei vielen anderen, besonders bei solchen des Darmkanals eintritt. Weiter dürfte es sehr zweifelhaft sein, dass die Reaktion durch Pentosen hervorgerufen wird. Einige Autoren nehmen an, dass Saccharose das Eintreten derselben bewirkt. Am begründetsten dürfte jedoch die Annahme sein, dass die Reaktion auf ein vermehrtes Vorkommen von Harndextrin zurückzuführen ist. Jedoch fehlt es auch hierfür noch an einem strikten Beweis, da unsere Kenntnis von dem Harndextrin noch sehr mangelhaft ist.

Die Reaktion besteht darin, dass in dem mit Salzsäure zum Sieden erhitzten Harn nach dem Zusatz von Phenylhydrazin Osazon entsteht. Der Schmelzpunkt des Osazons liegt bei 167—170°. Die Probe wird in folgender Weise ausgeführt: 20 ccm Harn, der weder Zucker, noch Eiweiss enthalten darf (diese müssen eventuell vorher entfernt werden), werden mit 1 ccm konzentrierter Salzsäure versetzt und 10 Minuten auf dem Sandbade vorsichtig gekocht (erhitzt man über freier Flamme, so muss man das Probierröhrchen seitwärts des Brenners halten). Man füllt auf 20 ccm auf und kühlt gut ab, dann wird mit 4 g Bleikarbonat neutralisiert und filtriert. Hierauf setzt man noch 4 g Bleiessig hinzu, kocht auf und filtriert wieder. 10 ccm des Filtrats werden mit Wasser auf 18 ccm verdünnt und mit 0,8 g salzsauren Phenylhydrazins versetzt. Ausserdem kommen 2,0 g Natriumazetat und 1 ccm 50%ige Essigsäure hinzu. Nun wird die Mischung 10 Minuten gekocht, unter Bedeckung des Probierröhrchens mit einem Trichter, welcher als Kondensator für den Wasserdampf dienen soll, und noch heiss filtriert. Das Filtrat soll 15 ccm betragen und muss nötigenfalls bis zu diesem Volumen verdünnt werden. Nach einigem Stehen, spätestens nach Verlauf von 24 Stunden, hat sich, wenn die Reaktion positiv ausfällt, ein Niederschlag von gelben Kristallnadeln abgeschieden. Die Kristalle sind in 33%iger Schwefelsäure leicht löslich (man muss $1/_2$ Vol. konzentrierte Schwefelsäure hinzusetzen). Dieses umständliche Verfahren, welches übrigens keine Sicherheit vor Verunreinigungen mit fremden Kohlehydraten, z. B. gepaarten Glukuronsäuren, bietet, lässt sich unzweifelhaft bedeutend vereinfachen.

## Glukuronsäure $CO.OH.(CHOH)_4.COH$

ist ein unvollständiges Oxydationsprodukt des Traubenzuckers und zeichnet sich dadurch aus, dass bei ihrer Bildung die primäre Alkoholgruppe des Zuckers, nicht aber die viel leichter oxydierbare Aldehydgruppe, zu Karboxyl oxydiert worden ist. Dies wird gewöhnlich so erklärt, dass sich der Zucker zuerst mit einer anderen Substanz verbunden hat, welche an die Aldehydgruppe getreten ist, und so deren Oxydation verhindert hat. Infolgedessen findet dann eine Oxydation der endständigen primären Alkoholgruppe statt. In Übereinstimmung hiermit wird durch den Harn nicht freie, sondern nur gepaarte Glukuronsäure ausgeschieden. Die Muttersubstanz der Glukuronsäure ist, wie schon oben angegeben, Traubenzucker. In dem normalen Harn finden sich täglich etwa 0,37 g Glukuronsäure in Verbindung mit Phenol, p-Kresol, Indoxyl und Skatoxyl. Keiner von diesen Körpern gibt mit den üblichen Zuckerreagenzien direkt eine positive Reaktion, jedoch kann eine solche nach erfolgter Hydrolyse durch Kochen mit verdünnten Mineralsäuren eintreten. Nach dem Einnehmen von vielen organischen Verbindungen treten im Harne die entsprechenden gepaarten Glukuronsäuren auf. Die wichtigsten dieser Verbindungen sind Chloral, Kampfer, Menthol, Paramidophenol, Chlor-, Jod-, Bromphenol, Benzoësäure (und wahrscheinlich Salizylsäure) und viele andere. Die Glukuronsäureausscheidung kann bei schweren Respirationsstörungen, beim Diabetes und nach Zufuhr von grossen Mengen Zucker erheblich ansteigen. Da die Glukuronsäure eine Aldehydgruppe enthält, reduziert sie in freiem Zustande alkalische Kupfer- und Wismutoxydlösung. Sie liefert weiter ein Osazon von dem Schmelzpunkt 160° und dreht die Polarisationsebene nach rechts (sp. $D = +19,2°$). Bei der Destillation der Glukuronsäure mit Salzsäure entsteht Furfurol. Die Glukuronsäure lässt sich nicht vergären. Die gepaarten Glukuronsäuren drehen die Polarisationsebene nach links. Die meisten reduzieren nicht direkt, sondern erst nach Hydrolyse. Ausnahmen bilden: Urochloralsäure, Nitrobenzylglukuronsäure und Benzoëglukuronsäure nebst der Aminophenolglukuronsäure. Ferner reduziert der Harn direkt nach dem Einnehmen von Salizylsäure und Antipyrin, wahrscheinlich infolge der Anwesenheit der entsprechenden Glukuronsäuren.

Wegen ihrer Fähigkeit Metalloxyde zu reduzieren, Osazon mit dem Schmelzpunkt 160⁰ zu bilden und weil sie sich andererseits nicht vergären lässt, kann die Glukuronsäure leicht mit Pentosen verwechselt werden, besonders auch deshalb, weil sie dieselbe Farbenreaktion mit Phlorogluzin und Salzsäure gibt. Die wichtigste Identitätsreaktion der Glukuronsäure bleibt deswegen die Tollenssche Naphto-Resorzinreaktion, welche sehr empfindlich und zudem spezifisch für freie und gepaarte Glukuronsäuren ist.

Nachweis der Glukuronsäure. Etwa 5 ccm Harn werden in einem Probierröhrchen mit dem gleichen Volumen konzentrierter Salzsäure (spez. Gew. 1,19) und 0,5 ccm einer 1%igen alkoholischen Naphtoresorzinlösung versetzt. Die Mischung wird über freier Flamme (ca. 1 Minute) gekocht bis Schwarzfärbung eintritt. Nun kühlt man ab, setzt einige ccm Äther hinzu und schüttelt um. Bei Gegenwart von Glukuronsäure wird die Ätherschicht schön blau oder rotviolett gefärbt (mit einem Absorptionsstreifen rechts von der D-Linie). Bei Gegenwart von Pentosen tritt beim Kochen auch Schwarzfärbung ein, beim Schütteln mit Äther tritt aber keine Farbenreaktion auf.

## 2. Die stickstoffhaltigen Bestandteile des normalen Harns.

Die im Harn vorkommenden N-haltigen Stoffe sind grösstenteils Produkte des Eiweissumsatzes und ihre Menge ist deswegen von der Eiweissmenge der Nahrung und von den Umständen abhängig, welche einen vermehrten Zerfall des Organeiweisses bedingen (Fieber, Diabetes, Krebs und verschiedene Protoplasmagifte). Für einen kurzen Zeitraum ist auch die Zeit der Nahrungsaufnahme von Bedeutung. Muskelarbeit ist dagegen ohne irgendwelchen Einfluss auf die Stickstoffausscheidung.

Praktisch entspricht die totale Stickstoffmenge des Harns dem gesamten Eiweissumsatz in dem betreffenden Zeitraum, da auf anderem Wege, weder durch die Haut, noch durch die Lungen, Eiweiss-N nicht ausgeschieden wird. Mit den Exkrementen verlässt nur ein kleiner Bruchteil des Eiweisses (ca. 1 g täglich), welcher nicht zur Resorption gelangt ist, den Körper. Nur die unbedeutende Eiweissmenge, welche dem täglichen Verbrauch an Haar, Nägeln und Epithelien entspricht, kann im Harn natürlich nicht wiedergefunden werden. Aus der Bestimmung der gesamten Stickstoffmenge des Harns kann daher der gesamte Umsatz von Eiweiss im Organismus genau berechnet werden. Die Verteilung des Stickstoffes auf die verschiedenen Harnbestandteile ist unter normalen Bedingungen ziemlich konstant. Durch die Bestimmung dieser Verteilung kann man deswegen entscheiden, wie weit im gegebenen Fall der Stoffumsatz normal oder pathologisch ist und worin die Abweichung von der Norm liegt. Die verschiedenen N-haltigen Verbindungen des Harns geben ferner Aufschluss über Einzelheiten des Eiweissumsatzes. Durch Veränderung der Versuchsbedingungen kann man bis zu einem gewissen Grade nach der einen oder anderen Richtung hin auf den Eiweissumsatz einwirken und dann durch Untersuchung der Zerfallprodukte im Harn näheres über die Zwischenstadien bei der Zersetzung des Eiweisses erfahren.

Die stickstoffhaltigen Verbindungen, welche ausser dem Gesamtstickstoff im Harn ermittelt werden müssen, sind: Harnstoff, Ammoniak, Harnsäure, Kreatinin (und unter Umständen auch Aminosäuren). Von dem Gesamtstickstoff sind 83—88% in Form von Harnstoff, 1—2% in Form von Harnsäure, 2,5—4% in Form von Kreatinin und 2,5—5% in Form von Ammoniak vorhanden. Die Summe der in diesen Verbindungen enthaltenen Stickstoffmenge beträgt ca. 92—97% des Gesamtstickstoffs. Die übrigen 3—8% Stickstoff werden unter dem Namen Reststickstoff zusammengefasst. Sie werden im allgemeinen quantitativ nicht näher bestimmt. Indessen umfasst der Reststickstoff eine grosse Zahl von Verbindungen, deren qualitativer Nachweis bisweilen von Interesse ist.

## Die gesamte Stickstoffmenge.

Ein erwachsener, normaler Mensch scheidet bei gewöhnlicher gemischter Nahrung im Laufe von 24 Stunden mit dem Harne 10—16 g Stickstoff aus, was etwa einem Gehalt von 0,7—1,1% N entspricht. Der Stickstoff wird fast ausschliesslich nach Kjeldahls Methode bestimmt.

Kjeldahls Verfahren zeichnet sich durch Genauigkeit und Einfachheit aus. Es erfordert nur eine geringe technische Vorbildung, nimmt kurze Zeit und wenig Aufmerksamkeit in Anspruch und gestattet die gleichzeitige Ausführung mehrerer Analysen nebeneinander. Die dazu nötige Apparatur ist einfach und man bedarf nur weniger Lösungen und allerdings eines guten Abzuges für die Säuregase.

Die Methode beruht darauf, dass die organischen Stoffe durch Erhitzen mit konzentrierter Schwefelsäure zerstört werden, wobei Schwefelsäure, $SO_3$, zu Schwefeldioxyd, $SO_2$, reduziert wird und dieses gasförmig entweicht. Aller Stickstoff wird entweder in Form von Ammoniak abgespalten, oder durch die schweflige Säure zu Ammoniak reduziert. Das Ammoniak tritt dann mit der überschüssigen Schwefelsäure zu Ammoniumsulfat zusammen. Das Verfahren versagt bei Stickstoffsauerstoffverbindungen und bei Substanzen mit doppelter Stickstoffbindung, doch kommen diese im Harn nur in Spuren vor. Die Zerstörung der organischen Substanz mit Schwefelsäure nimmt viel Zeit in Anspruch. Man kann aber schneller zum Ziele gelangen, wenn man die Siedetemperatur durch Zusatz von Kaliumsulfat erhöht und Kupfersulfat oder Quecksilber oder noch besser beide als Katalysatoren zufügt. Jedoch genügt beim Harn ein Katalysator, und zwar ist Kupfersulfat hierfür geeigneter als Quecksilber, da letzteres mit Ammoniak Amine bildet, welche nur sehr langsam und unvollständig in Form von Ammoniak abgespalten werden. Das Quecksilber muss demgemäß zuerst nach der Verbrennung als Sulfid oder Metall ausgefällt werden, ehe man das Ammoniak überdestilliert. Dies kann man bei der Verwendung von Kupfersulfat, welches auch sonst ein geeigneter Katalysator für die Stickstoffbestimmung im Harn ist, umgehen. Bisweilen wird eine Oxydation mit Permanganat vorgeschlagen, um die Oxydationsdauer zu verkürzen. Das Verfahren ist jedoch nicht empfehlenswert, da hierbei leicht Verluste an Ammoniak eintreten, wenn man nicht sehr vorsichtig arbeitet. Die Verwendung von Permanganat ist bei der Harnanalyse auch durchaus überflüssig.

Nach beendeter Reaktion wird die Schwefelsäure mit Alkali übersättigt und das Ammoniak abdestilliert und titrimetrisch bestimmt.

Ausführung. 2 ccm filtrierten Harns werden mittels einer kalibrierten Vollpipette genau abgemessen. Man saugt den Harn etwas über die Marke auf, trocknet die Spitze der Pipette mit einem Handtuch oder mit Fliess-

papier gut ab und lässt den Harn bis zur 0-Marke ablaufen, indem man die
Spitze der Pipette an den Rand des Harnglases hält. Nachher lässt man den
Inhalt der Pipette langsam in den Aufschlusskolben ablaufen. Es wird oft
geraten, 5—10 ccm Harn für die Bestimmung zu verwenden. Dies ist ganz
überflüssig und unpraktisch, da in diesem Falle die Analyse nur längere Zeit
und einen grösseren Verbrauch an Lösungen erfordert, ohne an Genauigkeit
zu gewinnen.

Zum Aufschluss bedient man sich eines langhalsigen Rundkolbens
von 300 ccm Inhalt aus Jenaglas (oder Resistenzglas), in welchem am besten
auch die Destillation ausgeführt wird. Nach der allgemeinen Vorschrift soll
der Harn in einem kleinen Rundkolben von 50 ccm Inhalt aufgeschlossen
und das Gemisch dann in einen grösseren Destillationskolben von $\frac{1}{2}$ l Inhalt
übergeführt werden. Hierdurch können aber Verluste an Ammoniak eintreten,
und da die Überführung in ein anderes Gefäss vor der Destillation jedenfalls
überflüssig ist, ist sie auch nicht empfehlenswert. Nachdem man den Harn
in den Aufschlusskolben gegeben hat, setzt man 10 ccm konzentrierte Schwefelsäure, die kein Ammoniak enthalten darf, hinzu. Man kann auch eine etwas
ammoniakhaltige Schwefelsäure verwenden, muss aber dann eine dem Ammon-
gehalt entsprechende Korrektur anbringen. Da es indessen nicht die geringste
Schwierigkeit bereitet, sich ammoniakfreie Schwefelsäure zu verschaffen, soll
nur solche zur Verwendung kommen. Schliesslich gibt man noch eine Messerspitze pulverisiertes Kupfersulfat und einen Teelöffel festes Kaliumsulfat hinzu.
(Kahlbaum liefert ein $NH_3$-freies Präparat für Kjeldahlanalysen zu billigem
Preise.) Nun wird die Mischung über freier Flamme in einem Abzugsschrank
vorsichtig erhitzt. Anfangs schäumt die Flüssigkeit etwas (besonders wenn
der Harn Zucker oder Eiweiss enthält), dann aber tritt ruhiges Sieden ein.
Man soll so stark erhitzen, dass, nachdem die erste Reaktion vorüber und
alles Wasser verdampft ist, etwa eine Gasblase in der Sekunde entsteht.
Erhitzt man zu stark, so können Verluste an Ammoniak eintreten. Schon
bald nach Zusatz der Schwefelsäure färbt sich die Flüssigkeit infolge der
Verkohlung der organischen Substanzen schwarz. Nach und nach verbrennt
die Kohle vollständig, die Flüssigkeit wird heller und schliesslich rein grün.
Indessen ist hiermit die Reaktion noch nicht beendet, da der Harn Verbindungen, zu welchen besonders die Purine gehören, enthält, deren Stickstoff, wenn auch vollständig, so doch nur sehr langsam in Ammoniak übergeht.

Um ganz sicher vor durch unvollständige Verbrennung verursachten Verlusten zu sein, muss man das Erhitzen immer
mindestens noch eine halbe Stunde fortsetzen, nachdem die
Flüssigkeit rein grün geworden ist.

Bisweilen setzen sich Kohleteilchen an den Wandungen des Aufschlusskolbens oberhalb der Flüssigkeit ab, besonders wenn das Reaktionsgemisch
stark schäumt. Um diese zu verbrennen, erhitzt man, sobald Grünfärbung
eingetreten ist, stärker, dabei verdampft die Schwefelsäure, kondensiert sich
im Kolbenhals und reisst beim Hinunterfliessen die Kohleteilchen mit sich.
Das gebildete Ammoniak muss nun in eine Titriersäure enthaltende Vorlage
überdestilliert werden, und zwar kann dies mit oder ohne zu kühlen geschehen.
Kühlt man, so hat man den Vorteil, dass das Destillationsrohr in die Titriersäure nicht einzutauchen braucht, da das Ammoniak nur ganz am Anfang
der Destillation in gasförmigem Zustande übergeht, wobei es von der Titriersäure vollständig absorbiert wird. Auch wenn die Vorlage nur Wasser und
keine Säure enthält, ist die Absorption des Ammoniaks nahezu quantitativ,
wenn nämlich keine Erwärmung der Vorlage stattfindet. Alles Ammoniak,

das später als wässerige Lösung übergeht, wird in der Vorlage vollkommen zurückgehalten, auch wenn alle Titriersäure von dem vorher übergegangenen Ammoniak schon neutralisiert worden ist. Verwendet man aber kein Kühlrohr, so geht alles Ammoniak als Gas über, wodurch Verluste entstehen, wenn die Spitze des Destillationsrohres nicht in die Normalsäure eintaucht. Die Vorlage wird durch die heissen Ammoniakdämpfe stark erwärmt, und ist dann die Normalsäure gesättigt, so durchstreicht das Ammoniak die heisse Flüssigkeit, ohne absorbiert zu werden. Die Analyse geht also verloren. Alles dies beweist, dass die Verwendung eines Kühlers ratsam und vorteilhaft ist. Die zweckmäßigste und empfehlenswerteste Anordnung des Destillationsrohres mit Kühler ist die ursprünglich von Kjeldahl angegebene (Abb. 2). Der Apparat besteht aus einem zylindrischen Kühler von Kupfer mit Zu- und Ablaufrohr für das Kühlwasser. Der Kühler, der mittels einer Klemmschraube an einem Stativ befestigt ist, trägt ein Destillationsrohr von Zinn, dessen unterer Teil mit der Vorlage — einem Erlenmeyerkolben — durch einen doppelt durchbohrten Stopfen verbunden ist. Die Luft kann durch das zweite Loch des Stopfens frei hindurchtreten. Die Spitze des Destillationsrohres soll etwa 3—4 cm über der Titriersäure münden. Das obere Ende des Zinnrohres ist etwas länger — ca. 30 cm — und halbkreisförmig gebogen. Mittels eines dickwandigen Gummischlauchs ist es mit dem Tropfenfänger aus Glas verbunden, um ein Überspritzen der kochenden, alkalischen Flüssigkeit während der Destillation zu vermeiden.

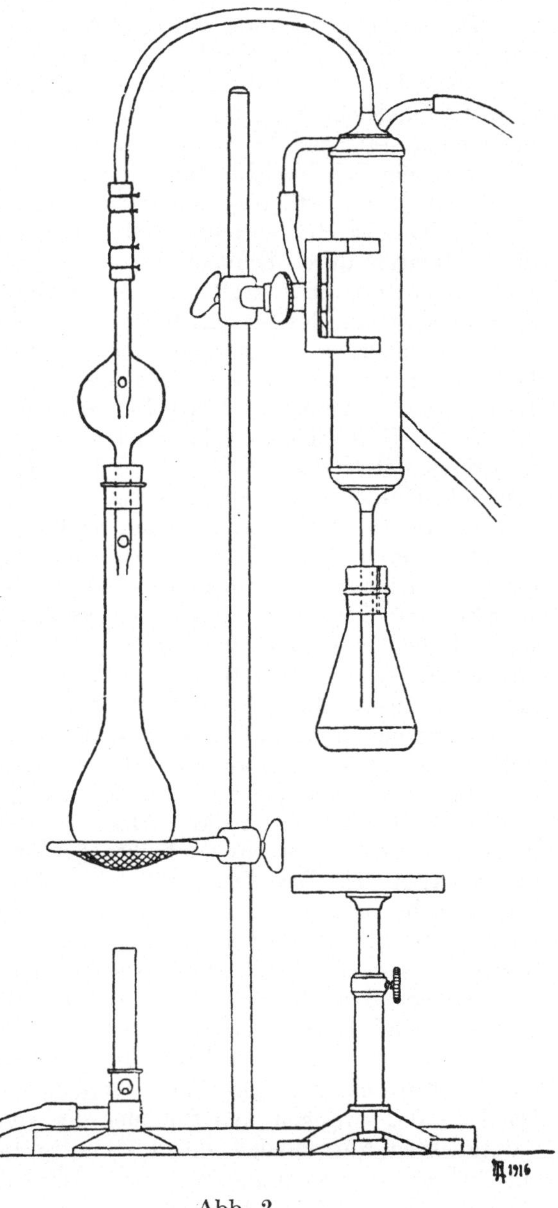

Abb. 2.

Von den zahlreichen Konstruktionen ist der von Hopkins konstruierte Tropfenfänger der beste. Er ist absolut wirksam und einfach und verhindert ein Ansammeln von Kondensationswasser, was störend auf die Destillation des Ammoniaks wirken würde. Über das untere Ende des Tropfenfängers ist ein durchbohrter Gummistopfen gezogen, welcher in den Hals des Kjeldahlkolbens hineinpasst.

Nach beendigtem Aufschluss und nach Abkühlung gibt man in den Kolben erst 50 ccm Wasser und dann die Hälfte von etwa 70 ccm 30%iger Kalilauge, welche man in einen Messzylinder abgemessen hat. Der Inhalt reagiert jetzt noch sauer, was leicht aus der schwach blauen Farbe ersichtlich ist. Da starke Erwärmung eintritt, muss man wieder auf Zimmertemperatur abkühlen. Schliesslich giesst man den Rest der Lauge hinzu, doch so, dass die starke Lauge den oberen Teil des Kolbenhalses nicht benetzt, da sonst der Stopfen leicht abgleiten könnte. Irgendwelche Erwärmung findet jetzt nicht mehr statt und Verluste an Ammoniak sind daher nicht zu befürchten. Nun wird der Kjeldahlkolben mittels des Gummistopfens an dem Tropfenfänger mit dem Destillationsapparat, an welchem die Vorlage, die 15—20 ccm $^n/_{10}$-$H_2SO_4$ oder HCl enthalten soll, bereits angebracht ist, verbunden und die Destillation durch Erhitzen des auf einem Drahtnetz ruhenden Aufschlusskolbens mittels eines kräftigen Bunsenbrenners eingeleitet. Unmittelbar nach dem Beginn des Siedens schäumt die Flüssigkeit in der Regel stark auf, man entfernt dann den Brenner einen Augenblick. Später siedet die Flüssigkeit ganz ruhig und ohne zu stossen; das hängt mit der Verwendung von Kalilauge zusammen. Wird Natronlauge statt Kalilauge genommen, so stösst der Kolbeninhalt sehr stark, und ein Zusatz von Siedesteinen ist unbedingt notwendig. Während des Kochens färbt sich die anfangs tiefblaue Flüssigkeit infolge der Bildung von Kupferoxyd schwarz. Bei möglichst starkem Sieden ist alles Ammoniak nach 10—15 Minuten überdestilliert, bei weniger starkem Sieden dauert es verhältnismäßig länger. Man muss evtl. die Destillation so lange fortsetzen, bis der Inhalt des Aufschlusskolbens eine breiähnliche Konsistenz durch ausgeschiedenes Kaliumsulfat angenommen hat. Dabei tritt gewöhnlich heftiges Stossen ein, jedoch ist dann alles Ammoniak schon übergetrieben. Ist aber die Zerstörung der organischen Substanz unvollständig gewesen, so findet während der ganzen Destillation eine langsame, kontinuierliche Abspaltung von Ammoniak statt, die nicht aufhört, wie lange man auch destilliert. Eine solche Analyse ist misslungen und muss verworfen werden. Um festzustellen, wann alles Ammoniak überdestilliert ist, senkt man die Vorlage, bis sich die Spitze des Destillationsrohres über dem Erlenmeyerkolben befindet, spült die Spitze ab und prüft die Reaktion des Destillates mit rotem Lackmuspapier. Wird das Papier blau gefärbt, so spült man das Papier in den Erlenmeyerkolben ab und setzt die Destillation fort, bis eine neue Probe keine Blaufärbung mehr ergibt. Nachdem man die Destillation noch eine halbe Minute fortgesetzt hat, hört man mit dem Destillieren auf. Zu dem Destillat fügt man 2—3 Tropfen einer alkoholischen Lösung von Methylrot (gesättigte Lösung, die 1 p. m. Methylrot enthält) zu und misst den Überschuss an $^n/_{10}$-Schwefelsäure durch Titration mit $^n/_{10}$-Natronlauge. Der Farbenumschlag in kanariengelb ist sehr scharf. Die Differenz zwischen dem Volumen der vorgelegten Schwefelsäure und der verbrauchten Natronlauge, mit 1,7 multipliziert, entspricht der im Destillat enthaltenen Ammoniakmenge in mg. Wird die Flüssigkeit nach Zusatz von Methylrot nicht rot, sondern gelb, so liegt ein Überschuss an Ammoniak vor, indem alle Schwefelsäure neutralisiert wurde. Die Analyse ist in diesem Falle jedoch nicht verloren, nur wird die Endtitration nicht mit $^n/_{10}$-Natronlauge, sondern mit $^n/_{10}$-Schwefelsäure ausgeführt. Man soll jedoch in diesem Falle $^n/_{10}$-Schwefelsäure im Überschuss zusetzen und mit $^n/_{10}$-Natronlauge zurücktitrieren, um ganz genaue Ergebnisse zu erzielen.

Als Indikator kann auch Lackmustinktur verwendet werden. Man titriert dann von rot bis zum Umschlag in blau. Dieser Umschlag ist jedoch nicht so scharf wie bei Verwendung von Methylrot, welches die Lackmustinktur mehr und mehr verdrängt hat. Phenolphtaleïn ist als Indikator hier ganz unbrauchbar.

Im allgemeinen werden die Analysen doppelt ausgeführt. Die Differenz zwischen denselben darf 0,2 mg N nicht übersteigen. Ist sie grösser, so muss eine dritte Analyse ausgeführt werden.

Hat man sich die Maßflüssigkeiten und die nötigen Reagenzien in genügenden Mengen hergestellt, so muss man sich durch mindestens zwei blinde Versuche, welche übereinstimmende Ergebnisse liefern sollen, überzeugen, inwieweit die Reagenzien stickstofffrei sind, nötigenfalls muss für den etwa vorhandenen Stickstoff eine Korrektur angebracht werden. Ausser Ammoniak können sich auch andere N-haltige Verbindungen in den Reagenzien finden. Besonders die Kalilauge kann salpeter- oder nitrithaltig sein. Diese beide werden bei Verwendung von Zinkkörnern als Siedesteine zu Ammoniak reduziert. Da aber bei dem oben beschriebenen Verfahren Zink nicht benutzt wird, hat diese Verunreinigung nichts zu sagen.

Eine andere Fehlerquelle von gewisser Bedeutung kann davon herstammen, dass die Büretten nicht richtig kalibriert sind. Bei den besseren Sorten ist dies jedoch nicht der Fall. Bei Büretten, die innen nicht ganz frei von Fett sind, bleiben beim Auslaufenlassen an den fetten Stellen einzelne Tropfen haften und können so einen Ablesungsfehler von mehreren Zehnteln verursachen. Solche Büretten werden mit einer Mischung von Chromsäure und Schwefelsäure in der Weise gereinigt, dass man sie damit bis zum oberen Rand füllt und über Nacht stehen lässt. Dann lässt man auslaufen und spült mit Wasser nach. Für Säure kann eine Bürette mit Glashahn verwendet werden, doch darf letzterer nicht eingefettet sein; für die Lauge aber muss man eine Bürette mit Gummischlauchverbindung und Quetschhahn benutzen, da Glashähne sich leicht festsetzen und unbeweglich werden. Von Wichtigkeit ist, dass man nach der Füllung der Bürette und nach der Titration mit der Ablesung einige Zeit wartet, bis sich das Flüssigkeitsniveau nicht mehr verändert, wovon man sich am besten dadurch überzeugt, dass man in kleinen Zwischenräumen mehrmals abliest. Das Auslaufenlassen der Maßflüssigkeit soll langsam geschehen und beim Ablesen der untere Meniskus maßgebend sein. Der Kjeldahlapparat nimmt nur geringen Raum ein. Sollen täglich viele Analysen ausgeführt werden, so kann man entweder mehrere einzelne Apparate aufstellen, oder auch einen grösseren Apparat verwenden, an welchem mehrere Destillationsröhren angebracht sind.

Noch einfacher und schneller gestaltet sich das Kjeldahlverfahren bei Verwendung des von I. Bang konstruierten Apparates zur Mikrobestimmung des Reststickstoffes im Blute. Nach Ljungdahl[1]) kann der Apparat auch für die Makrobestimmung nach Kjeldahl verwendet werden. Genau 0,5 bzw. 1,0 ccm Harn werden in einen langhalsigen Kjeldahlkolben von 50 ccm Inhalt aus Jenaglas abgemessen. Nach Zusatz von 1 ccm konzentrierter Schwefelsäure, einigen Körnchen Kupfersulfat und einer Messerspitze (ca. 0,5 g) $K_2SO_4$ wird die organische Substanz durch Erhitzen zerstört. Dies dauert von 5—20 Minuten. Nach der eingetretenen Grünfärbung setzt man das Sieden noch 20 Minuten fort, um die schwerverbrennlichen Substanzen völlig zu verbrennen. Die Destillation mit heissem Wasserdampf erfordert nur 5—6 Minuten

---

1) Biochem. Zeitschr. 83, 115, 1917.

und die Resultate sind ebenso gut wie die nach der gewöhnlichen Makro-
methode erhaltenen.

Mittels der Kjeldahlmethode kann man mit beinahe absoluter Genauigkeit den Stickstoffgehalt von leicht verbrennbaren Stoffen, wie Harnstoff,
bestimmen. Bei anderen schwerer verbrennbaren Substanzen beträgt der
Versuchsfehler, sorgfältiges Arbeiten vorausgesetzt, höchstens 0,2 mg oder
gewöhnlich noch weniger (wenn geringe Mengen Substanz angewandt werden).
Durchschnittlich beträgt beim Harn der Versuchsfehler nicht über $-0,1\,\%\,N$.
Man erhält also $0,1\,\%\,N$ zu wenig.

Statt des beschriebenen Kjeldahlverfahrens kann man sich auch des
folgenden, von Folin und Wright angegebenen Verfahrens bedienen, das
den Vorteil einer schnelleren Ausführbarkeit besitzt. Die Veraschung wird
mittels eines Gemisches von 50 ccm einer $5-6\%$igen Kupfersulfatlösung,
300 ccm Phosphorsäure vom spez. Gewicht 1,7 und 100 ccm konz. Schwefelsäure ausgeführt. An sonstigen Reagenzien sind erforderlich: 1. eine $10\%$ige
Lösung von Ferrichlorid, 2. eine gesättigte Lösung von Natriumhydroxyd und
3. $^{n}/_{10}$--Säure und -Lauge. Als Indikator wird Alizarinrot benutzt.

Zur Ausführung der Bestimmung werden 5 ccm Harn in einen Kjeldahlkolben von etwa 300 ccm Inhalt abgemessen, dann 5 ccm des Veraschungs-
gemisches, 2 ccm der Eisenchloridlösung und einige Siedesteinchen hinzugefügt. Nun erhitzt man den Kolben stark mit einem Mikrobrenner. Nachdem
der Kolben sich mit dichten weissen Dämpfen gefüllt hat, wozu etwa 3 bis
4 Minuten erforderlich sind, wird er mit einem Uhrgläschen bedeckt und das
Kochen noch 2 Minuten fortgesetzt. Sodann stellt man die Flamme klein und
lässt noch weitere 2 Minuten mäßig weiter sieden. Darauf, also 4 Minuten
nach dem Auftreten der weissen Dämpfe, entfernt man die Flamme, lässt
$4-5$ Minuten (nicht länger) abkühlen, fügt 50 ccm Wasser und 15 ccm der
gesättigten Natronlauge hinzu und schliesst den Kolben schleunigst mit einem
Gummistopfen, von dem ein Ableitungsrohr in die Vorlage führt, welche
zuvor mit 50 ccm $^{n}/_{10}$-Schwefelsäure, die mit Wasser auf etwa 150 ccm aufgefüllt waren, versehen war.

Nachdem die Verbindung hergestellt und Säure und Lauge im Kolben
sich vermischt haben, wird wiederum mit der Flamme erhitzt und das frei-
werdende Ammoniak abdestilliert. Die Destillation ist in $4-5$ Minuten
beendet und nach Abkühlung der Vorlage unter der Leitung und Zusatz eines
Tropfens der Alizarinrotlösung als Indikator wird mit $^{n}/_{10}$-Natronlauge
titriert.

## Ammoniak.

Der normale Harn enthält immer kleine Mengen Ammoniak. Von
erwachsenen Personen werden mit der 24 stündigen Harnmenge $0,6-0,8\,g\ NH_3$
ausgeschieden. Die physiologischen Durchschnittswerte liegen zwischen 0,3 g
und 1,2 g. Die Menge ist, bis zu einem gewissen Grade, von der Zusammensetzung der Nahrung abhängig. Je eiweissreicher die Nahrung ist, um so mehr
Ammoniak wird ausgeschieden. Das Verhältnis zwischen dem Gesamtstickstoff
und dem Ammoniak ist nämlich bei demselben Individuum und bei gewöhnlicher
Ernährung ziemlich konstant, der Ammoniak-N beträgt $4,5-5\%$ des Gesamtstickstoffs. Indessen spielt dabei auch die Azidität des Harns eine wichtige
Rolle, indem die Ausscheidung von Ammoniak mit derselben steigt und fällt.
Infolgedessen wird bei reichlicher Eiweisszufuhr verhältnismäßig mehr
Ammoniak ausgeschieden, als bei gemischter Nahrung und bei dieser mehr
als bei Pflanzenkost. Aus demselben Grunde sinkt die Ammoniakausscheidung
nach Einnahme von Alkalien, steigt aber nach Zufuhr von Mineralsäuren

und nicht oxydierbaren organischen Säuren. Bei allen solchen Zuständen, bei welchen im Organismus grössere Säuremengen gebildet und nicht oxydiert werden, ist die $NH_3$-Ausscheidung vermehrt. Starke Muskelanstrengungen mit vermehrter Milchsäureproduktion, akute Fieberkrankheiten, besonders von längerer Dauer, bewirken eine Steigerung der Ammoniakausscheidung. Bei Diabetes mit Azidose können mehrere (2—5 g) Gramm Ammoniak täglich ausgeschieden werden. Die Ausscheidung steht hier in direktem Verhältnis zur Azidose. Bei allen diesen Zuständen wird eine passende Zufuhr von Alkalien die Ammoniakausscheidung auf das normale Maß zurückführen. Der Organismus bedient sich nämlich des Ammoniaks, um die Säuren zu neutralisieren, während die fixen Alkalien zurückgehalten werden.

Weiter sind viele Leberkrankheiten von einer vermehrten Ammoniakausscheidung begleitet. Harnstoff wird in der Leber aus Ammoniak, das von Aminosäuren abgespalten wird, gebildet. Bei Leberkrankheiten kann Insuffizienz der Harnstoffbildung entstehen. Solche Leberkrankheiten sind besonders interstitielle Hepatitis, bei welcher die Ammoniakmenge auf das 2—6fache steigen kann. Bei Cirrhosis hepatis ist ebenfalls die Ausscheidung bis auf das doppelte vermehrt. Bei der akuten, gelben Leberatrophie, z. B. nach Phosphorvergiftung, ist der Ammoniakgehalt des Harns ganz bedeutend höher. Hier kommt ausser der Leberinsuffizienz auch der Umstand hinzu, dass eine reichliche Milchsäurebildung eintritt. Bei der amyloiden Degeneration der Leber ist dagegen die Ammoniakausscheidung der normalen Ausscheidung gegenüber eher etwas verringert.

In der warmen Jahreszeit beginnt die ammoniakalische Gärung des Harns schon einige Stunden nach seiner Entleerung aus der Harnblase. Es ist deswegen unbedingt notwendig, den Harn unter Toluol zu sammeln, wenn die N-haltigen Bestandteile für sich untersucht werden sollen. Ist der Harn mit Spuren von Fäkalien verunreinigt, so tritt auch im Winter diese Gärung in kurzer Zeit ein. Folglich soll man den Harn immer mittels Toluols konservieren.

Ammoniak ist ein ausserordentlich leicht in Wasser lösliches farbloses Gas. Die Lösungen reagieren alkalisch. Salze vermindern die Löslichkeit. Beim Kochen entweicht das Ammoniak und zwar leichter, wenn die Lösung fixe Alkalien oder ihre Karbonate enthält. Bei Durchleitung eines starken Luftstroms kann das Ammoniak unter gleichen Bedingungen ebenfalls schon bei gewöhnlicher Zimmertemperatur oder auch bei $0^0$ ausgetrieben werden. Nesslers Reagens (eine alkalische Lösung von Kaliumquecksilberjodid) gibt mit der geringsten Spur Ammoniak eine braune Färbung. Mit phosphorsauren Salzen liefern Ammoniak und seine Salze bei Gegenwart von Magnesiasalzen eine unlösliche, kristallinische Verbindung Ammoniummagnesiumphosphat (Tripelphosphat, $MgNH_4PO_4$). Durch Versetzen des Harns mit Magnesiumoxyd, Natriumphosphat und Magnesiumsulfat kann man das Ammoniak vollständig als Ammoniummagnesiumphosphat ausfällen, doch wird aus diesem das Ammoniak durch Alkalien schwieriger ausgetrieben als aus anderen Ammonsalzen. Bei gewöhnlicher Temperatur entweicht das Ammoniak aus dem Tripelphosphat durch Zusatz von Soda und Durchleiten eines Luftstromes oder beim Kochen mit Magnesia überhaupt nur sehr langsam. Natronlauge sowie Kalk- und Barytwasser spalten das Phosphat dagegen schon in der Kälte. Ammoniaksalze reagieren mit Formaldehyd unter Bildung von Hexamethylentetramin, wobei die Säure in Freiheit gesetzt wird, nach der Gleichung:

$$4\,NH_4Cl + 6\,CH_2O = N_4(CH_2)_6 + 6\,H_2O + 4\,HCl.$$

Mit Mercurisalzen reagieren selbst sehr verdünnte Ammoniaklösungen unter Bildung von weissen Fällungen von Quecksilberaminen. Aus diesen Verbindungen lässt sich das Ammoniak durch Kochen mit Alkalien nur langsam und unvollständig abspalten. Von Alkalihypobromit wird Ammoniak in Stickstoffgas und Wasser zerlegt:

$$2\,NH_3 + 3\,NaBrO = 2\,N + 3\,NaBr + 3\,H_2O.$$

Ammoniak wird im Harne durch Zusatz von Kalkmilch in der Kälte nachgewiesen (Natronlauge ist unbrauchbar, da durch diese der Harnstoff zerlegt wird); schon bei Zimmertemperatur, schneller aber bei gelindem Erwärmen, entweichen Ammoniumdämpfe, welche über das Reaktionsgefäss gehaltenes angefeuchtetes rotes Lackmuspapier blau färben. Die Blaufärbung verschwindet wieder beim Trocknen des Lackmuspapiers.

Die Bestimmung des Ammoniaks. Diese Bestimmung gehört als notwendiges Glied zu jeder eingehenderen Harnanalyse. Nicht nur aus dem Grunde, weil das Ammoniak selbst eine wichtige Verbindung darstellt, sondern auch deshalb, weil einige andere wichtige Harnbestandteile, nämlich Harnstoff und Aminosäuren, nicht allein für sich, sondern in der Regel gemeinsam mit dem Ammoniak bestimmt werden. Um dann die Werte für Harnstoff und Aminosäuren zu erhalten, ist also unbedingt eine Ammoniakbestimmung erforderlich. Weiter ist zu bemerken, dass Harnstoff und Ammoniak in einem bestimmten Gegensatz zu einander stehen: Die Ammoniakmenge wird auf Kosten des Harnstoffes vermehrt und umgekehrt. Der Harnstoff wird, sowohl bei der ammoniakalischen Gärung, wie auch beim Erhitzen des neutralen und besonders alkalischen Harnes, leicht in Ammoniak gespalten.

Sämtliche Bestimmungsmethoden sind darauf gegründet, dass das durch Zusatz von Alkalien freigemachte Ammoniak in Titriersäure überdestilliert wird. Hierbei muss darauf geachtet werden: 1. dass tatsächlich alles vorgebildete Ammoniak übergeht und 2. dass kein Ammoniak von den übrigen Harnbestandteilen, besonders Harnstoff, abgespalten wird. (Auch aus Harnsäure, Kreatinin u. a. kann Ammoniak in geringen Mengen abgespalten werden.) Man muss deswegen folgende Bedingungen einhalten: Es ist nur ganz frischer oder gut konservierter Harn zu verwenden; eine höhere Temperatur als 50° muss unbedingt vermieden werden. Man darf keine Natron- oder Kalilauge verwenden, da diese den Harnstoff zum Teil zerlegen. Dagegen können Kalzium- und Baryumoxyd und auch Alkalikarbonate Verwendung finden. Magnesia soll, wie behauptet wird, Ammoniak aus anderen Harnbestandteilen freimachen. Nur wenn der Harn eiweisshaltig ist, können bei Verwendung von Kalk oder Baryt fehlerhafte Werte erhalten werden, wenn das Eiweiss nicht vorher entfernt wird. Soda, besonders in Verbindung mit viel Kochsalz, ist in den meisten Fällen brauchbar, nur bei der alkalischen Reaktion gebildetes Tripelphosphat wird von demselben langsam gespalten. Bei Verwendung von Kalk und Baryt wird kein Tripelphosphat gebildet.

Zwei in verschiedener Weise modifizierte Methoden sind mit Berücksichtigung der oben angeführten Tatsachen ausgearbeitet worden. Nach der einen wird das Ammoniak im Vakuum bei einer Temperatur von 40° überdestilliert. Nach der anderen treibt man das Ammoniak durch einen kräftigen Luftstrom in die Titriersäure über: Beide Methoden geben exakte Werte, da aber die letztgenannte einfacher und bequemer ist, soll sie hier allein besprochen werden.

Folins Methode. 25 ccm Harn werden in einen Glaszylinder von ca. 25 cm Höhe und 4—5 cm innerem Durchmesser pipettiert und 10 g Kochsalz und 1 g Soda oder besser 10 g Soda ohne Kochsalz zugefügt. (Noch besser dürften 10 g Kochsalz und 1,5 g Baryt sein.) Um die Schaumbildung zu verhindern, setzt man einige ccm Paraffinum liquidum oder vorteilhafter nach van Slyke 2—3 Tropfen Kaprylalkohol hinzu. Mittels einer an der Wasserleitung montierten Saugpumpe wird ein äusserst starker Luftstrom (6—700 l Luft pro Stunde) eine halbe Stunde lang durch den Harn getrieben, wodurch alles Ammoniak durch ein Glasrohr, das in die in einem ähnlichen Glaszylinder befindliche Titriersäure eintaucht, in diese übergeht. Um mechanisch mitgerissene Spuren des alkalischen Harns zurückzuhalten, enthält das Glasrohr einen Stopfen aus Baumwolle. Damit die Titriersäure alles Ammoniak absorbiert, kann man entweder zwei Vorlagen verwenden, so dass die übergetriebene Luft zuerst die Säure in der einen und dann die in der zweiten Vorlage passieren muss, oder noch ratsamer ist es, das Ende des Glasrohres kugelförmig aufzublasen und mit einer Reihe (5—6) kleiner Löcher, durch welche die ammoniakhaltige Luft in Form kleiner Blasen hindurch muss, zu versehen. Dadurch kommt sie so gründlich mit der Titriersäure in Berührung, dass jede Spur Ammoniak absorbiert wird. Die Vorlage soll 5—10 ccm $^n/_{10}$-Schwefelsäure und 25—30 ccm Wasser enthalten. Ehe die Luft durch den den Harn enthaltenden Zylinder geht, lässt man sie eine gewöhnliche Waschflasche mit 10%iger Schwefelsäure behufs Absorbierung des in der Luft befindlichen Ammoniaks passieren. Die Luft wird durch ein Glasrohr, welches ebenfalls in eine mit einigen kleinen Löchern versehene Kugel endet, bis auf den Boden des Zylinders geleitet. Benutzt man ein Glasrohr ohne kugelförmiges durchlochtes Ende, so braucht man viel längere Zeit, um alles Ammoniak überzutreiben. Sämtliche Stopfen müssen dicht schliessen und wenn nötig mit festem Paraffin gedichtet werden (Siehe übrigens Abb. 3).

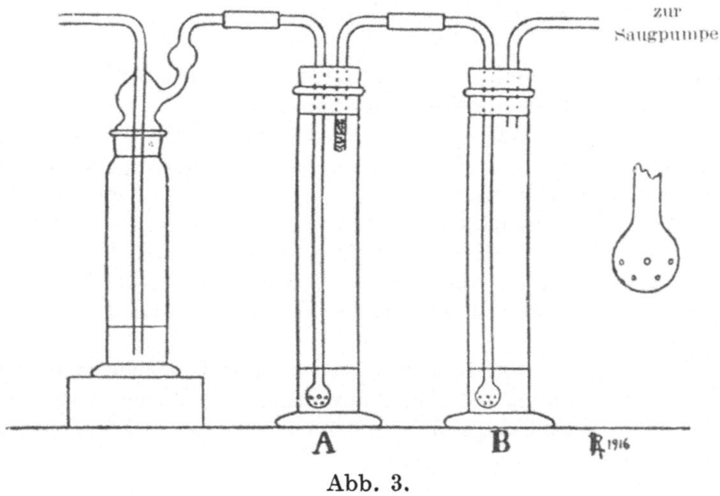



Abb. 3.

Nach beendeter Destillation wird das in den Zylinder mit Titriersäure tauchende Ende des Glasrohrs von innen und aussen mit Wasser gut nachgespült und dann wird nach Zusatz von 2—3 Tropfen Methylrotlösung mit $^n/_{10}$-Natronlauge zurücktitriert.

## Harnstoff CO(NH$_2$)$_2$.

Harnstoff ist das hauptsächlichste Endprodukt des N-Stoffwechsels im Organismus von Säugetieren, Fischen und Amphibien. Auch im Pflanzenreich kommt er bisweilen vor. Im menschlichen Harn beträgt der Harnstoff-N bei eiweissreicher Nahrung 85—88%, bei eiweissarmer Nahrung dagegen nur 66% des Gesamtstickstoffs oder etwas mehr. Bei Hungerzuständen beträgt die Menge ca. 72%. In pathologischen Fällen kann die Menge bis auf 14% oder sogar bis auf 4,4% (bei Phosphorvergiftung) herabsinken. Die absolute Menge Harnstoff, die täglich ausgeschieden wird, beträgt 30—35 g. Der menschliche Harn enthält also etwa 2% Harnstoff. Harnstoff kristallisiert in Kristallen des rhombischen Systems. Er hat einen kühlenden, bitteren, an Salpeter erinnernden Geschmack und ist ausserordentlich leicht in Wasser und Alkohol löslich. Die Lösungen reagieren neutral. Unlöslich ist er in (wasserfreiem) Äther, Chloroform und in Essigäther. Sein Schmelzpunkt liegt bei $132^0$.

Harnstoff verbindet sich mit den verschiedensten Stoffen, wie Säuren, Basen, Salzen etc. Von praktischer Bedeutung ist seine Verbindung mit Salpetersäure ($CH_4N_2O \cdot HNO_3$), ein weisser, kristallinischer Körper, der durch Einwirkung von konzentrierter, nitrosefreier Salpetersäure oder auch 25%iger Säure auf konzentrierte Harnstofflösung erhalten wird. Diese Fällung entsteht durch Zusatz von Salpetersäure in jedem konzentrierten Harn und kann zur Verwechselung mit Eiweiss Veranlassung geben. Mit Oxalsäure bildet Harnstoff eine ähnliche Verbindung, die in Wasser schwer löslich ist und als gute Identitätsreaktion für Harnstoff dient.

Versetzt man einen kleinen Harnstoffkristall in einer Porzellanschale mit ein paar Tropfen konzentrierter Furfurollösung und dann mit einem Tropfen konzentrierter Salpetersäure, so entsteht sofort eine gelbe Färbung, die bald in violett übergeht (Schiffs Reaktion).

Beim Erhitzen bis zum Schmelzen wird der Harnstoff in Ammoniak, Cyanursäure und Biuret ($NH_2CO \cdot NH \cdot CONH_2$) gespalten, welch' letzteres mit Kupfersulfat und Alkali eine schöne rote Färbung gibt und so identifiziert werden kann.

Durch Einwirkung von Hypobromit wird der Harnstoff beinahe quantitativ in Kohlensäure, Wasser und Stickstoffgas zerlegt. Ist die Lösung alkalisch, so wird nur Stickstoff entwickelt, aus dessen Volumen die Harnstoffmenge berechnet werden kann. Diese Methode kann jedoch nicht empfohlen werden.

Erwärmt man eine Harnstofflösung über $50^0$, so fängt der Harnstoff an, in Kohlensäure und Ammoniak zu zerfallen. Ein Zusatz von Alkalien oder besonders Säuren befördert diese Hydrolyse, die dann auch bei gewöhnlicher Temperatur merkbar weiter verläuft. Im Autoklaven mit 20% Salzsäure oder Schwefelsäure auf $150^0$ erhitzt, wird der Harnstoff im Laufe von 2 Stunden quantitativ gespalten.

Die Fähigkeit, Harnstoff zu hydrolysieren, besitzen ferner viele Bakterien, vor allen Micrococcus ureae, der die ammoniakalische Harngärung hervorruft (Bact. coli besitzt diese Fähigkeit nicht). Die Hydrolyse ist von der Gegenwart eines Enzyms (Urease) abhängig. Die Urease kommt auch sehr verbreitet in Pflanzensamen, besonders in dem von Papilionaceen und hier vor allem in der Sojabohne (Glycine hispida) vor.

Um den Harnstoff nachzuweisen, wird der eiweissfreie Harn auf ca. $1/_3$ seines Volumens eingedampft und nach Abkühlung mit dem gleichen Volumen 25%iger Salpetersäure versetzt. Nach einigen Minuten kristallisiert die Salpetersäureverbindung aus. Die Kristalle sind durch die Mutterlauge etwas braun gefärbt. Sie können durch Auflösen in wenig Wasser und Zusatz von Salpetersäure umkristallisiert werden.

Sehr bequem lässt sich der Nachweis des Harnstoffes im Harne in folgender Weise bewerkstelligen: Man bringt einen Tropfen des bis auf $1/_3—1/_4$ seines

Volumens eingedampften Harnes auf einen Objektträger und daneben einen Tropfen konzentrierter Salpetersäure und lässt beide Tropfen zusammenfliessen. An der Berührungsstelle derselben scheiden sich die Kristalle von salpetersaurem Harnstoff aus, die, unter dem Mikroskop betrachtet, als rhombische und hexagonale Täfelchen und Plättchen erscheinen, welche sich dicht neben- und übereinander lagern.

Die quantitative Bestimmung. Sämtliche ältere Methoden sind mit verschiedenen Fehlerquellen behaftet und deswegen aufgegeben worden. Folgende drei Methoden sind dagegen zuverlässig:

1. Bestimmung nach Henriques und Gammeltoft. Durch einen Vorversuch wird festgestellt, wieviel von einer 10%igen Phosphorwolframsäurelösung in $^n/_2$-Schwefelsäure zu 5 ccm Harn gesetzt werden muss, um vollständige Ausfällung zu erzielen. Nachher werden 10 ccm Harn in einen 100 ccm-Messkolben abgemessen, die erforderliche Menge Phosphorwolframsäure zugesetzt und schliesslich der Kolben mit $^n/_2$-Schwefelsäure bis zur Marke aufgefüllt. Wenn der Niederschlag sich abgesetzt hat, werden von der klaren überstehenden Flüssigkeit 10 ccm in einem mit Zinnfolie bedeckten Jenenser Probierröhrchen in einem Autoklaven $1\frac{1}{2}$ Stunden lang auf 150° erhitzt. Nach Abkühlung wird der Inhalt des Probierröhrchens in einen Apparat zur $NH_3$-Bestimmung (siehe oben) übergeführt und das gebildete Ammoniak mittels eines Luftstromes in die Titriersäure übergetrieben. (Wegen der Schwefelsäure muss man 1 g Soda mehr als bei der $NH_3$-Bestimmung zusetzen.) Der Harnstoff wird durch die Behandlung im Autoklaven hydrolysiert, während andere Harnbestandteile, die ebenfalls zum (geringen) Teil gespalten werden, durch die Phosphorwolframsäure entfernt worden sind.

2. Marshalls Verfahren, modifiziert von van Slyke und Cullen. Die erste Methode dürfte für den klinischen Gebrauch wegen der Benutzung eines Autoklaven etwas umständlich sein. In dieser Beziehung ist die folgende Methode entschieden vorzuziehen. Marshalls Verfahren ist auf die Verwendung der Urease der Sojabohne gegründet, welche den Harnstoff quantitativ in Ammoniak und Kohlensäure zersetzt. Von den verschiedenen vorgeschlagenen Verbesserungen ist die von van Slyke und Cullen eine der besten. Man bereitet sich einen Vorrat von Soja-Urease in fester Form, welche als solche haltbar ist, in folgender Weise: 100 g Sojamehl werden mit 500 ccm Wasser verrührt. Nach 2 stündigem Stehen, während welcher Zeit die Mischung dann und wann umgerührt wird, trennt man durch Zentrifugieren den Bodensatz von der Lösung. Aus letzterer wird die Urease durch Zufügen von mindestens 10 Volumen Azeton ausgefällt und nach dem Absitzen abfiltriert. Man trennt den Niederschlag dann vom Filter, presst ihn zwischen Fliesspapier ab und trocknet im Exsikkator. Die Urease ist nach dem Trocknen noch beinahe vollständig in Wasser zu einer opalisierenden Flüssigkeit löslich, doch ist sie selbstverständlich noch sehr unrein. 100 ccm Filtrat liefern ca. 2 g Ausbeute. Zum Gebrauch stellt man sich eine 10%ige Lösung her.

Um den Harnstoff des Harns zu bestimmen, wird genau 1 ccm Harn in den oben beschriebenen Apparat (A Abb. 3) zur Ammoniakbestimmung im Harn abgemessen, 10 ccm einer 6%igen $KH_2PO_4$-Lösung und 2 ccm 10%ige Ureaselösung und schliesslich einige ccm Paraffinum liquidum oder besser 2 Tropfen Kapryl-Alkohol zugesetzt. In den Zylinder B gibt man genau 10 ccm $^n/_{10}$-Schwefelsäure und ca. 15—20 ccm Wasser und verbindet den Zylinder B mit dem Zylinder A, vor welchem die Waschflasche mit Schwefelsäure angebracht ist. Der Apparat ist nun für die Bestimmung fertig. Nach 15 Minuten langem Stehen bei 20° (oder 20 Minuten bei 15°) saugt man

vorsichtig eine halbe Minute lang Luft durch, um das Ammoniak, welches
möglicherweise in die Luft über dem Harn übergetreten ist, in die Titriersäure überzutreiben.   Dann setzt man 8—10 g Soda zum Harn und saugt
während einer halben Stunde Luft durch den Apparat, damit alles Ammoniak
in die Titriersäure übergeht.   (Ist die Saugpumpe sehr kräftig, so ist hierzu
weniger Zeit — evtl. nur 5 Minuten — erforderlich.) Dann wird das Ammoniak
nach Zusatz von Methylrot wie üblich titrimetrisch bestimmt.

Wie ersichtlich, bestimmt man nach den obigen Methoden tatsächlich
Harnstoff und Ammoniak zusammen.   Jede Harnstoffbestimmung erfordert
deshalb als Ergänzung eine Bestimmung des schon vorher vorhandenen
Ammoniaks im Harne.

3. Die Bestimmung des Harnstoffs mittels Xanthydrol.
$HOCH \Big\langle {}^{C_6H_4}_{C_6H_4} \Big\rangle O.$   Bei Einwirkung von Xanthydrol auf Harnstoff bildet
sich unter Abscheidung von Wasser Dixanthylharnstoff, eine in gewöhnlichen
Lösungsmitteln bei Zimmertemperatur schwer lösliche kristallinische Verbindung:

$$CO \begin{cases} NH_2 + OH.CH\big\langle{}^{C_6H_4}_{C_6H_4}\big\rangle O \\ NH_2 + OH.CH\big\langle{}^{C_6H_4}_{C_6H_4}\big\rangle O \end{cases} = CO \begin{cases} NH-CH\big\langle{}^{C_6H_4}_{C_6H_4}\big\rangle O \\ NH-CH\big\langle{}^{C_6H_4}_{C_6H_4}\big\rangle O \end{cases} + 2\,H_2O$$

Harnstoff            Xanthydrol            Dixanthylharnstoff

Die Harnstoffbestimmung gestaltet sich sehr einfach und an Reagentien
benötigt man nur einer 10%igen Lösung von Xanthydrol in absolutem Methylalkohol, reinen absoluten Methylalkohols und Eisessigs.

Zur Bestimmung wird 10fach verdünnter Harn benutzt, von dem 10 ccm
in einen Erlenmeyerkolben abgemessen und mit 35 ccm Eisessig versetzt
werden.   Zu diesem Gemisch fügt man dann 5 ccm der methylalkoholischen
Xanthydrollösung und zwar zu je 1 ccm in Abständen von 10 Minuten.   Nach
dem Zusatz jedes ccm wird das Gemisch umgeschwenkt.   Eine Stunde nach
dem letzten Zusatz wird der gebildete Niederschlag durch ein aschefreies
Filter oder einen Goochtiegel abfiltriert, mehrfach mit absolutem Methylalkohol nachgewaschen, einige Minuten im Trockenschrank getrocknet und
dann gewogen.   Die Menge des gefundenen Dixanthylharnstoffes ergibt mit
142,86 multipliziert die Menge des Harnstoffes in einem Liter Harn an.

Das Trocknen und Wägen kann durch Verbrennen des Filters mit seinem
Inhalt und Bestimmung des Stickstoffes nach Kjeldahl in der oben beschriebenen Weise ersetzt werden.   Das Ergebnis wird dadurch nicht weniger
genau, sondern eher noch genauer, als das auf gravimetrischem Wege ge-
wonnene.

$$\textbf{Kreatinin}\ \ NHC \Big\langle {}^{NH \underline{\quad\quad} CO}_{\ \ N(CH_3)\,CH_2} \Big. \quad\Big|$$

Kreatinin ist bekanntlich das Anhydrid des in den Muskeln vorkommenden
Kreatins.   Letzteres findet sich nur ausnahmsweise im Harne.   Im Gegensatz
dazu kann das Kreatinin nur im Harne (und im Blute) nachgewiesen werden.
Kreatin lässt sich durch Kochen mit Säuren leicht in Kreatinin überführen.
Dem Kreatin sind an sich keine charakteristischen Reaktionen eigen; es wird
im Harne immer nach Überführung in Kreatinin bestimmt.   Man unterscheidet deswegen hier zwischen dem präformierten Kreatinin und dem Ge-
samtkreatinin, welches das präformierte Kreatinin und das Kreatin umfasst.

Kreatin findet sich bei üblicher gemischter Nahrung nicht im Harn, kann aber bei übermäßiger Aufnahme per os, sei es als reines Präparat, oder als Bestandteil der Nahrung (Fleischbrühe, Fleisch, Liebigs Extrakt und dgl.), in ihn übergehen, doch wird immer nur ein Bruchteil des aufgenommenen Kreatins mit dem Harn ausgeschieden. Nur in der Schwangerschaft, namentlich in den letzten Monaten derselben, und ganz besonders in den ersten Tagen des Wochenbettes wird eine recht erhebliche Kreatinausscheidung (100—200 mg pro Tag und auch mehr) mit dem Urin beobachtet. Ferner können bei Hungerzuständen und bei solchen Krankheiten, bei denen Organeiweiss eingeschmolzen wird, verschieden grosse Mengen Kreatin zur Ausscheidung gelangen. Bei Diabetes können über 0,5 g und bei Karzinom sogar bis 4,0 g pro die im Harn gefunden werden.

Das Kreatinin des Harnes ist zweifachen Ursprungs: endogenen und exogenen.

Die Menge des Kreatinins endogener Herkunft, welche im Laufe des Tages mit dem Urin zur Ausscheidung gelangt, ist bei einem und demselben Individuum recht konstant und von der gesamten Stickstoffausscheidung, wie auch von der Diurese unabhängig. Individuell schwankt sie jedoch recht bedeutend, bei Männern zwischen 1 und 2 g, bei Frauen zwischen 0,5 und 1,0 g.

Diese Unterschiede sind aber, wenigstens zum Teil, durch die Körpergrösse bedingt, denn vergleicht man die relative, d. h. die auf 1 kg Körpergewicht entfallende, Kreatininmenge bei verschiedenen Individuen des gleichen Geschlechtes, so erscheinen die Differenzen weit weniger hoch. Sie liegen bei Männern zwischen 19 und 27 mg. Die durchschnittliche tägliche Kreatininausscheidung mit dem Harn beträgt 22 mg pro kg Körpergewicht. Frauen scheiden nicht nur absolut, sondern auch relativ weniger Kreatinin aus, als Männer. Die durchschnittliche absolute Menge beträgt bei ihnen pro Tag etwa 0,7 g, die relative nur 13 mg. In den letzten Monaten der Schwangerschaft und in den ersten Tagen des Wochenbettes kommt es, neben der Ausscheidung von Kreatin, auch zu einer Steigerung der Kreatininausscheidung mit dem Harn.

Die Menge des exogenen Kreatinins, die den Körper mit dem Harn verlässt, schwankt in Abhängigkeit von der Kreatininmenge, welche mit der Nahrung aufgenommen wird. Bei Pflanzennahrung ist sie $= 0$ und beträgt bei gewöhnlicher gemischter Nahrung etwa $^1/_7$—$^1/_5$ der ausgeschiedenen Menge des endogenen Kreatinins.

Neugeborene scheiden nur verhältnismäßig wenig Kreatinin aus.

Wie das Kreatinin entsteht, ist nicht bekannt. Nur so viel ist mit grosser Wahrscheinlichkeit festgestellt worden, dass das Kreatin im Organismus nicht in Kreatinin übergeht. Bei herabgesetzter Leberfunktion soll die Kreatininmenge im Harne sinken. Die Angaben sind jedoch sehr mangelhaft, ebenso wie über den ganzen Stoffwechsel des Kreatinins noch Dunkel herrscht.

Kreatinin ist in Wasser leicht, schwerer in Alkohol löslich und beinahe unlöslich in Äther. In Äther-Alkohol ist es merkbar löslich. Es verbindet sich mit Säuren und Alkalien. Von den Verbindungen mit Säuren ist die Doppelverbindung von Kreatininpikrat-Kaliumpikrat sehr schwer löslich. Sie wird nach Zusatz von Pikrinsäure zum Harne als ein reichlicher, gelb gefärbter Niederschlag in Form von Kristallnadeln ausgeschieden. Quecksilberchlorid liefert selbst mit sehr verdünnten Kreatininlösungen eine käsige Fällung. Eine charakteristische Verbindung ist das Kreatininchlorzink, welches entsteht, wenn eine Kreatininlösung mit einer konzentrierten, neutralen Chlorzinklösung versetzt wird. Diese Verbindung ist in Wasser schwer, in Alkohol kaum löslich. Früher wurde das Kreatinin als Chlorzinkverbindung bestimmt. Indessen ist die Fällung mit fremden Stoffen verunreinigt, andererseits verläuft sie auch nicht ganz quantitativ. Die Methode ist deswegen wertlos und alle Ergebnisse, die nach derselben erzielt worden sind, entbehren jeder wissenschaftlichen Grundlage und Bedeutung.

In alkalischer Lösung geht das Kreatinin schon in der Kälte nach einiger Zeit quantitativ in Kreatin über.

Durch Kochen mit Fehlingscher Lösung wird das Kreatinin unter Ammoniakentwickelung oxydiert. Das Kupferoxydul bleibt in Lösung, nur nach längerem Kochen wird etwas rotes Oxydul ausgeschieden.

Bei Behandlung von Kreatinin mit Bromlauge werden etwa 37 % des Stickstoffs gasförmig abgespalten.

Setzt man zu einer Kreatininlösung (oder Harn) einige Tropfen verdünnter Nitroprussidnatriumlösung und verdünnte Natronlauge, so tritt vorübergehend eine schöne rubinrote Färbung ein, die bald in gelb umschlägt. Wird die Lösung mit Essigsäure übersättigt, dann bleibt die gelbe Färbung in der Kälte unverändert (Weyls Reaktion). Eine Kreatininlösung (oder Harn), mit einigen Tropfen wässriger Pikrinsäurelösung und einigen Tropfen verdünnter Natronlauge versetzt, wird augenblicklich tiefrot gefärbt. Noch bei einer Verdünnung von 1:5000 kann die Färbung beobachtet werden. Keine anderen normalen Harnbestandteile geben diese Reaktion (Jaffés Probe).

Die Bestimmung des präformierten Kreatinins geschieht jetzt ausschliesslich nach der von Folin angegebenen kolorimetrischen Methode. 10 ccm Harn werden in einen 500 ccm-Messkolben abgemessen, 5 ccm 10 %iger Natronlauge und 15 ccm einer 1,2 %igen Pikrinsäurelösung zugefügt und nach Umschütteln 5 Minuten stehen gelassen. Dann wird mit dest. Wasser bis zur Marke aufgefüllt. Nach Umschütteln wird der kolorimetrische Wert durch Vergleich mit einer halbnormalen Kaliumbichromatlösung (24,54 g in 1 l) bestimmt[1]).

Die kolorimetrische Bestimmung geschieht mittels eines Kolorimeters. Die besten, aber auch teuersten, Kolorimeter sind die Apparate von Duboscq und von Bürker, aber auch der viel billigere von Autenrieth und Königsberger[2]) konstruierte Apparat ist durchaus brauchbar. Bei Verwendung des Duboscqschen Apparates wird die Chromatlösung in das eine Kolorimeterrohr übergeführt und dies auf den Teilstrich 8 mm eingestellt. In das andere Kolorimeterrohr giesst man die Harnmischung. Mittels der Einstellungsschraube verändert man die Flüssigkeitsschicht, bis die Farbenintensität genau mit derjenigen des Chromatrohrs übereinstimmt. Alsdann wird die Flüssigkeitshöhe, welche mit Hilfe des Nonius bis auf den zehnten Teil eines Teilstriches genau bestimmt werden kann, abgelesen. Steht nämlich der 0-Punkt des Nonius zwischen zwei Teilstrichen der festen Skala, so sucht man den Teilstrich des Nonius über dem 0-Punkt, welcher mit einem Teilstrich der Skala zusammenfällt. Der gefundene Teilstrich des Nonius bedeutet so viele Zehntel Millimeter, als seine Nummer angibt. Man wiederholt die Einstellung und Ablesung mindestens 6 mal und zieht aus den gefundenen Werten das Mittel. 10 mg Kreatinin entsprechen 8,1 mm der Skala. Hat man z. B. bei der Ablesung einen Skalenwert von 7,2 mm gefunden, so beträgt die Kreatininmenge in den 10 ccm Harn $8,1 : 7,2 \times 10 = 11,25$ mg.

---

[1]) Nach einer neuen Angabe von Folin ist die Verwendung von Kreatinin selbst als Kontrollösung dem Bichromat vorzuziehen. 1,6106 g Kreatininchlorzink in 1 l $H_2O$ entsprechen 1 mg Kreatinin pr. ccm. Diese Lösung soll haltbar sein.

[2]) Münchener mediz. Wochenschr. **57**, 998 (1910).

Findet man bei der kolorimetrischen Bestimmung geringere Werte als 5 mm, so wird die Bestimmung wiederholt, indem man statt 10 ccm Harn nur 5 ccm anwendet. Bei Werten über 13 mm führt man ebenfalls eine neue Bestimmung, und zwar mit 20 ccm Harn, aus. Enthält der Harn Schwefelwasserstoff, Azeton oder Azetessigsäure, so müssen diese vor der Bestimmung entfernt werden. Man destilliert sie nach Zusatz von Essigsäure ab (siehe unter Azetonbestimmung) und ergänzt die Flüssigkeit auf das ursprüngliche Volumen.

Die Bestimmung des Gesamtkreatinins. Um das vorhandene Kreatin in Kreatinin zu verwandeln, versetzt man 10 ccm Harn in einem Probierröhrchen mit 3 ccm normaler Salzsäure und erhitzt 3 Stunden in einem siedenden Wasserbade. Das Probierröhrchen wird, um Wasserverluste zu verhindern, mit einem durchbohrten Stopfen versehen, welcher ein 50 ccm langes Steigrohr trägt. Das Kreatin wird, falls nicht zu grosse Mengen vorhanden sind, quantitativ in Kreatinin übergeführt. Das Kreatinin wird nicht angegriffen. Dass die Flüssigkeit dunkel gefärbt ist, hat wegen der grossen Verdünnung keinen Einfluss auf die Bestimmung. Man kann auch ohne Schaden die Salzsäuremenge bedeutend — bis zu dem doppelten Volumen des Harnes — vergrössern. Nach der Hydrolyse muss die Flüssigkeit erst neutralisiert werden, ehe man zu der kolorimetrischen Bestimmung übergeht.

**Harnsäure.**

```
   NH — CO                        N = C.OH
   |     |                        |     |
O = C    C — NH                HO — C    C.NH
   |     ||      CO               ||    ||      C.OH
   NH — C — NH                     N — C — N
   (Laktamform)                   (Laktimform)
```

Die Harnsäure ist 2—6—8 Trioxypurin. Die Laktamform entsteht durch Umlagerung der Laktimform, welch' letztere als erstes Stadium bei der Lösung der Harnsäure in verdünnter Sodalösung gebildet wird. Die Laktamform ist also die beständigere Form, die auch viel schwerer in Wasser löslich ist als die Laktimform.

Harnsäure wird im Organismus von Säugetieren und Fischen nach der jetzt herrschenden Auffassung ausschliesslich durch Oxydation der Purinbasen Guanin, Adenin, Xanthin und Hypoxanthin gebildet. Dagegen soll bei den Säugetieren und Fischen eine synthetische Harnsäurebildung nicht vorkommen, wie es bei Vögeln und Reptilien der Fall ist. Beim Menschen (und den anthropoiden Affen) ist die Harnsäure Endprodukt des Purinstoffwechsels. Nur ein geringer Teil der Purinbasen wird unverändert durch den Harn ausgeschieden. Bei den meisten Säugetieren geht die Oxydation weiter bis zur Bildung von Allantoin. Inwieweit die einmal im menschlichen Organismus entstandene oder eingeführte Harnsäure überhaupt weiter verändert wird, ist noch nicht exakt festgestellt worden. Im allgemeinen wird jedoch angenommen, dass ca. 50% derselben weiter zu Harnstoff oxydiert werden.

Die Purinbasen, welche unter gewöhnlichen Verhältnissen die Muttersubstanz der Harnsäure bilden, sind teils die Purine der Nahrung, teils die dem Organismus eigenen Organpurine. Bei purinfreier Nahrung kommt also nur die endogene Harnsäure in Betracht. Die Harnsäure endogenen Ursprungs ist bei einem und demselben Individuum eine recht konstante Grösse und beträgt für 24 Stunden von 0,2 bis 0,6 g. Bei Neugeborenen ist die Ausscheidung in den ersten Tagen nach der Geburt verhältnismäßig viel grösser. Nach purinhaltiger Nahrung wird die Harnsäureausscheidung vermehrt, wenn die Purine als Nukleïnsäure, bzw. als Nukleoproteïde vorkommen. Dagegen bewirken Kakao und Kaffee, ungeachtet ihres Puringehaltes, geringe Vermehrung der Harnsäureausscheidung im Harne. Bei gewöhnlicher gemischter Nahrung beträgt die gesamte Ausscheidung (also die Summe der exogenen und endogenen Harnsäure) pro Tag 0,5 bis 0,8 g, bei Frauen etwas weniger. Im Verhältnis zum Gesamtstickstoff im Harne macht der Harnsäure-N 1—2% aus. Diuretika beeinflussen die Harnsäureausscheidung nicht. Pilokarpin und Salizylsäure steigern, Chinin und Atropin vermindern die Ausscheidung.

Unter pathologischen Verhältnissen findet man eine verminderte Harnsäureausscheidung bei Entzündungsvorgängen der Nieren. Dasselbe ist auch bei echter Gicht, besonders vor und während des Gichtanfalles, der Fall. Eine vermehrte Ausscheidung findet man bei solchen Zuständen, bei welchen ein grösserer Zerfall von Körpereiweiss und besonders von purinhaltigem stattfindet, vor allem bei Leukämie und bei Pneumonie nach der Krise.

Reine Harnsäure ist ein weisses, leichtes, aus mikroskopischen Kristallen bestehendes Pulver. Aus dem Harne kristallisiert die Harnsäure immer in makroskopisch sichtbaren, gelbbraunen Kristallen aus. Die absorbierten Farbstoffe sind Urochrom, Urobilin und Uroerythrin. Die frisch ausgefällte Harnsäure kristallisiert mit 2 Mol. Kristallwasser, welche bei schwachem Erwärmen im Vakuum vollständig weggehen. Harnsäure ist sehr schwer in Wasser löslich. Bei 18° ist das Verhältnis 1 : 39480, bei 37° 1 : 15505. In verdünnten Säuren ist sie noch weniger löslich als in Wasser. Konzentrierte Schwefelsäure dagegen löst die Harnsäure leicht, doch wird sie nach Zusatz von Wasser unverändert wieder ausgeschieden. Aus dem Harne lässt sich die Harnsäure durch Zusatz von Mineralsäuren nur unvollständig ausfällen. Die Ursache hierfür ist, dass sie infolge der Gegenwart fremder, besonders kolloidaler Stoffe in — wahrscheinlich kolloidaler — Lösung gehalten wird.

Eine wässerige Harnsäurelösung reagiert sauer. Mit Phenolphthaleïn als Indikator lässt sich die Harnsäure als einbasische Säure titrieren. Nach Zusatz von Formol kann man sie viel schärfer titrimetrisch bestimmen als ohne diesen Zusatz. Das gebildete Natriumurat wird auf diese Weise nicht ausgeschieden.

Die Harnsäure ist eine zweibasische Säure und bildet infolgedessen mit Basen zwei Reihen Salze (Urate), teils primäre, saure und teils normale, neutrale oder sekundäre Urate. Die sekundären Salze lassen sich in fester Form darstellen, in Lösung dagegen existieren nur primäre Salze, indem die sekundären hydrolytisch in freies Alkali und primäres Urat zerfallen. Die sogenannten „Quadriurate" oder „Tetraurate", welche auf eine Metallvalenz zwei Harnsäuremoleküle enthalten sollen, existieren tatsächlich nicht. Nach Gudzent bildet die Harnsäure zwei Arten primärer Urate, die sich durch ihre Löslichkeitsverhältnisse unterscheiden. Die erste Art (a-Salze) geht nach der Lösung langsam in b-Salze über. Die Ursache ist eine intramolekuläre Umlagerung von der Laktim- in die Laktamform. Die Löslichkeit der a-Salze ist um 33% grösser als die der b-Salze. Die beständigen b-Salze sind in der Regel wenig löslich. Die Lithiumverbindung ist das löslichste Salz (1 : 370). Kaliumurat löst sich im Verhältnis von 1 : 716, Natriumurat 1 : 1270 und Ammoniumurat 1 : 3290 — alles bei 18°. Bei Körpertemperatur ist die Löslichkeit überall etwa doppelt so gross. Harnsaures Alkali liefert mit Chlorammonium eine Fällung von Ammoniumurat, welches in gesättigter Salmiaklösung völlig unlöslich ist.

Mit organischen Basen bildet die Harnsäure leichter lösliche Verbindungen. Lysidinurat z. B. löst sich in 6 Teilen Wasser. Mit Erdalkalien und Schwermetalloxyden bildet die Harnsäure gelatinöse Niederschläge, die in Wasser unlöslich sind. Mit Silbernitrat liefert primäres Alkaliurat eine weisse Fällung, die in Ammoniak leicht löslich ist. Bei Gegenwart von Magnesiamixtur oder Erdalkalien und Ammoniak wird indessen die Harnsäure als Doppelsalz quantitativ ausgeschieden. (Dies geschieht immer bei Zusatz von Ammoniak allein zum Harne).

Pikrinsäure und Phosphorwolframsäure fällen Harnsäure quantitativ aus.

Die Harnsäure wird leicht zerlegt. Beim Stehen einer wässerigen Lösung und noch leichter bei Gegenwart von Säuren oder Alkalien tritt Zersetzung ein. Sie ist leicht oxydierbar. Erhitzt man Harnsäure mit Fehlings Lösung, so wird das Kupferoxyd zu Oxydul reduziert, welches mit der noch nicht zersetzten Harnsäure eine weisse Fällung von Kuprourat liefert. Beim Zusatz von noch leichter oxydierbaren Substanzen als Harnsäure kann diese quantitativ als Kuprourat ausgeschieden werden. Bei Einwirkung von Halogenen, wie Jod, oder von Salpetersäure, oder Permanganat findet ebenfalls Oxydation statt. Bei Einwirkung von Permanganat geht die Oxydation mit verschiedener Intensität, je nach der Harnsäurekonzentration, vor sich. Die Verwendung von verdünnten Harnsäurelösungen führt zu konstanten Resultaten. Die Temperatur und die Azidität der Lösung spielen hierbei keine Rolle.

Bei Einwirkung von Natriumhypobromit während längerer Zeit wird etwa die Hälfte des Stickstoffes als N-Gas abgespalten. Setzt man zu ein wenig Harnsäure in einer Porzellanschale ein paar Tropfen Salpetersäure und erwärmt, so tritt Lösung unter Gasentwicklung ein. Nach dem Eindampfen bis zur Trockne auf dem Wasserbade hinterbleibt ein rötlicher Rückstand, der nach Zusatz von Ammoniak eine schöne purpurrote Farbe annimmt. Mit Alkali statt Ammoniak wird die Farbe mehr blauviolett. Sie verschwindet (im Gegensatz zu dem Verhalten der Purinbasen) rasch beim Erhitzen (Murexidprobe).

Oxydiert man vorsichtig Harnsäure mit Salpetersäure (zu Alloxan) und verjagt die überschüssige Säure, so erhält man nach Zusatz einiger Tropfen konz. Schwefelsäure und gewöhnlichen (thiophenhaltigen) Benzols eine blaue Färbung (Denigès Reaktion).

Bringt man einen Tropfen einer sodaalkalischen Lösung von Harnsäure auf Filtrierpapier, das man vorher mit Silbernitratlösung getränkt hat, so entsteht durch Reduktion des Silbers eine braunschwarze, oder, wenn nur minimale Harnsäuremengen vorhanden sind, eine gelbe Färbung (Schiffs Reaktion).

Fällt man eine schwach alkalische Harnsäurelösung mit einem löslichen Zinksalz, so entsteht eine weisse Fällung, die auf dem Filter von der Luft oxydiert wird. Die Fällung wird dadurch lichtblau gefärbt (Ganassinis Reaktion).

Das Verhalten der Harnsäure im Harne. Im normalen Harn kommt die Harnsäure grösstenteils als saures Natriumurat vor. Nur ein geringer Teil ist hier als freie Harnsäure vorhanden. Dieser wird nicht ausgeschieden, da Harn grössere Harnsäuremengen aufzulösen vermag als Wasser. Ist die aktuelle Harnazidität dagegen grösser als normal und ist der Harn gleichzeitig konzentriert, so wird ein Teil der Harnsäure langsam in Form grosser, wohl ausgebildeter, braunrot gefärbter Kristalle ausgeschieden. Diese Fällung geht beim Erwärmen nicht in Lösung. Die Menge des Natriumurats ist gewöhnlich nicht so gross, dass die Sättigungsgrenze überschritten wird. Wird aber ein konzentrierter Harn abgesondert — wie z. B. der Morgenurin oder Tagesurin nach starkem Schwitzen —, so scheidet sich eine ziegelrote, voluminöse, amorphe Fällung aus, wenn sich der Harn ausserhalb des Organismus bis auf Zimmertemperatur abkühlt. Diese Fällung (Sedimentum lateritum) löst sich leicht und vollständig beim Erwärmen des Harns. Reagiert der Harn alkalisch z. B. nach ammoniakalischer Gärung, so wird immer ein Sediment von saurem Ammoniumurat zusammen mit anderen Sedimenten, besonders Tripelphosphat, ausgeschieden.

Darstellung und Nachweis. Der eiweissfreie Harn wird mit $1/_{10}$ Volumen 25%iger Salzsäure versetzt. Nach 24 stündigem Stehen hat sich Harnsäure in Form gefärbter Kristalle am Boden und an den Wänden des Glases ausgeschieden. Bei der mikroskopischen Untersuchung sieht man die charakteristischen gelbbraunen, wetzsteinförmigen Kristalle. Der Bodensatz kann ausserdem durch die obenerwähnten Reaktionen identifiziert werden.

Bestimmung. Von den zwei allgemein gebräuchlichen Methoden — nach Ludwig-Salkowski und Hopkins-Folin — ist die letztere die einfachere und bequemere. Da sie auch ebenso genau ist wie die erstere, verdient sie den Vorzug vor dieser, welche mehr und mehr in den Hintergrund geraten ist. Nur das Hopkinssche Verfahren soll deswegen hier besprochen werden.

Es beruht auf der vollständigen Fällbarkeit der Harnsäure als Ammoniumurat durch Sättigung des Harns mit Salmiak. Folin und Schaffer verwenden statt Salmiak Ammoniak und Ammoniumsulfat und bringen eine Korrektur für die geringe, in Lösung gebliebene Menge Harnsäure an. Weiter entfernt Folin vorher einige Substanzen (Eiweiss) aus dem Harne, die als Verunreinigungen mit der Harnsäure ausfallen und später bei der Titration Permanganat verbrauchen.

Nach Folin und Schaffer führt man die Bestimmung folgendermaßen aus: 300 ccm unfiltrierter Harn werden mit 75 ccm einer Lösung versetzt, die im Liter 500 g Ammoniumsulfat, 5 g Uranylazetat und 60 ccm 10%ige Essigsäure enthält. Nach 5 Minuten filtriert man die Lösung von der unbedeutenden Fällung ab und versetzt 125 ccm des Filtrates (= 100 ccm Harn) mit 5 ccm konz. Ammoniak. Nach 24 Stunden wird der Bodensatz auf einem Filter gesammelt und mit 10%iger Ammoniumsulfatlösung chlorfrei gewaschen. Bodensatz mit Filter werden in das Becherglas zurückgebracht und ausserdem 100 ccm Wasser und 15 ccm konz. Schwefelsäure zugefügt. Man erwärmt bis 60° und titriert mit einer $^n/_{20}$-Permanganatlösung, bis schwache, aber bleibende Rotfärbung eintritt. 1 ccm Permanganatlösung entspricht 3,75 mg Harnsäure. Für 100 ccm Harn (und Filtrat) bringt man eine Korrektur von + 3 mg Harnsäure an.

Als brauchbare Mikromethode sei auch noch die kolorimetrische nach Benedict und Franke beschrieben. Zu derselben sind folgende Reagenzien erforderlich:

1. Arsenphosphorwolframsäurereagens. In einem Literkolben werden in etwa 600 ccm Wasser 100 g Natriumwolframat gelöst, dann 50 g Arsensäure ($As_2O_5$), 25 ccm einer 85%igen Phosphorsäure und 20 ccm konz. Salzsäure hinzugefügt. Das Gemisch wird 20 Minuten gekocht, abgekühlt und dann auf 1 l aufgefüllt.

2. 5%ige Natriumcyanidlösung (etwa 2 Monate haltbar). Sie ist wegen ihrer Giftigkeit nicht mit einer Pipette, sondern mit einer Bürette abzumessen.

3. Harnsäurestandardlösung. 9 g kristallisiertes sekundäres Natriumphosphat und 1 g Mononatriumphosphat werden in etwa 250 ccm

heissen Wassers gelöst. Die Lösung wird nötigenfalls filtriert und dann auf 500 ccm mit heissem Wasser aufgefüllt. Darauf wird diese Phosphatlösung in einen Literkolben, in dem vorher 200 mg Harnsäure in einigen ccm Wasser aufgeschwemmt waren, gebracht und die Harnsäure durch vorsichtiges Umschütteln gelöst. Zu dem abgekühlten Gemisch werden genau 1,4 ccm Eisessig und, als Antiseptikum, 5 ccm Chloroform getan und auf 1 l aufgefüllt. Haltbarkeit etwa 2 Monate. Aus dieser Lösung wird die eigentliche Standardlösung bereitet, indem 50 ccm der ersteren (entsprechend 10 mg Harnsäure) in einem 500 ccm-Messkolben mit Wasser auf etwa 400 ccm verdünnt werden, worauf 25 ccm verdünnter Salzsäure (1 : 9) hinzugetan werden und endlich auf 500 ccm mit Wasser aufgefüllt wird. Diese Lösung ist nur kurze Zeit, etwa 10—12 Tage, haltbar.

Die Bestimmung selbst geschieht in folgender Weise: 1 ccm Harn wird 20fach mit Wasser verdünnt, so dass in 10 ccm ungefähr 0,15—0,30 mg Harnsäure enthalten sind. 10 ccm des verdünnten Harnes werden in einen Messkolben von 50 ccm Inhalt abgemessen, dazu 5 ccm der Cyanidlösung und 1 ccm des Arsenphosphorwolframsäurereagenz gefügt und nach 5 Minuten mit dest. Wasser bis zur Marke aufgefüllt. Gleichzeitig werden in genau derselben Weise 10 ccm der Harnsäurestandardlösung behandelt und die blaue Färbung dieser mit der der ersteren im Kolorimeter verglichen. Die Ablesung des Standards, dividiert durch die Ablesung für den Harn und multipliziert mit 0,2 (Harnsäuregehalt in der Standardlösung), ergibt in mg die Harnsäuremenge, welche in 10 ccm des verdünnten Harnes enthalten ist.

### Purinbasen.

Von den Purinbasen finden sich im Harne teils die gewöhnlichen vier in den Nukleïnsäuren vorkommenden: Guanin, Adenin, Xanthin und Hypoxanthin, teils auch methylierte Purine: Epiguanin (7-Methylguanin), 1-Methylxanthin, 3-Methylxanthin, Heteroxanthin (7-Methyl-2—6-Oxypurin), Paraxanthin (1—7-Methyl-2—8-Dioxypurin). Die erstgenannten stammen von den Nukleïnsäuren her, die letzteren aus den in unseren Genussmitteln vorkommenden Purinbasen: Koffeïn (1—3—7-Trimethylpurin) und Theobromin (3—7-Dimethylpurin). Die Menge der gewöhnlichen Purinbasen im Harne ist von der Zufuhr exogener Purine und von der endogenen Spaltung des Organeiweisses abhängig. Besonders bei Leukämie ist ihre Menge stark vermehrt. Die Methylpurine stammen ausschliesslich vom Koffeïn-Theobromin her und haben also nur einen exogenen Ursprung. Bei Hunden z. B. fehlen normal die Methylpurine, treten aber nach Fütterung mit Koffeïn auf. Die Methylpurine bedingen eine nur unbedeutende Steigerung der Harnsäureausscheidung im Gegensatz zu den Zellpurinen, die die Muttersubstanz der Harnsäure bilden.

Die Menge der Purine im 24stündigen Harn ist immer unbedeutend. Sie schwankt zwischen 15,6 mg und 41,1 mg. Das Verhältnis zwischen Harnsäure-N und Purinbasen-N ist durchschnittlich = 10 : 1 mit physiologischen Schwankungen von 6 : 1 bis 14 : 1. Bei einem und demselben Individuum ist das Verhältnis ziemlich konstant. Bei Gicht scheinen die Basen leichter als die Harnsäure ausgeschieden zu werden, weshalb sich das Verhältnis hier zugunsten der Purinbasen ändert. Betreffs der Eigenschaften der Purine sei auf die grösseren Handbücher hingewiesen. Hier soll nur hervorgehoben werden, dass die Basen von Silbernitrat und Ammoniak auch bei Abwesenheit von Magnesiamixtur gefällt werden. Dagegen sind alle Purinbasen, im Gegensatz zu der Harnsäure, mehr oder weniger leicht in Mineralsäuren löslich. Guanin und Xanthin liefern eine positive Murexidreaktion, nicht aber Adenin und Hypoxanthin.

Bestimmung nach Salkowski. Nachdem die Phosphorsäure mittels Magnesiamixtur entfernt worden ist (500 ccm Harn + 50 ccm Magnesiamixtur + 50 ccm Ammoniak), werden die Purinbasen mit der Harnsäure zusammen durch eine ammoniakalische Silbernitratlösung aus 450 ccm Filtrat ausgefällt. Der Niederschlag ist gelatinös durchsichtig; ist er weiss, so enthält er Chlorsilber als Verunreinigung und dieses muss durch weiteren Zusatz von Ammoniak in Lösung gebracht werden. Dann wird die Fällung auf ein Filter gebracht und chlorfrei gewaschen, das Filter wird durchgestossen und der Niederschlag in einen Kolben gespritzt. Nun setzt man einige Tropfen Salzsäure hinzu und leitet unter Um-schütteln Schwefelwasserstoff ein. Darauf erwärmt man bis zum Sieden, filtriert und wäscht den Niederschlag aus. Das Filtrat wird auf dem Wasserbade zur Trockne verdampft, der Abdampfungsrückstand mit 25 bis 30 ccm verdünnter Schwefel-säure bis zum Sieden erhitzt und die Flüssigkeit 16—20 Stunden stehen gelassen, damit die Harnsäure sich ausscheidet. Sie wird abfiltriert, ausgewaschen und das Filtrat wieder mit Silbernitrat und Ammoniak gefällt. Man wäscht die ent-standene Fällung gründlich aus und verkohlt schliesslich das Filter mit seinem Inhalt. Das in der Kohle vorhandene Silber wird in chlorfreier Salpetersäure gelöst und seine Menge mittels einer $n/_{50}$-Rhodanlösung titrimetrisch bestimmt. 1 ccm = 0,52 mg Xanthin. Die Methode ist nicht absolut exakt, aber praktisch vollkommen brauchbar.

$$\textbf{Allantoin.}\qquad CO\Big\langle{}^{NH.CH:NH.CO.NH_2}_{\qquad\quad |}_{NH.CO.}$$

Das Allantoin (Glyxoyldiureïd) soll im Harne von neugeborenen Kindern in den ersten Tagen nach der Geburt vorkommen (1—2 mg im Liter). Die Angabe, dass Allantoin in grösserer Menge im Harne von schwangeren Frauen vorkommt, ist unrichtig. Tatsächlich ist das Allantoin das Hauptprodukt des Purinstoffwechsels bei allen Säugetieren, mit Ausnahme des Menschen und der anthropoiden Affen. Es spielt bei ihnen also dieselbe Rolle wie die Harnsäure beim Menschen. Wird Harnsäure z. B. einem Hunde eingegeben, so gelangt eine entsprechende Menge Allantoin zur Ausscheidung. Im Säugetierorganismus wird wahrscheinlich das Allantoin als intermediäres Stoffwechselprodukt aus Harnsäure gebildet. Da das Allantoin übrigens kein Interesse für die klinische Harnanalyse darbietet, kann eine eingehende Besprechung desselben hier unter-bleiben und diesbezüglich auf die grösseren Handbücher verwiesen werden.

## Aminosäuren.

Jeder normale Harn enthält kleine Mengen freier Aminosäuren. Der Aminosäure-N beträgt 0,5—2 % des gesamten Stickstoffs im Harne. Hierzu kommt die Menge Aminosäure-N, die in Form von Hippursäure (ca. 25 % der gesamten Menge) vorhanden ist. Trotzdem die gesamte Menge freier Amino-säuren genau bestimmt werden kann, konnte nur eine Aminosäure, nämlich Glykokoll, aus normalem Urin dargestellt werden. Nach Einnahme von grösseren Mengen Aminosäuren per os können diese in den Harn übergehen, am leichtesten ist dies beim Glykokoll der Fall. Bei Leberkrankheiten und besonders bei Fettdegeneration der Leber nach Phosphor- oder Arsenik-vergiftung können im Harne grössere Mengen Aminosäuren, besonders Leucin und Tyrosin, auftreten (5—7 %). Bei einer eigentümlichen Stoffwechsel-anomalie, der Cystinurie, wird das Eiweisscystin nicht verbrannt, sondern durch die Nieren ausgeschieden. Mit dem Cystin wird zugleich, wie nachgewiesen wurde, Tyrosin ausgeschieden. Das Verhalten der Aminosäuren bei Krank-heiten ist wenig aufgeklärt. Es ist nicht unwahrscheinlich, dass hier noch eine dankbare Aufgabe ihrer Lösung harrt.

Glykokoll, $CH_2NH_2COOH$, kommt regelmäßig im normalen Harn als Bestandteil der Hippursäure vor. Inwieweit die freie Aminosäure normal vorkommt, ist nicht absolut sicher entschieden, da eine Spaltung der Hippursäure als Fehlerquelle nicht ganz ausgeschlossen ist. Nach den neuesten Untersuchungen ist jedoch das Vorkommen von Glykokoll im Harn als sehr wahrscheinlich hingestellt. Betreffs der Eigenschaften und des Nachweises des Glykokolls muss auf die grösseren Handbücher verwiesen werden.

Alanin, $CH_3CHNH_2COOH$, ist nur in einem Falle von Phosphorvergiftung nachgewiesen worden.

Leucin, $(CH_3)_2CHCH_2CHNH_2COOH$, ist in grösserer Menge bei Phosphorvergiftung und akuter gelber Leberatrophie, ebenso bei Cystinurie nachgewiesen. Leucin ist im Gegensatz zu den zwei eben erwähnten Aminosäuren recht schwer in Wasser löslich.

Tyrosin, $OHC_6H_4CH_2CHNH_2COOH$, kommt im Harne mit Leucin zusammen unter denselben Bedingungen vor. Ferner wurde es beim Ikterus und bei Infektionen des Darmes gefunden. Tyrosin ist in Wasser sehr schwer löslich. Es gibt, im Gegensatz zu den meisten anderen Aminosäuren, charakteristische Farbenreaktionen, die hier jedoch übergangen werden sollen.

Cystin (Dicysteïn), $HOOCNH_2CHCH_2 - S - S - CH_2CHNH_2COOH$, kommt im Harne von einzelnen Individuen konstant vor. Da es schwer löslich ist, findet es sich als Sediment oder Konkrement. Die Cystinurie ist eine Familienkrankheit und immer chronisch. Die ausgeschiedenen Mengen Cystin sind klein (0,3—0,6 g pro Tag), sie wechseln je nach der Zusammensetzung der Nahrung, da das Cystin vom Eiweiss herstammt. Die Ausscheidung ist, soweit sie nicht durch die Ernährung bedingt ist, eine periodische, da es Zeiten gibt, in welchen kein Cystin ausgeschieden wird. Cystinurie beruht sicher auf einer Anomalie des Eiweisstoffwechsels, da das Cystin, welches durch die Hydrolyse des Eiweisses im Darme freigemacht wird, zwar resorbiert, aber nicht, wie gewöhnlich, in Wasser, Kohlensäure, Ammoniak und Schwefelsäure zersetzt wird. In vielen Fällen von Cystinurie ist gleichfalls die Verbrennung anderer Aminosäuren, namentlich von Leucin und Tyrosin, herabgesetzt, weshalb auch diese zur Ausscheidung gelangen.

In gewissen Fällen ist auch die Verbrennung der Diaminosäuren Lysin und Arginin unvollständig, indem die Spaltungsprodukte derselben, Kadaverin und Putreszin, im Harne auftreten.

Im normalen Harn sollen Spuren von Cystin vorkommen. Es kristallisiert in sechsseitigen Tafeln und ist so gut wie unlöslich in Wasser. Der saure Harn löst 0,05% Cystin. Leicht löslich ist es in Alkalien und Ammoniak, aber nicht in Essigsäure. Beim Kochen mit Alkali wird Schwefel als Schwefelwasserstoff abgespalten, der sich mit dem Alkalihydroxyd zu Schwefelalkali und Wasser umsetzt. Wird Trommers Reaktion mit einem cystinhaltigen Harn angestellt, so kann blaues Cystinkupfer ausgeschieden werden.

Der Nachweis des Cystins ist sehr leicht, wenn es als Sediment auftritt (siehe Harnsedimente). Kommt es gelöst im Harne vor, so ist der Nachweis weit umständlicher. (Am besten gelingt derselbe durch Darstellung und Analyse von Benzoyl-Cystin). Der Nachweis und die Bestimmung des Cystins können hier übergangen werden.

Von den übrigen Aminosäuren sind Histidin, Arginin u. a. sehr selten nachgewiesen worden.

Um die Aminosäuren im Harne nachzuweisen, ist es notwendig, sie zuerst zu isolieren, was gewöhnlich durch Behandlung mit $\beta$-Naphtalinsulfochlorid geschieht. Die verschiedenen Naphtalinsulfaminosäuren sind wasserunlöslich, kristallisieren und besitzen einen charakteristischen Schmelzpunkt. Sind mehrere Aminosäuren vorhanden, so ist ihre Trennung als Naphtalinsulfoverbindungen sehr schwer durchzuführen. Der Vorgang ist

überhaupt sehr kompliziert und soll hier nicht näher behandelt werden. Mit
$a$-Naphtylisocyanat bilden die Aminosäuren ebenfalls kristallisierende, schwer
lösliche Verbindungen.

Die quantitative Bestimmung der Aminosäuren nach
Henriques und Sörensen beruht auf der Verwendung der Sörensen-
schen Formoltitration. Versetzt man eine Aminosäurelösung, welche wegen der
basischen $NH_2$-Gruppe und der sauren CO.OH-Gruppe ebenso stark sauer wie
alkalisch und folglich praktisch neutral reagiert, mit Formol, so verbindet sich
das Formol mit der Aminogruppe unter Abspaltung von Wasser und Bildung
von Methylenverbindungen. Wenn die basische Gruppe in dieser Weise entfernt worden ist, verhält sich die Aminosäure wie eine gewöhnliche fette Säure,
welche azidimetrisch durch Titration mit $^n/_{10}$-Alkali und Phenolphthaleïn als
Indikator bestimmt werden kann.

Um ganz exakte Werte bei der Titration zu erhalten, muss dieselbe
unter bestimmten Bedingungen ausgeführt werden. Erstens muss Formol
im Überschuss vorhanden sein, da die Reaktion umkehrbar ist. Zweitens
sind die Methylenverbindungen sehr schwache Säuren, deren Alkalisalze in
wässeriger Lösung stark hydrolytisch dissoziiert sind und demzufolge alkalisch
reagieren. Man soll deswegen die Lauge nicht nur bis zu dem Punkte, bei
welchem die Lösung eine schwache Rosafärbung zeigt, zusetzen, sondern die
Titration fortsetzen, bis ein gewisser Überschuss an Natronlauge, der zur
Sättigung der ganzen Säuremenge genügt, zugefügt ist. Man setzt deshalb
die Titration mit $^n/_{10}$-Alkali fort, bis die Flüssigkeit dieselbe rote Farbe angenommen hat wie eine Kontrollprobe, die aus den gleichen Volumen aus-
gekochten Wassers, Formol- und Phenolphthaleïnlösung hergestellt ist, wie bei
der wirklichen Bestimmung. Die Kontrollprobe wird mit Lauge bis zum Eintritt
schwachroter Färbung (erstes Stadium) versetzt. Beim weiteren Zusatz von
2 Tropfen tritt eine starkrote Farbe (drittes Stadium) auf und bis zu derselben
Farbenintensität werden die Methylenverbindungen titriert, indem man mit
der Kontrollösung vergleicht.

Formol — die gewöhnliche Handelsware — reagiert immer sauer (wegen
der Gegenwart von Ameisensäure) und muss vor dem Gebrauche neutralisiert
werden. Dies geschieht durch Zusatz von Titrierlauge mit Phenolphthaleïn als
Indikator. Man bekommt einen besseren Umschlag, wenn man das Formol
zuerst mit dem mehrfachen seines Volumens an Wasser verdünnt.

Der Harn lässt sich wegen seines Gehaltes an Phosphaten nicht direkt
titrieren, da diese einen scharfen Umschlag verhindern. Sie werden durch
Zusatz von Baryt (und festem Bariumchlorid) bis zu stark alkalischer Reaktion
entfernt. Nachdem die Bariumphosphate abfiltriert sind, wird das Filtrat,
unter Verwendung von Lackmus als Indikator, neutralisiert, ein Überschuss
an neutralisiertem Formol zugesetzt und die Flüssigkeit mittels $^n/_5$-Baryt-
lösung bis zum dritten Stadium titriert. Da der Harn selbst gefärbt ist, erzielt
man nicht dieselbe Farbennüance wie bei der Kontrollprobe, welche aus diesem
Grunde mit Bismarckbraun gefärbt werden muss. Einfacher ist es jedoch,
wie I. Bang gefunden hat, den Harn mit Blutkohle zu entfärben. Versetzt
man den Harn mit Alkohol bis zu 20%, so adsorbiert die Kohle keine Spur
von Aminosäuren.

Ausführung: 50 ccm Harn werden in einen 100 ccm-Messzylinder
pipettiert, einige Tropfen Phenolphthaleïnlösung und ca. 2 g feste Bariumchlorid zugesetzt. Nach erzielter Lösung setzt man von einer gesättigten
Barytlösung so viel hinzu, dass die Flüssigkeit stark rotgefärbt ist. Weiter
kommen 20 ccm 95%iger Alkohol hinzu und dann wird mit dest. Wasser bis

zur Marke aufgefüllt. Ein grosser Teelöffel Blutkohle wird zugesetzt und die Mischung gründlich umgeschüttelt. Nach 5 Minuten filtriert man durch ein trockenes Filter in ein trockenes Becherglas. 40 ccm des Filtrats werden mit 0,5 ccm Phenolphthaleïnlösung versetzt (das früher zugesetzte Phenolphthaleïn ist von der Kohle adsorbiert) und mit ca. $^n/_5$-Salzsäure neutralisiert, bis die rote Farbe verschwindet und dann weiter, bis ein Tropfen der Flüssigkeit, auf Lackmuspapier getüpfelt, neutrale Reaktion zeigt. Dann setzt man etwa das gleiche Volumen neutralisierter Formollösung hinzu und titriert mit $^n/_5$-Baryt- oder Natronlauge bis zu dem dritten Stadium. 1 ccm $^n/_5$-Barytlauge entspricht 2,8 mg Aminosäure-N.

Indessen wird hier nicht nur der Aminosäure-N, sondern auch gleichzeitig der Ammoniak-N bestimmt. Nach der Neutralisation, unter Verwendung von Lackmus, ist alles Ammoniak in Form von Salmiak vorhanden. Durch das Formol wird das Ammoniak in Hexamethylentetramin verwandelt, wobei Salzsäure frei wird. Man muss die Formoltitration deswegen immer gleichzeitig mit einer Ammoniakbestimmung ausführen. Hierfür kann das überschüssige Filtrat von der Phosphatfällung verwendet werden. 40 ccm desselben genügen. Die Bestimmung wird nach Folin-Schaffer ausgeführt.

An Ammoniak reiche Harne zeigen bei der Formoltitration ein eigentümliches Verhalten, indem sie weniger Titrierlauge verbrauchen, als der Summe von Ammoniak und Aminosäuren entspricht. Die Ursache hierfür ist unbekannt. In solchen Fällen ist es notwendig, zuerst das Ammoniak zu entfernen, ehe die Formoltitration angestellt wird. (Man saugt Luft durch den mit Baryt alkalisch gemachten Harn.)

Durch die Formoltitration wird auch der mit Formol titrierbare Eiweissstickstoff mitbestimmt. Dies spielt jedoch keine Rolle, da der normale Harn nur Spuren von Eiweiss enthält. Dagegen muss klinisch nachweisbares Eiweiss aus dem Harne zuerst entfernt werden, ehe die Formoltitration angestellt wird.

### Proteïnsäuren.

In letzter Zeit ist im Harne eine Reihe von miteinander verwandten Körpern, welche als eigentümliche Derivate des Eiweisses angesehen werden müssen, nachgewiesen worden. Sie besitzen ein hohes Molekulargewicht und enthalten ungefähr dieselbe Stickstoffmenge wie Eiweiss selbst (13—28 %). Weiter enthalten diese Körper, die sämtlich saure Eigenschaften besitzen, eine recht grosse Menge Schwefel. Der Schwefel ist organisch gebunden. Die Darstellung und die chemische Charakterisierung dieser Säuren ist schwierig, und es ist zweifelhaft, inwieweit es überhaupt gelungen ist, jede einzelne Verbindung rein darzustellen. Aus diesem Grunde sind auch die Angaben über ihre Eigenschaften recht widersprechend. Dagegen ist es verhältnismäßig leicht, sich über ihre absolute Menge im Harne zu orientieren. Es scheint, als ob dieselbe in einem bestimmten Verhältnis zu gewissen Krankheiten steht, wodurch ihre quantitative Bestimmung ein gewisses klinisches Interesse gewonnen hat.

Die Autoxyproteïnsäure hat folgende Zusammensetzung: C 43,21 %, H 4,91 %, N 24,4 %, S 0,61 %, O 26,53 %. Der Schwefel kann durch Kochen mit Alkali teilweise abgespalten werden. Diese Säure gibt keine Eiweissreaktionen, dagegen ist die Ehrlichsche Diazoreaktion positiv. Ihre Salze sind zum grössten Teil in Wasser leicht löslich.

Oxyproteïnsäure: C 39,62 %, H 5,64 %, N 18,08 %, S 1,12 %, O 35,54 %. Gibt keine Eiweissreaktionen und auch nicht Ehrlichs Diazoreaktion. Ihre Salze sind wasserlöslich. Diese Säure wird als ein Oxydationsprodukt der Autoxyproteïnsäure angesehen.

Alloxyproteïnsäure: C 41,33%, H 5,70%, N 13,55%, S 2,19%, O 37,23%. Gibt ebenfalls keine Eiweissreaktionen oder Ehrlichs Diazoreaktion. Ihre Bleisalze sind, im Gegensatz zu denjenigen der eben besprochenen Säuren, in Wasser unlöslich.

Uroferrinsäure: C 45,45%, H 6,08%, N 12,12%, S 3,46%, O 32,99. Die Existenz dieser Säure ist nicht bewiesen.

Das Prinzip der quantitativen Bestimmung dieser Säuren ist darauf gegründet, dass sie aus dem konzentrierten Harn mittels Äther-Alkohols als Barytverbindungen niedergeschlagen werden. Die Barytsalze werden mit Soda zersetzt und die Säuren wiederum als Quecksilberverbindungen gefällt. Über die näheren Einzelheiten der Methode wird auf die einschlägige Literatur verwiesen.

Die Menge der Proteïnsäuren im normalen Harne von Menschen, die von gemischter Nahrung leben, wird auf 3—6,8% des gesamten Stickstoffes geschätzt. Bei Milchdiät sinkt ihre Menge bis auf die Hälfte. Bei Typhus sind bis 14,69% gefunden. Bei Leberkrankheiten und besonders bei Phosphorvergiftung ist die Menge dieser Stickstoffverbindungen immer vermehrt.

Ehrlichs Diazoreaktion. Nach Ehrlich kommen im Harne Stoffe vor, die mit Sulfanilsäure schöne Farbenreaktionen geben. Ehrlich fand, dass der normale Harn die Reaktion nicht gibt, sondern dass sie immer pathologische Ursachen hat. Diese Auffassung wird jedoch von verschiedenen Autoren bestritten, welche gefunden haben, dass auch der normale Harn diese Reaktion gibt. Man darf wohl annehmen, dass der Unterschied zwischen normalem und pathologischem Harn nur ein gradueller ist.

Nach Ehrlichs grundlegenden Untersuchungen, die durch zahlreiche Nachuntersuchungen bestätigt worden sind, lassen sich die Fieberkrankheiten je nach dem Auftreten und der Intensität der Diazoreaktion in folgender Weise einteilen:

1. Sie fehlt ganz regelmäßig bei Rheumatismus acutus, Meningitis, Rubeola und Varizellen.

2. Häufiger, je nach der Intensität der Krankheit, fällt die Diazoreaktion bei Pneumonie, Scharlach, Diphtherie und Erysipel positiv aus.

3. Sie fällt regelmäßig positiv aus bei Typhus abdominalis und exanthematicus, Masern und in den letzten Stadien von Phthisis.

Die Autoxyproteïnsäure gibt eine typische Diazoreaktion. Sie kommt in vermehrter Menge bei den Zuständen vor, bei welchen die Diazoreaktion eintritt. Es ist also nicht zweifelhaft, dass diese Säure eine Ursache der Reaktion ist. Dagegen ist es nicht so sicher, dass sie die einzige Ursache bildet, da einzelne Autoren auch das Urochromogen, die Muttersubstanz des Harnfarbstoffes, als Anlass für die Reaktion ansehen. Das Urochromogen ist aber wahrscheinlich mit den Proteïnsäuren verwandt.

Die Ausführung der Reaktion. Man füllt ein Probiergläschen bis zu $^1/_3$ seines Inhalts mit Harn, dann setzt man das gleiche Volumen von dem sauren Diazoreagens zu[1]). Dadurch kann die „primäre Farbenreaktion" entstehen, entweder als eine dunkle (violette) Färbung oder als eine primäre Gelbfärbung des Harnes. Die Dunkelfärbung ist durch die Gegenwart des Gallenfarbstoffes, Bilirubin, bedingt; die primäre Gelbfärbung beruht auf der Gegenwart von Urobilinogen.

Setzt man dann Ammoniak hinzu, so tritt die „sekundäre Farbenreaktion" ein. In pathologischen Harnen mit stark positiver Reaktion entsteht eine intensiv karminrote Färbung und nach Schütteln rote Schaumbildung. Aber

---

[1]) Zur Zeit verwendet man die sogenannten Diazoröhrchen, welche mit Marken für den Harn und die verschiedenen Reagenzien versehen sind.

schon ein Stich ins Rote ohne rote Schaumbildung ist als positive Reaktion anzusehen. Nach 12 stündigem Stehen beobachtet man auf der oberen Schicht des Niederschlages eine schmalere oder breitere Zone, die sich durch ihre intensiv dunkle Farbe auszeichnet. Diese Zone ist oft grün, in anderen Fällen grün-schwarz oder violett gefärbt. Die violette Farbe ist von der Gegenwart eines roten Niederschlages abhängig, der auch im normalen Harne vorkommt. Ausnahmsweise kann nach Ehrlich der Harn eine intensiv gelbe Färbung nach dem Zusatz des Ammoniaks annehmen. Diese Reaktion wird ausschliesslich durch die Gallenfarbstoffe hervorgerufen.

Das Reagens wird nach Ehrlich in der Weise dargestellt, dass man von zwei Lösungen, die jede für sich haltbar ist, ausgeht. 1. ½%ige Lösung von Natriumnitrit. 2. Eine 20 fach verdünnte, mit Sulfanilsäure gesättigte Salzsäure. Die Sulfanilsäurelösung enthält ca. 5 g Sulfanilsäure auf 1 l. 50 ccm der Sulfanilsäurelösung werden, um das Reagens darzustellen, mit 1 ccm der Nitritlösung versetzt. Dasselbe soll farblos sein. Es ist einige Tage haltbar, soll aber besser jedesmal frisch bereitet werden.

Mit Ammoniak allein färbt sich das Reagens intensiv gelb, aus welchem Grunde man vorgeschlagen hat, das Ammoniak durch Kalilauge zu ersetzen. Ehrlich zieht jedoch das Ammoniak vor, da es einen reineren Farbenumschlag gibt. Nur frischer Harn ohne alkalische Gärung darf verwendet werden.

Statt der Sulfanilsäure hat man verschiedene andere organische Substanzen vorgeschlagen. Diese bedeuten jedoch keine Verbesserung und sind zudem teurer.

### 3. Die aromatischen Bestandteile des Harnes.

#### Die Phenole.

Im normalen Harn kommen mehrere Phenole, nämlich Phenol, Parakresol und Pyrokatechin, vor. Davon macht Parakresol die Hauptmenge aus. An die Phenole schliessen sich in bezug auf Ursprung und Bedeutung Indoxyl und Skatoxyl an. Alle diese kommen hauptsächlich als gepaarte Schwefelsäuren, in geringer Menge auch als gepaarte Glukuronsäuren vor.

Die Muttersubstanz dieser Körper ist das Eiweiss und zwar seine aromatischen und heterozyklischen Gruppen Tyrosin, Phenylalanin, sowie Tryptophan. Das Eiweiss wird im Darme in Aminosäuren zerlegt. Das resorbierte Tyrosin, Phenylalanin und Tryptophan bedingen keine Ausscheidung der entsprechenden Stoffe im Harne. Nur wenn diese Aminosäuren im Darme bakterieller Zersetzung unterliegen, werden die aromatischheterozyklischen Zersetzungsprodukte, die für den Organismus giftig sind, in der Leber unschädlich gemacht. Dies geschieht durch ihre Oxydation zu Alkohol und durch die Paarung mit Schwefelsäure unter Bildung von Schwefelsäureestern. (Sind die Verbindungen schon an und für sich oxydiert, so bleibt die folgende Oxydation aus).

Immer, wenn eine vermehrte Darmgärung vorhanden ist, wobei nicht allein das Nahrungseiweiss, sondern auch in erster Linie die Eiweisskörper der verschiedenen Darmsekrete zersetzt werden, ist die Phenol-Indoxylausscheidung im Harne vermehrt. Dies tritt bei Stagnation des Darminhaltes durch Ileus, bei diffuser Peritonitis, bei tuberkulöser Enteritis und anderen Krankheiten, aber nicht bei gewöhnlicher Obstipation ein. Bei Gärungen ausserhalb des Darmes, wenn die Gärungsprodukte nicht mittels Drainage entfernt werden, sondern ins Blut übergehen, treten die Phenole ebenfalls in vermehrter Menge im Harne auf. Umgekehrt ist ihre Ausscheidung bei Hemmung der Darmgärung nach Einnahme von antiseptischen Mitteln ebenso wie bei verminderter Eiweisszufuhr unter gleichzeitiger Vermehrung der Kohlehydratmenge herabgesetzt.

### Phenol ($C_6H_5 . OH$) und p-Kresol ($CH_3 . C_6H_4 . OH$)

kommen normal im Tagesharne in einer Menge von durchschnittlich 45 mg vor. p-Kresol überwiegt mit 26 mg. Die Phenolmenge beträgt 19 mg. Bei Krankheiten sind bis zu 700 mg beobachtet worden (bei Diabetes). Die Phenole sind so gut wie ausschliesslich mit Schwefelsäure gepaart. Bei Vergiftungen mit Phenol, bei welchen die disponible Schwefelsäure nicht ausreicht, wird die überschüssige Phenolmenge mit Glukuronsäure gepaart.

Zur quantitativen Bestimmung der Phenole wurden dieselben früher aus dem Harne als Tribromphenol ausgeschieden. Dieses Verfahren ist jedoch jetzt verlassen.

Als zuverlässig wird das Verfahren von Kossler-Penny-Neuberg empfohlen. Nach demselben werden die Phenole durch Zusatz eines Überschusses von $^n/_{10}$-Jodlösung in Trijodphenol und Trijodkresol übergeführt und ihre Menge aus der verbrauchten Jodmenge berechnet.

Zur Ausführung der Bestimmung werden 500 ccm Harn, der vorher schwach alkalisch gemacht war, bis auf etwa 100 ccm eingedampft. Dieser Rest wird alsdann in einen Destillationskolben gespült und mit 25 ccm Schwefelsäure (oder, nach Mooser, sirupöser Phosphorsäure) versetzt und das Gemisch unter guter Kühlung der Destillation unterworfen. Beginnt die Flüssigkeit stark zu stossen, so verdünnt man mit Wasser und fährt mit dem Destillieren fort. Dieses wiederholt man so lange, bis eine Probe des Destillates keine Millonsche Reaktion mehr gibt. Nun wird das Destillat mit kohlensaurem Kalk gründlich durchgeschüttelt (zur Bindung der Ameisen- und salpetrigen Säure) und abermals, wie oben angegeben, destilliert. Die gesammelten Destillate werden darauf in einen grossen Kolben gebracht, mit einer Auflösung von 1 g Ätznatron und 6 g Bleizucker versetzt, 15 Minuten auf siedendem Wasserbade und dann 5 Minuten am absteigenden Kühler über freier Flamme erhitzt. Dadurch bilden sich basische Bleiphenolate, während die anderen jodbindenden Verbindungen entweichen. Der Kolbeninhalt wird nun mit verdünnter Schwefelsäure angesäuert und die Phenole werden unter zweimaliger Ergänzung des Wassers abdestilliert. Vom gemessenen Destillat wird ein aliquoter Teil entnommen und aus einer Bürette $^n/_{10}$-Natronlauge bis zu stark alkalischer Reaktion hinzugefügt. Das Gemisch wird durch Eintauchen in warmes Wasser erwärmt, darauf eine gemessene Menge $^n/_{10}$-Jodlösung im Überschuss (etwa 15—25 ccm mehr als von der $^n/_{10}$-Natronlauge genommen war) dazu getan und im verschlossenen Kolben gut durchgeschüttelt. Nach dem Erkalten wird wieder angesäuert, ein wenig Stärkekleister als Indikator zugesetzt und mit $^n/_{10}$-Natriumthiosulfatlösung zurücktitriert. 1 ccm der $^n/_{10}$-Jodlösung entspricht 1,567 mg Phenol oder 1,892 mg Kresol.

### Pyrokatechin (o-Dioxybenzol) $C_6H_4(OH)_2$

kommt im normalen Harne regelmäßig in kleinen Mengen als Pyrokatechinschwefelsäure vor. Nach Einnahme von Phenol und phenolschwefelsauren Salzen ist die Ausscheidung vermehrt. Ein pyrokatechinhaltiger Harn wird beim Stehen an der Luft — besonders bei alkalischer Reaktion — bald dunkler gefärbt. Er reduziert eine alkalische Kupferoxydlösung in der Wärme. Um das Pyrokatechin nachzuweisen, destilliert man den Harn mit Salzsäure, bis alle flüchtigen Phenole übergegangen sind, schüttelt den Rückstand mit Äther und Essigäther aus und dampft das Extrakt ein. Der Abdampfungsrest wird unter Zusatz von Bariumkarbonat in warmem Wasser gelöst und wieder mit Äther ausgeschüttelt. Nach dem Verdampfen des Äthers kristallisiert das Pyrokatechin (mit Hydrochinon zusammen) aus.

## Hydrochinon (p-Dioxybenzol) $C_6H_4(OH)_2$.

Hydrochinon ist im Harne nur nach Einnahme von Phenol, Benzol, sowie Hydrochinon selbst nachgewiesen worden.

## Indoxyl $C_8H_7NO$

kommt im Harn als Indikan, Indoxylschwefelsäure, vor. Wahrscheinlich auch z. T. als Indoxylglukuronsäure. Die Muttersubstanz ist Indol, welches als Gärungsprodukt im Darme auftritt. Das Indol findet sich im Eiweiss als Indolalanin oder Tryptophan. Nach Einführung von Tryptophan in den Dickdarm des Kaninchens kann $^1/_3$ als Indikan ausgeschieden werden. Dagegen bedingt die Einnahme des Tryptophans per os keine Vermehrung der Indikanausscheidung, da das Tryptophan bereits im Dünndarm als solches resorbiert wird. Nach Einnahme von Indol gehen 50 % als Indikan in den Harn über. Die Voraussetzung des Auftretens von Indoxyl im Harne ist also die Darmgärung.

Normale erwachsene Individuen scheiden täglich 5—20 mg Indoxyl, als Indigo berechnet, aus. Bei überwiegender Fleischnahrung wurden 16—20 mg gefunden, bei eiweissreicher Nahrung ohne Fleisch sogar noch höhere Werte. Bei kohlehydratreicher Nahrung und Milchdiät sinkt die Indikanmenge bis auf 4—5 mg. Bei Hungerzuständen ist die Ausscheidung grösser als bei kohlehydratreicher Nahrung. Neugeborene Kinder scheiden unmittelbar nach der Geburt kein Indikan aus, kurze Zeit nachher kann eine Indikanausscheidung beobachtet werden. Der Harn von Brustkindern ist gewöhnlich indikanfrei. Bei starker Darmgärung kann die Indikanausscheidung bis über 500 mg betragen. Unterbindung des Dünndarms bedingt eine starke Indikanausscheidung, dagegen ist die Unterbindung des Dickdarmes ohne Einfluss darauf.

Die Phenol- und Indoxylausscheidung verläuft parallel.

Indoxyl ist nicht flüchtig, geht aber z. T. mit Wasserdampf über. Das Destillat riecht fäkal. Indoxyl kristallisiert und ist in den gewöhnlichen Lösungsmitteln: Wasser, Alkohol, Chloroform, Äther usw. löslich.

Das Kalisalz der Indoxylschwefelsäure wird durch Erwärmen einer konzentrierten Indoxyllösung in Kalilauge mit pyroschwefelsaurem Kali dargestellt. Es stellt weisse Kristallblätter vor, die grosse Ähnlichkeit mit dem phenol- und kresolschwefelsauren Kalium haben. Das Salz ist leicht in Wasser, in kaltem Alkohol aber schwer löslich. Bei Einwirkung von Mineralsäuren in der Kälte, noch schneller in der Wärme, wird die Verbindung in Indoxyl und Schwefelsäure zerlegt. (Dagegen kann eine Lösung des Salzes einige Zeit mit Essigsäure, ohne zersetzt zu werden, gekocht werden). Das Indoxyl wird an der Luft langsam, bei Gegenwart von Oxydationsmitteln schnell zu Indigorot und Indigoblau oxydiert. $2C_8H_7NO + 2O = C_{16}H_{10}N_2O_2 + 2H_2O$. Bei alkalischer Reaktion verläuft die Oxydation sehr schnell.

Nachweis. Der Harn wird zur Spaltung des Indikans mit etwa dem gleichen Volumen konzentrierter Salzsäure versetzt. Das freigewordene Indoxyl wird dann durch Zusatz einer Lösung von Chlorkalk, unterchlorsaurem Natron oder Eisenchlorid zu Indigoblau oxydiert und das gebildete Indigo mit Chloroform aufgenommen. Da jedoch das Chloroform mit Harn eine Emulsion bildet, tut man gut den Harn vorher mit Bleiessig zu behandeln. Dann setzt sich die Chloroformschicht gut ab.

Jaffé-Obermeyers-Probe. 25 ccm Harn, der sauer reagieren muss, werden mit 2,5 ccm Bleiessiglösung versetzt und filtriert. Zu 10 ccm Filtrat werden in einem Probierröhrchen ein gleiches Volumen konzentrierter eisenchloridhaltiger Salzsäure und 2—3 ccm Chloroform zugefügt. Die Salzsäure soll pro Liter 2—4 g Eisenchlorid enthalten. Die Mischung wird einige Augenblicke stark geschüttelt. Das Chloroform nimmt je nach dem Indikangehalt nach und nach eine mehr oder weniger intensive Blaufärbung an. Gleichzeitig wird etwas Indigorot gebildet und zwar um so mehr, je langsamer die Oxydation verläuft und besonders beim Erwärmen.

Viele Modifikationen der obengenannten Methode bedeuten keine Verbesserung derselben.

Die quantitative Bestimmung des Indikans kann kolorimetrisch ausgeführt werden, indem die Chloroformlösung des gebildeten Indigos mit einer Chloroform-Indigolösung von bekanntem Gehalt verglichen wird. Der Umstand, dass der Chloroformauszug des Harns verschiedene Mengen Indigorot enthält, bewirkt aber, dass die Bestimmung ungenau wird. Die titrimetrische Bestimmung des Indigos als Indigoschwefelsäure durch Permanganat ist auch nicht einwandfrei wegen der verschieden beantworteten Frage betreffs des Auswaschens des Indigos vor der Titration. Diese Mängel haften der von Bouma ausgearbeiteten Methode, Bestimmung des Indigos als Indirubin, nicht an.

10 Volumen Harn werden mit 1 Volumen Bleiessig gefällt und filtriert. 40 ccm des Filtrates werden mit dem gleichen Volumen Isatin-Salzsäure (20 mg Isatin in 1 l konz. Salzsäure; die Lösung ist 1 Monat haltbar) versetzt und 15 Minuten in einem kochenden Wasserbade erhitzt. Die Mischung nimmt hierbei eine dunkelrote Farbe an. Indikanreiche Harne, d. h. solche Harne, die beim Kochen von 5 ccm derselben mit 5 ccm des Reagenses und nachherigem Ausschütteln mit Chloroform diesen tief weinrot färben, müssen vor der Bestimmung mit Wasser verdünnt werden.

Nach Abkühlung wird die Flüssigkeit in einem Scheidetrichter mit Chloroform ausgeschüttelt. Die Chloroformlösung wird in eine Schale übergeführt und nach einigen Minuten, wenn noch vorhandene Tropfen Harn sich gesammelt haben, vorsichtig in eine andere Schale gegossen. Das Chloroform wird auf dem Wasserbade verjagt und der Rückstand zwei Stunden bei 110° getrocknet. Nun entfernt man das überschüssige Isatin durch Auswaschen mit warmem Wasser, bis das Wasser nicht mehr reduziert. Der Rest wird in einigen ccm konz. Salzsäure gelöst, mit 10—20 Volumen Wasser verdünnt und mittels einer Permanganatlösung titriert. 1 ccm der Permanganatlösung soll 0,2 mg Indigo entsprechen. Sie wird auf reines synthetisches Indigorot eingestellt, und ihre Verdünnung soll mindestens 1:2000 Teilen Wasser betragen. Die Sulfosäurelösung muss ganz klar sein, sonst wird sie durch ein kleines trocknes Filter filtriert. Die Titration wird mit einem aliquoten Teil des Filtrates angestellt, doch werden die ersten 20—30 ccm Filtrat weggegossen, da das Filter anfangs etwas Farbstoff zurückhält. Bei dieser Titration entspricht ein Molekül Indigo mit einem Molekül Isatin einem Molekül Indigorot, während bei der Bestimmung des Indoxyls als Indigoblau zwei Moleküle Indoxyl ein Molekül Indigo liefern.

## Skatoxyl $CH_3 C_8 H_6 NO$

ist im Harne als Skatoxylschwefelsäure nicht mit Sicherheit nachgewiesen. Möglicherweise kommt Skatoxylglukuronsäure vor. Jedenfalls hat man die Existenz eines Skatolchromogens, das bei Spaltung mit konzentrierter Mineralsäure und einem Oxydationsmittel einen weinroten Farbstoff (Skatolrot) liefert, angenommen. Nach Einnahme per os soll die entsprechende Ätherschwefelsäure, bzw. gepaarte Glukuronsäure, auftreten. Das bei der Darmgärung gebildete Skatol ist unzweifelhaft die Muttersubstanz des Skatoxyls im Harne.

Sämtliche Angaben betreffs des Vorkommens von Skatoxyl im Harne sind jedoch sehr unsicher.

## Hippursäure (Benzoylglykokoll) $C_6H_5 . CONH . CH_2 . COOH$.

Durch den Harn des Menschen werden täglich 0,1—0,2 g Hippursäure ausgeschieden. Dagegen scheiden die Pflanzenfresser bedeutend mehr aus. In einem Liter Rinderharn kann die Menge bis 27 g betragen. In diesem ist die Hippursäure oft diejenige stickstoffhaltige Substanz des Harnes, welche in grösster Menge vorkommt. Bei den Pflanzenfressern ist die starke Ausscheidung durch die reichlichen Mengen aromatischer Substanzen in der Nahrung bedingt. Von den Fleischfressern und bei Hungerzuständen wird auch etwas Hippursäure ausgeschieden, deren Muttersubstanz die aromatischen Bestandteile des Eiweisses (vielleicht besonders das Phenylalanin) bilden. Eine vermehrte Hippursäureausscheidung hängt mit einer intensiven Darmgärung zusammen. Bei Perityphlitis sind über 2 g Hippursäure im Harne pro Tag gefunden worden. Die bei der Gärung gebildeten Benzolderivate werden teils durch Oxydation und Paarung mit Schwefelsäure, bzw. Glukuronsäure, teils durch weitergehende Oxydation in Benzoësäure bzw. substituierte Benzoësäuren unschädlich gemacht. Die letzteren werden mit Glykokoll gepaart. Eine vermehrte Hippursäureausscheidung tritt ferner nach Obstnahrung ein. Im Vogelorganismus (Huhn) wird die Benzoësäure mit Diaminovaleriansäure zur Ornithursäure gepaart.

Die Hippursäure kristallisiert in milchweissen, halb durchsichtigen Kristallen. Sie ist geruchlos, schmeckt aber bitter. In Wasser ist sie schwer löslich (1 : 600), leichter löslich in Alkohol, schwerer in Äther-Alkohol, unlöslich in Petroläther, Benzol, Schwefelkohlenstoff.

Beim Erhitzen schmilzt die Hippursäure bei 187,5⁰ zu einer öligen Masse, die beim Abkühlen kristallisiert. Bei fortgesetztem Erhitzen tritt Zersetzung ein, die Masse wird rötlich gefärbt, liefert ein Sediment von Benzoësäure und entwickelt einen angenehmen Geruch zunächst nach Kumarin, dann nach Bittermandelöl. Durch diese Eigenschaften und ihre Unlöslichkeit in Petroläther unterscheidet sich die Hippursäure von der Benzoësäure. Dagegen hat sie mit der Benzoësäure folgende Reaktion gemein: Nach Eindampfen mit Salpetersäure bis zur Trockne und Erhitzen des mit Sand gemischten Rückstandes in einem Probierröhrchen, wird ein intensiver bittermandelähnlicher Geruch von Nitrobenzol wahrgenommen.

Die Hippursäure verbindet sich mit Basen zu Salzen. Die Verbindungen mit den Alkalien und Erdalkalien sind in Wasser und Alkohol löslich, dagegen sind die Salze der schweren Metalle in Wasser unlöslich oder schwerlöslich. Beim Kochen mit Säuren oder Alkalien wird die Hippursäure unter Aufnahme von Wasser in Benzoësäure und Glykokoll gespalten. Dieselbe Spaltung bewirken Micrococcus ureae und viele Staphylo-Streptokokken u. a. In verschiedenen Organen hat man hippursäurespaltende Enzyme gefunden.

Hippursäure wird am besten aus Pferde- oder Rinderharn dargestellt. Man kocht den Harn mit Kalkmilch auf und fällt die Hippursäure aus dem abgekühlten Filtrat durch Zusatz von Salzsäure aus, doch ist es schwer, auf diese Weise farblose Kristalle zu erzielen.

Bestimmung. Die Hippursäure wird durch Kochen mit Salzsäure zerlegt und das Glykokoll nach der Formolmethode von Sörensen oder die Benzoësäure nach Folin-Flanders bestimmt. Die letztere Methode ist vorzuziehen. 100 ccm Harn werden in einer Porzellanschale nach Zusatz von 10 ccm 5⁰/₀iger Natronlauge eingedampft. Der Rückstand wird mit 25 ccm Wasser und 25 ccm konzentrierter Salpetersäure in einen 500 ccm-Kjeldahl-Kolben übergespült, 0,2 g Kupfernitrat und einige Glasperlen zugegeben und die Flüssigkeit am Rückflusskühler, um das Entweichen von Benzoësäuredämpfen zu vermeiden, $4^1/_2$ Stunden vorsichtig gekocht. Nach dem Abkühlen spült man den Kühler mit 25 ccm Wasser aus, bringt den Inhalt des Kolbens in einen 500 ccm-Scheidetrichter und spült nach, bis das Gesamtvolumen 100 ccm beträgt. Die Flüssigkeit wird nun mit Ammoniumsulfat gesättigt und mit 50 ccm, 35 ccm, 25 ccm gut ausgewaschenen Chloroforms nach und nach ausgeschüttelt. Die Chloroformlösung wird dann in einem anderen Scheidetrichter mit 100 ccm gesättigter Kochsalzlösung, die pro Liter 0,5 ccm konz. Salzsäure enthält, ausgewaschen, schliesslich in einen 500 ccm-Erlenmeyer-Kolben übergeführt und mit einer $n/_{10}$-Natriumalkoholatlösung und Phenolphthaleïn als Indikator titriert. Die Alkoholatlösung wird durch Auflösung von 2,3 g reinen Natriums in 1 l absolutem Alkohol dargestellt. Sie wird auf eine Lösung von Benzoësäure in Chloroform eingestellt.

## Phenazetursäure $C_6H_5.CH_2.CO.NH.CH_2.COOH$

entsteht im Organismus durch Paarung der bei der Eiweissgärung im Darme gebildeten Phenylessigsäure mit Glykokoll. Im Harne der Pflanzenfresser bildet sie einen ebenso wichtigen Bestandteil wie die Hippursäure.

## Aromatische Oxysäuren.

Bei der Eiweissfäulnis im Darme entstehen aus Tyrosin (Oxyphenyl-alanin) Paraoxyphenylessigsäure $(OHC_6H_4CH_2COOH)$ und Para-oxyphenylpropionsäure $(OHC_6H_4CH_2CH_2COOH)$, die resorbiert und z. T. unverändert mit dem Harne ausgeschieden werden. Ihre Quantität beträgt zusammen etwa 10—20 mg pro Liter Harn. In phenolreichen, pathologischen Harnen kann bis 8 mal so viel und noch mehr gefunden werden. Bei akuter Phosphorvergiftung und nach Einnahme von Tyrosin kommen diese Säuren grösstenteils als solche im Harne vor, da nur ein geringer Teil mit Schwefelsäure gepaart wird. Ausser den obengenannten Oxysäuren kommen bisweilen auch Oxyphenylmilchsäure und Gallussäure zur Ausscheidung. Betreffs Nachweis und Bestimmung derselben muss auf die grösseren Handbücher verwiesen werden.

## Homogentisinsäure $(OH)_2C_6H_3CH_2COOH$

ist kein normaler Harnbestandteil, sondern kommt ausschliesslich als ein unnormales Stoffwechselprodukt bei einzelnen Individuen vor. Bei diesen ist aber die Ausscheidung konstant, obwohl die Menge der Homogentisinsäure mit der Zusammensetzung der Nahrung wechselt. Gewöhnlich werden 3—7 g täglich ausgeschieden, ausnahmsweise aber bis 14—16 g. Die Muttersubstanz der Homogentisinsäure ist Eiweiss, oder, richtiger, das in seinem Molekül enthaltene Tyrosin und Phenylalanin. Die Bildung der Homogentisinsäure aus diesen Verbindungen ist von der Darmgärung unabhängig; sie findet also in den Geweben statt. Insofern verhält sie sich ganz anders als die übrigen aromatischen Harnbestandteile, da die bakterielle Zersetzung von Amino-säuren die Vorbedingung für das Auftreten derselben bildet, während die als solche resorbierten Aminosäuren nicht als aromatische Säuren in den Harn übergehen. Ob die Homogentisinsäure tatsächlich ein normales intermediäres Umbildungsprodukt von Tyrosin oder Phenylalanin darstellt, welches unter physiologischen Bedingungen weiter oxydiert wird, beim Alkaptonuriker aber dieser Oxydation entgeht, ist noch nicht sicher entschieden.

Harne, die Homogentisinsäure enthalten, reduzieren intensiv Metall-oxyde in alkalischer Lösung, während die übrigen für Glykosurie charakteristischen Merkmale fehlen. Eine andere charakteristische Eigenschaft ist, dass der homogentisinhaltige Harn nach Zusatz von Alkali Sauerstoff aus der Luft aufnimmt und dadurch dunkelbraun bis schwarz gefärbt wird.

Die Homogentisinsäure bildet farblose Kristalle, die in Wasser und den gewöhnlichen organischen Lösungsmitteln leicht löslich sind. Die wässerige Lösung färbt sich beim Stehen an der Luft langsam dunkel. Nach Zusatz von Alkalien oder Ammoniak tritt schnell Braun-, bzw. Schwarzfärbung ein. Mit ammoniakalischer Silbernitratlösung tritt zunächst keine Reaktion ein, nach einigen Sekunden aber wird die Flüssigkeit durch Ausscheidung von Silber dunkel gefärbt. Dagegen wird eine alkalische Wismutlösung nicht reduziert. Eisenchloridlösung gibt eine schnell vorübergehende Blaufärbung, die noch bei einer Verdünnung der Homogentisinsäure von 1:4000 wahrnehmbar ist. Mit Millons Reagens erhält man gleich eine Gelbfärbung der Flüssigkeit und später einen gelben Niederschlag, der beim Erwärmen ziegelrot wird. Das Bleisalz $(C_8H_7O_4)_2Pb3H_2O$ wird in Form farbloser oder braungefärbter glänzender Kristalle erhalten, wenn man Bleizucker oder Bleiessig zu der kochenden $1^0/_0$igen Lösung der Säure setzt. Beim Abkühlen kristallisiert das Bleisalz aus. Seine Löslichkeit in Wasser ist 1:675. Versucht man das Salz umzukristallisieren, so tritt Zersetzung ein. Durch Oxydation wird Homogentisinsäure in Benzochinonessigsäure übergeführt. Bei vorsichtiger Oxydation durch den Luftsauerstoff nimmt ein ammoniakalischer homogentisinsäurehaltiger Harn eine intensiv rotviolette Farbe an (C. Mörner).

Die Säure kann aus dem Bleisalz durch Zufügen der berechneten Menge 2n-Schwefelsäure dargestellt werden (175 ccm zu 100 g Bleisalz). Nach Entfernung des Bleisulfates und nach vorsichtiger Konzentration im Vakuum kristallisiert die Säure bei gewöhnlicher Temperatur aus.

Die Bestimmung geschieht nach Baumann. 10 ccm des homogentisinsäurehaltigen Harnes werden mit 10 ccm einer $8^0/_0$igen Ammoniaklösung versetzt und sofort einige ccm $^n/_{10}$-Silberlösung hinzugefügt. Das Gemisch wird umgeschüttelt und dann 5 Minuten stehen gelassen. Nach der angegebenen Zeit werden 5 Tropfen einer $10^0/_0$igen Kalziumchloridlösung und 10 Tropfen Ammoniumkarbonatlösung hinzugetan. Umschütteln und filtrieren. Das Filtrat ist klar, aber bräunlich gefärbt. Es darf auf Zusatz von Silbernitratlösung keine starke Abscheidung von Silber geben. Ist das aber der Fall, so ist der Versuch zu wiederholen, indem man zu einer Mischung von 10 ccm Harn und 10 ccm Ammoniaklösung eine grössere Menge $^n/_{10}$-Silberlösung hinzufügt. Hat man auf diese Weise annähernd die zur Oxydation nötige Menge an Silberlösung festgestellt, so wird, um die Endreaktion zu erkennen, eine Prüfung mit Salzsäure vorgenommen. Ist die Endreaktion nahezu erreicht, so kennzeichnet sich das dadurch, dass die braune Farbe auf Zusatz von Salzsäure in eine lichtrote übergeht. Die Endreaktion ist dann erreicht, wenn das Filtrat vom Silberniederschlag bei vorsichtigem Ansäuern mit verdünnter Salzsäure (ein Überschuss ist zu vermeiden) eine eben noch sichtbare Trübung von Chlorsilber gibt. Um die Endreaktion zu finden, genügt in der Regel eine 4—6 malige Wiederholung des Versuches.

Erfordern 10 ccm Harn und 10 ccm Ammoniaklösung mehr als 8 ccm $^n/_{10}$-Silbernitratlösung, so sind bei Wiederholung des Versuches auf 10 ccm Harn nicht 10 ccm, sondern 20 ccm Ammoniaklösung zu nehmen.

1 ccm der verbrauchten Silberlösung entspricht 4,12 mg Homogentisinsäure.

Da auch normaler Harn Silberlösung verbraucht, sollen nach Mörner von der Zahl der verbrauchten ccm $^n/_{10}$-Silbernitratlösung 0,3 ccm abgezogen werden.

Auf grosse Genauigkeit kann die Methode keinen Anspruch erheben.

### Indolessigsäure

kommt wahrscheinlich nur spurenweise im normalen Harne vor, doch konnte man sie noch nicht aus demselben darstellen.

## 4. Schwefelhaltige Körper aus der aliphatischen Reihe.

Rhodansalze MCNS sind normale Harnbestandteile. In einem Liter Menschenharn sollen von 3 bis 35 mg Rhodankalium vorkommen. Im günstigsten Falle kann der Rhodanschwefel ein Drittel des neutralen Schwefels ausmachen. Die Menge der Rhodansalze ist bei Diurese, Fieber und bei starken Rauchern vermehrt. Die Muttersubstanz des Rhodans ist unbekannt. Blausäure, Zyanide und Nitrite werden in die unschädlichen Rhodanide übergeführt. Der Ursprung der Blausäure ist ebenfalls unbekannt. Vielleicht sind Aminosäuren die Muttersubstanz. Der Schwefel der Rhodanide stammt wahrscheinlich von dem Cystinschwefel her. Nach dem Einnehmen von Rhodan soll dasselbe nach einigen Autoren ziemlich vollständig durch die Nieren ausgeschieden werden. Nach anderen ist jedoch die Ausscheidung unbedeutend.

Um Rhodan nachzuweisen, fällt man 200 ccm Harn mit salpetersaurem Silber. Der Niederschlag, aus Chlor- und Rhodansilber bestehend, wird mit Schwefelwasserstoff zerlegt und das Filtrat der Destillation unterworfen. Das Destillat wird mit einer eisenoxydhaltigen Eisenvitriollösung versetzt und mit Natron- oder Kalilauge alkalisch gemacht. Nach Erwärmen wird der Niederschlag in Salzsäure gelöst. Hat die Silberfällung Rhodan enthalten, so findet sich Berlinerblau in der salzsauren Lösung in Form eines blauen, flockigen Niederschlags, der sich beim Stehen absetzt.

Methylmercaptan $CH_3SH$ kommt als Gärungsprodukt des Eiweisses unter den Darmgasen vor. Bei Destillation des Harnes mit Oxalsäure gehen Spuren von Mercaptan in das Destillat über. Besonders nach dem Genuss von Kohl zeigt sich Mercaptan im Harn. Seine Menge ist jedoch so unbedeutend, dass der Geruch nicht hervortritt. Dagegen wird Papier, das mit einer Lösung von Chlor-Cyansilber, Platin- oder Goldchlorid befeuchtet ist, schwarz gefärbt, ein sehr empfindliches und charakteristisches Reagens auf Methylmercaptan im Harndestillat.

Äthylsulfid. $C_2H_5SH$. Diese widrig riechende Substanz wird besonders im Hundeharn gefunden. Ihr Vorkommen im Menschenharn ist zweifelhaft.

## 5. Die Farbstoffe des Harns.

Der frische normale Harn enthält teils vorgebildete Farbstoffe, nämlich Urochrom und Spuren von Hämatoporphyrin wie auch häufig Uroerythrin, teils kommen an sich farblose Verbindungen (Chromogene) vor, die durch Einwirkung verschiedener Reagenzien in Farbstoffe übergehen. Das Urobilin entsteht aus dem Urobilinogen. Es kommt konstant und in relativ grosser Menge vor. Indoxyl- und Skatoxylschwefelsäure und -glukuronsäure liefern Indigorot und Indigoblau. Ein eigentümliches Chromogenderivat ist das Urorosein. Braune und schwarze Farbstoffe entstehen durch Einwirkung von Mineralsäuren auf das Urochrom. Braunschwarze Huminstoffe werden unter ähnlichen Bedingungen aus den Kohlehydraten und stickstoffhaltigen Verbindungen des Harns gebildet. Unter pathologischen Bedingungen wird ausserdem eine Reihe anderer Farbstoffe, besonders Derivate des Blutfarbstoffes, ausgeschieden.

Die Unbeständigkeit der Farbstoffe macht ihre Untersuchung sehr schwierig und die Möglichkeit von Veränderungen während ihrer Darstellung ist schwer auszuschliessen. Umgekehrt kann die Einwirkung von Reagenzien das Auftreten neuer Farbstoffe veranlassen.

## Urochrom.

Die normale Farbe des Harns ist vor allem durch die Gegenwart dieses Farbstoffes, der den Hauptbestandteil sämtlicher Farbstoffe bildet, bedingt. Die chemische Natur desselben ist, trotz zahlreicher Untersuchungen noch nicht völlig aufgeklärt. So viel kann aber als erwiesen angesehen werden, dass die Muttersubstanz nicht das Hämoglobin ist. Dagegen ist es sehr wahrscheinlich, dass das Urochrom ein unvollständiges Oxydationsprodukt des Eiweisses darstellt und dass es nach diesem seinem Ursprung mit den Oxyproteïnsäuren nahe verwandt ist. Betreffs der Zusammensetzung und Eigenschaften des Urochroms sind jedoch die Meinungen geteilt, da man nach den verschiedenen Darstellungsmethoden keine identischen Substanzen erhält. So ist nach einigen Autoren das Urochrom schwefelhaltig, nach anderen schwefelfrei. Das Urochrom ist in Wasser, verdünntem Alkohol und besonders Essigsäure löslich. Dagegen ist es in konzentriertem Alkohol unlöslich und wird durch diesen als amorphe, braune Masse ausgeschieden. Im folgenden soll nun das von Hohlweg-Salomonsen dargestellte Urochrom, welches das bestdefinierte sein dürfte, besprochen werden. Es wird aus dem normalen Harne in der Weise dargestellt, dass $\frac{1}{2}-1\,l$ desselben mit Kalkmilch und Chlorkalzium vollständig ausgefällt werden; dann wird abfiltriert und das Filtrat mit Salzsäure neutralisiert. Nun konzentriert man die Lösung im Vakuum bis zur Sirupskonsistenz bei einer Temperatur, welche $37^0$ nicht übersteigen darf. Nach dem Abkühlen und einigem Stehen giesst man die Flüssigkeit von der grossen Menge auskristallisierter Salze ab und schüttelt den schwarzbraunen Rückstand mehrere Stunden mit reiner, nicht zu fein verteilter Tierkohle. Dann wird filtriert und das Filtrat nochmals mit Tierkohle behandelt. Es ist jetzt ganz farblos. Die vereinigte Tierkohle wird mit warmem Wasser bis zum Schwinden der Chlorreaktion ausgewaschen, wobei die ersten Filtrate gefärbt, die späteren ungefärbt durchgehen. Darauf trocknet man die Kohle auf einem porösen Tonteller bei $40^0$ und extrahiert sie mit Eisessig (mit $\frac{1}{3}-\frac{1}{2}$ Volumen der ursprünglichen Harnmenge) in einer Schüttelmaschine. Das tiefbraune Eisessigextrakt wird der Destillation im Vakuum bei $25^0$ unterworfen. Die letzten Reste des Eisessigs werden durch Behandlung mit Äther entfernt. Das Urochrom bleibt als eine braune, pulverisierbare Masse zurück. Man kann auch das Urochrom durch Zusatz des 10fachen Volumens Äther direkt aus dem Eisessig ausfällen. Aus $25\,l$ Harn erhält man nach diesem Verfahren $3,1\,g$ Urochrom.

Das pulverisierte Urochrom ist in Wasser und Eisessig leicht, in Methylalkohol und verdünntem Äthylalkohol ziemlich leicht löslich, dagegen nahezu unlöslich in absolutem Alkohol, unlöslich in Äther, Chloroform, Benzol. Die wässrige Lösung zeigt die Farbe des Harns. Sie besitzt kein eignes Spektrum und gibt mit Chlorzink und Ammoniak keine Urobilinreaktion. Der Farbstoff wird durch Silbernitrat als brauner Niederschlag vollständig gefällt; mit Quecksilberazetat erhält man einen gelben Niederschlag; Phosphorwolframsäure, Kupfer- und Bleiazetat fällen unvollständig. Nach Behandeln mit Azetaldehyd in der Wärme und darauffolgendem Zusatz von Chlorzink und Ammoniak entsteht nach 24 stündigem Stehen an der Luft eine grüne Fluoreszenz. Im Spektrum ist jedoch kein für Urobilin charakteristischer Streifen bei D wahrzunehmen. Auf Zusatz von Natronlauge und Nitroprussidnatrium zu einer Urochromlösung tritt eine wieder verschwindende purpurrote Färbung auf.

Das Urochrom gibt eine starke Molischsche Reaktion mit $\alpha$-Naphtol und Schwefelsäure und enthält also, aller Wahrscheinlichkeit nach, eine Kohlehydratgruppe. Es hält in alkalischer Lösung Metalloxyde in Lösung und reduziert beim Erwärmen sowohl eine alkalische Kupfer- wie auch Wismutlösung. Das Urochrom ist nach dieser Darstellungsweise schwefelfrei. Die Zusammensetzung ist C $47,6\,^0/_0$, H $6,30\,^0/_0$, N $9,89\,^0/_0$.

Nach Weisz ist das Urochrom im Harne aus einem Urochromogen entstanden, welches in seinen Fällungsreaktionen mit den Proteïnsäuren übereinstimmt. Es soll die Substanz sein, welche für die Ehrlichsche Diazoreaktion verantwortlich zu machen ist. Ausserdem soll nach Weisz noch ein Urochromogen, das keine Diazoreaktion gibt, vorkommen. Durch Oxydation mit Permanganat sollen beide in Urochrom übergeführt werden. Unsere Kenntnis von dem wichtigsten normalen Farbstoff des Harns ist also noch sehr unvollständig und es sind in bezug auf ihn weitere Untersuchungen dringend erforderlich.

## Hämatoporphyrin $C_{16}H_{18}N_2O_3$

kommt stets, aber nur in sehr geringer Menge im normalen Harne vor. Einnehmen von Blut oder von Derivaten des Hämoglobins bedingt keine Vermehrung der Menge desselben im Harn. Dagegen tritt gelegentlich Hämatoporphyrin in grösserer Menge bei verschiedenen mit und ohne Fieber verlaufenden Krankheiten auf, und, wohl zu bemerken, ohne dass die Farbe des Harns etwas Ungewöhnliches zeigt. Die Ursache hierfür ist, dass der Farbstoff zum grösseren oder geringeren Teil als farbloses Chromogen ausgeschieden wird. In solchen Fällen wird nach und nach freies Hämatoporphyrin entwickelt, wobei der Harn immer dunkler wird. Eine relativ bedeutende Hämatoporphyrinurie tritt bisweilen nach dem Gebrauche von narkotischen Mitteln wie Chloroform (selten) oder Schlafmitteln, wie Sulfonal, Trional, Tetronal, aber auch Veronal ein. Die Ursache hierfür ist ganz rätselhaft. Die Hämatoporphyrinurie zeigt sich niemals im Harn von gesunden Menschen nach dem Einnehmen von Schlafmitteln, ebenso wenig ist es gelungen, die Hämatoporphyrinurie an Versuchstieren hervorzurufen. Nur bei Individuen mit „geschwächter Lebenskraft" kommt — aber nicht immer — Hämatoporphyrinurie vor. In hohem Maße tritt sie fast stets bei Bleivergiftung ein.

Das Hämatoporphyrin kommt pathologisch im Harne mit verschiedenen anderen, sehr unvollständig erforschten Farbstoffen, die wahrscheinlich auch Derivate des Blutfarbstoffes sind, zusammen vor.

Hämatoporphyrin wird aus Hämatin durch Abspaltung von Eisen gebildet. Es besitzt eine schöne rotviolette Farbe. Verdünnte Lösungen besitzen dieselbe Farbe wie eine schwache Permanganat- oder neutrale Lackmuslösung, stärkere Lösungen sind purpurviolett gefärbt. Die Verbindungen mit Mineralsäuren und Metallen sind mehr rötlich mit einem Stich ins Blaue, als die alkalischen, die mehr gelbrot gefärbt sind. Hämatoporphyrinhaltiger Harn sieht gelbbraun bis porterbraun aus. Erst nach der Reindarstellung tritt die typische Hämatoporphyrinfarbe hervor.

Hämatoporphyrin ist in Wasser, verdünnter Essigsäure und Benzol unlöslich, schwer löslich in Äther und Chloroform, aber leicht löslich in Alkohol. Es wird von verdünnten Mineralsäuren sowie Alkalien und Alkalikarbonaten leicht gelöst, auch in Eisessig ist es leicht löslich, doch kristallisiert es aus dieser Lösung langsam wieder aus. Die alkoholische Lösung ist schön rot gefärbt und zeigt ein Absorptionsspektrum mit vier Streifen, nämlich mit einem in orange zwischen C und D, einem dritten in grün (bei D), welcher dunkler als der erste, aber weniger scharf begrenzt ist. Zwischen diesen beiden sieht man einen schwachen Schatten, der als Streifen 2 bezeichnet wird. Der vierte Streifen kommt als eine allgemeine schwache Absorption des violetten Teiles des Spektrums vor. Das alkalische Spektrum besitzt ebenfalls vier Streifen: $\alpha$ einen schwachen Streifen in rot, $\beta$ einen schmalen Streifen in grün bei D, einen dritten $\gamma$ ebenfalls in grün zwischen D und E, und den vierten $\delta$ an der Grenze zwischen grün und blau zwischen E—F. Die beiden letzten sind die deutlichsten. Der Harn zeigt gewöhnlich kein deutliches Hämatoporphyrinspektrum.

Nach den neuesten Untersuchungen soll das Harnhämatoporphyrin mit dem aus dem Blut dargestellten nicht identisch sein. Man hat demgemäß den Begriff „Harnporphyrin" im Gegensatz zum Hämatoporphyrin aufgestellt. Die Unterschiede kommen jedoch für die praktische Untersuchung des Harns nicht in Betracht.

Nachweis. Das Porphyrin wird nach Zusatz von Alkali mit den Erdalkalien und wahrscheinlich in Verbindung mit diesen aus dem Harn ausgefällt. 300 ccm Harn werden mit 60 ccm 10%iger Lauge (Ammoniak ist unbrauchbar) versetzt. Der Niederschlag wird ausgewaschen, zwischen Fliesspapier getrocknet und mit ca. 10 ccm salzsäurehaltigen Alkohols extrahiert. Die Lösung zeigt das saure und nach Alkalizusatz das alkalische Hämatoporphyrinspektrum. Tritt nach dem Zusatz der Lauge keine gewöhnliche Phosphatfällung ein, so muss man etwas in Essigsäure gelöstes Kalziumphosphat zusetzen. Eine zu starke Fällung macht das Verfahren umständlich. Nach dieser Methode lässt sich auch das normale Porphyrin des Harns nachweisen, trotzdem die Ausfällung keine quantitative ist. Ausser dem Hämatoporphyrinspektrum sieht man auch das Spektrum des Urobilins. Das Porphyrin kann vom Urobilin durch Fällung mit Baryt getrennt werden, wobei das Urobilin um so vollständiger in der Lösung zurückbleibt, je verdünnter diese ist. Beim Schütteln einer Lösung beider Farbstoffe mit Chloroform geht nur das Urobilin in dieses über und lässt sich also auch auf diese Weise entfernen.

Betreffs der quantitativen Bestimmung des Porphyrins sei auf die betr. Literatur verwiesen.

## Urobilin und Urobilinogen.

Der eben entleerte, vor Sonnenlicht geschützte normale Harn soll nach einigen Autoren nur Urobilinogen und kein freies Urobilin enthalten. Das Urobilinogen geht durch Einwirkung von Licht und Luft in Urobilin über. Da man früher hierauf nicht geachtet hat, sind wahrscheinlich viele Angaben über die Urobilinausscheidung einer Revision bedürftig. Die Menge des Urobilinogens schwankt zwischen Spuren und 130 mg.

Im folgenden sollen zuerst das Urobilin und Urobilinogen zusammen — das Gesamturobilin — behandelt und später jedes für sich besprochen werden.

Die Muttersubstanz des Urobilins ist der Gallenfarbstoff. Dieser wird im Darme von den Darmbakterien zu Sterkobilin reduziert. $2C_{16}H_{18}N_2O_3 + + H_2 + H_2O = C_{32}H_{40}N_4O_7$. Durch Reduktion von Bilirubin mit Natriumamalgam in vitro entsteht das isomere Hydrobilirubin. In dem oberen Teil des Darmkanals kommt überwiegend Bilirubin und wenig Sterkobilin vor, im unteren findet man Sterkobilin in überwiegender Menge. Das Sterkobilin wird resorbiert und geht in die Leber über, welche dasselbe unter normalen Verhältnissen quantitativ zurückhält. (Teilweise wird es aus der Leber in die Galle ausgeschieden). Ein geringer Teil wird jedoch (durch die V. haemorrhoidales) vom Blut resorbiert, ohne die Leber zu passieren. Dieser geht in den Harn über, wo er Urobilin genannt wird. Urobilinurie, d. h. eine übernormale Urobilinausscheidung, tritt dann ein, wenn die Leber die Fähigkeit, das Sterkobilin zurückzuhalten, verloren hat. Dies ist entweder dann der Fall, wenn das Vermögen der Leber, das Urobilin zurückzuhalten, durch Krankheit herabgesetzt worden ist, oder auch bei normaler Leberfunktion, wenn sehr grosse oder sich immer steigernde Mengen resorbiert werden müssen.

Das Urobilin fehlt im Harne von Neugeborenen, solange der Darmkanal steril ist. Weiter fehlt es bei vollständiger Okklusion des Gallenganges, tritt aber sofort auf, wenn die Galle wieder in den Darm gelangt. Die Menge vergrössert sich bei vermehrter Darmgärung. Bisweilen können Bilirubin reduzierende Bakterien in den Gallengang einwandern und hier bewirken, dass kein Bilirubin, sondern nur Urobilin in der Galle vorkommt. Zeigt sich jetzt ein Hindernis für die Entleerung der Galle, so kann eine Urobilinurie während eines Bilirubinikterus entstehen.

Urobilinurie kommt bei den meisten Leberkrankheiten vor, bei welchen die Urobilinmenge bisweilen stark vermehrt sein kann. Mit Urobilinurie verbunden sind auch solche Zustände, die von Blutzerfall sowie von grösseren, besonders subkutanen Blutungen traumatischer oder hämorrhagischer Natur begleitet sind. Hierzu gehören Hämoglobinurie, perniziöse Anämie, schwere Chlorosen, Malaria u. a. Die dritte Gruppe umfasst Krankheiten, die mit Blutstauungen einhergehen. Emphysem, schwere Phthisen, hochgradige Pleuritiden, schwere Pneumonien sind immer von Urobilinurie begleitet, ebenso nicht ausgeglichene Herzfehler mit Cyanose. Ausserdem ist Urobilinurie bei Morbus Basedowii ein beinahe konstantes Symptom.

Nach einer anderen, jetzt ziemlich aufgegebenen, Theorie wird das Urobilin von der Leber selbst gebildet. Wahrscheinlicher ist jedoch die Auffassung, dass das Urobilin direkt aus dem Blutfarbstoff ohne Mitwirkung der Leber in blutigen Infarkten als Umbildungsprodukt des Hämatoidins (Bilirubins) entstehen kann, da man direkt aus dem Hämatoporphyrin und Bilirubin urobilinähnliche Substanzen (Urobilinoide) durch Reduktion in vitro darstellen kann. Sehr unwahrscheinlich ist dagegen die Theorie, dass die Nieren die Fähigkeit besitzen, das Bilirubin in Urobilin überzuführen, und dass nach Resorption grösserer Mengen Gallenfarbstoff dieser ins Blut übergeht und in der Niere in Urobilin umgebildet wird. Als Stütze für diese Auffassung wird angeführt, dass das Urobilin im Blute bei Urobilinurie fehlt, was jedoch nicht als beweisend angesehen werden darf. Schliesslich sollen nach der histiogenen Theorie die Gewebe selbst das Bilirubin in Urobilin überführen. Keine dieser Theorien hat irgendwelche Wahrscheinlichkeit für sich. Nur die intestinale Theorie stimmt mit den Tatsachen überein. Dagegen lässt sich nicht mit Sicherheit behaupten, dass alle Umstände der Urobilinurie dadurch erklärt werden können.

## Urobilin $C_{32}H_{40}N_4O_7$.

Das Urobilin ist amorph. Seine Farbe ist braun oder schön rot, je nach der Darstellung. Es ist sehr wenig in Wasser, dagegen leicht in Alkohol, Amylalkohol und Chloroform, schwer in Äther löslich. Mit Alkalien und Ammoniak bildet es in Wasser leichtlösliche Salze. Der Zusatz einer Säure bedingt Ausscheidung des Urobilins in braunen Flocken. Die Verbindungen mit Schwermetallen sind unlöslich oder schwerlöslich, besonders seien die Blei- und Zinksalze erwähnt. Phosphorwolframsäure gibt keine Fällung.

Die Lösungen des Urobilins in indifferenten Lösungsmitteln sind braungelb gefärbt, reagieren neutral und besitzen eine grüne Fluoreszenz. Ein Zusatz von Chlorzink zu einer alkoholischen Lösung von Urobilin bewirkt eine Verstärkung der Fluoreszenz, ebenso dass die Lösung im durchfallenden Licht schön rot gefärbt erscheint. Die sauren Lösungen sind braun, die alkalischen gelb bis rosa gefärbt. Zusatz eines Zinksalzes bewirkt hier eine rosenrote Färbung und starke grüne Fluoreszenz. Die sauren Lösungen sind dunkler gefärbt als die neutralen und diese wieder dunkler als die alkalischen.

Das Urobilin zeigt besonders in schwach ammoniakalischer Lösung nach Zusatz eines Zinksalzes ein charakteristisches Spektrum mit einem deutlichen, breiten Streifen zwischen b und F. Nach Ansäuern wird der Streifen gegen violett verschoben. Hydrobilirubin, aus Bilirubin dargestellt, zeigt dasselbe Spektrum und besitzt dieselben Eigenschaften und Zusammensetzung wie Urobilin und ist mit diesem isomer.

Urobilin wird durch Einwirkung von oxydierenden oder reduzierenden Stoffen leicht verändert. Bei der alkalischen Gärung des Harns wird es in Urobilinogen übergeführt. Das Urobilinogen verschwindet dagegen nicht, selbst nicht bei monatelanger Gärung des Harns. Bei vorsichtiger Reduktion mit Zinkstaub und Essigsäure lässt sich das Urobilin in Urobilinogen überführen.

Eine alkalische Urobilinlösung nimmt nach Zusatz von ein paar Tropfen Kupfersulfatlösung eine violette oder rote Farbe an, die mit der Biuretreaktion grosse Ähnlichkeit besitzt.

Darstellung. Nach Garrod wird der Harn mit Ammoniumsulfat gesättigt, wobei das Urobilin, mit anderen Stoffen stark verunreinigt, ausgefällt wird. Besser ist es deshalb, den Harn vorher mit einer alkalischen Chlorbariumlösung zu fällen (100 ccm Harn werden mit 30 ccm einer Mischung von einem Volumen gesättigter Chlorbariumlösung und zwei Volumen gesättigten Barytwassers versetzt). Aus dem Filtrat wird das Baryt mittels konzentrierter Natriumsulfatlösung entfernt und abfiltriert. Man neutralisiert das Filtrat hiervon mit Schwefelsäure und sättigt mit fein pulverisiertem Ammoniumsulfat. Der entstandene Niederschlag wird auf einem Filter gesammelt und mit gesättigter Ammoniumsulfatlösung ausgewaschen. Darauf wird das Urobilin mit Äther-Alkohol, der mit Schwefelsäure angesäuert ist, extrahiert. Das Urobilin kann weiter durch Schütteln mit Chloroform in einem Scheidetrichter aus der Lösung ausgezogen werden. Schliesslich wird es aus dem Chloroform durch Schütteln mit schwach ammoniakalischem Wasser extrahiert und mit Ammoniumsulfat ziemlich rein ausgesalzen. Durch dieses Verfahren wird auch das Urobilinogen mit niedergeschlagen.

Nachweis. Die Fluoreszenzprobe kann an urobilinreichen Harnen angestellt werden, indem man Ammoniak im Überschuss zusetzt, abfiltriert und das Filtrat mit Chlorzink versetzt, wobei die Fluoreszenz hervortritt. Das Spektrum wird nur dann, wenn der Harn nicht zu viel andere Farbstoffe enthält, rein erhalten.

Schlesingers Probe, von Hildebrandt modifiziert, ist noch empfindlicher. Man giesst ein Probierröhrchen ¾ voll mit dem gleichen Volumen Harn und Zinkreagens (eine 10%ige Lösung von Zinkazetat, die vor dem

Zusatz zum Harn umgeschüttelt wird) und lässt die Mischung 12—24 Stunden stehen. Das Filtrat zeigt jetzt direkt die Fluoreszenz. Ist das Filtrat farblos, so liegt keine Urobilinurie vor, ist es aber gelbrot bis rosa gefärbt, so ist sicher eine vermehrte Urobilinausscheidung vorhanden.

Folgende von Nencki und Sieber ausgearbeitete Probe ist ebenfalls sehr empfindlich. 10—20 ccm Harn werden mit einigen Tropfen Salzsäure angesäuert und vorsichtig mit 6—10 ccm Amylalkohol geschüttelt. Die klare amylalkoholische Lösung wird abpipettiert und mit einigen Tropfen einer klaren Lösung von 1 g Chlorzink in 100 ccm stark ammoniakalischen Alkohols versetzt, wodurch eine schöne grüne Fluoreszenz mit dem charakteristischen Spektrum auftritt.

Zum Nachweis von Urobilin neben Urobilinogen ist Saillets Verfahren brauchbar. Der frisch entleerte Harn wird, vor Licht geschützt, mit Essigsäure angesäuert und mit dem gleichen Volumen Essigäther extrahiert. Beim Schütteln des Extraktes mit Wasser geht das Urobilin in das Wasser über, das braun gefärbt wird. Das zurückgebliebene Urobilinogen wird durch Einwirkung des Sonnenlichtes in Urobilin umgewandelt, welches dann mit Wasser extrahiert werden kann.

Die quantitative Bestimmung kann entweder spektrophotometrisch, kolorimetrisch oder gewichtsanalytisch ausgeführt werden. Zur gewichtsanalytischen Bestimmung werden nach der Methode von Hoppe-Seyler 100 ccm Harn nach Ansäuern mit Schwefelsäure mit Ammoniumsulfat gesättigt. Nach längerem Stehen, bis alles Urobilinogen in Urobilin übergeführt ist, wird filtriert. Man sammelt die rote Fällung auf einem Filter, wäscht mit Ammoniumsulfatlösung aus und extrahiert zweimal mit einer Mischung von gleichen Teilen Chloroform und Alkohol. Das Extrakt wird in einen Scheidetrichter filtriert und mit Wasser ausgeschüttelt. Die Chloroformlösung wird dann in ein gewogenes Becherglas filtriert und das Chloroform verjagt. Man wäscht den Rückstand mit Äther und löst ihn in Alkohol. Die alkoholische Lösung wird, falls sie klar ist, in demselben Becherglas zur Trockne verdampft und der Rückstand gewogen. Bei vorsichtiger Behandlung bleibt das Urobilin mit unveränderten Eigenschaften zurück.

### Urobilinogen.

Es kommen Urobilinogene, die durch Oxydationsmittel in Urobilin übergeführt werden können, vor. Das eine existiert vorgebildet im Harne, das andere wird durch Reduktion von Urobilin und verwandten Körpern gebildet. Das natürlich vorkommende Chromogen wird Urobilinogen, das künstliche Urobilinweiss genannt.

Der normale, frisch entleerte Harn enthält nur Urobilinogen. Nach Ansäuern mit Essigsäure kann kein Urobilin mit Essigäther ausgeschüttelt werden, und der Bodensatz, welchen man durch Sättigung mit Ammoniumsulfat erzielt, enthält kein freies Urobilin. Das Urobilinogen ist farblos und besitzt kein Absorptionsspektrum. Es lässt sich, ebenso wie das Urobilin, durch organische Lösungsmittel aus dem Harne extrahieren. Auch kann es durch Ammoniumsulfat ausgesalzen werden. Durch Einwirkung von gewöhnlichem Tageslicht wird es im Laufe einiger Stunden, durch Sonnenlicht in einigen Minuten in Urobilin übergeführt. Die Gegenwart von Mineralsäuren befördert die Umwandlung.

Zum Nachweis dient indirekt die Überführung in Urobilin. Direkt wird das Urobilinogen durch Ehrlichs Aldehydreaktion und die „eigelbe Diazoreaktion" nachgewiesen. Diese Reaktionen gibt das Urobilin nicht.

Ehrlichs Aldehydreaktion in einer Modifikation von Charnass. 10—20 ccm Harn werden mit fester Weinsäure versetzt und mit 20—30 ccm reinen Äthers stark geschüttelt. Das Ätherextrakt wird mit einer kleinen Messerspitze Dimethylparaminobenzaldehyd, das augenblicklich in Lösung geht, versetzt. Dann fügt man ca. 5 Tropfen reiner rauchender Salzsäure oder noch besser etwas mit Salzsäuregas gesättigten Alkohol (nur 2 Wochen haltbar) hinzu. Nach Zusatz einer geringen Menge Wasser tritt eine prachtvolle rein violette Färbung ein. Die Lösung gibt nach Charnass ein charakteristisches Spektrum mit einem Absorptionsstreifen zwischen $\lambda$ 567—552.

Die eigelbe Diazoreaktion (Ehrlich). Der Harn wird mit einer sauren Lösung von Sulfodiazobenzol versetzt, wodurch eine intensive Orangefärbung eintritt. Nach Zusatz von Ammoniak schlägt die Farbe in zitronengelb um.

### Uroerythrin

ist ein sehr gewöhnlicher Harnbestandteil. Im normalen Harne kommt es sehr häufig in geringer Menge vor. Bei Fieberkrankheiten und besonders mit Blutstauung verbundenen Krankheiten der Leber ist die Ausscheidung vermehrt. In grösserer Menge zeigt es sich bei Rheumatismus acutus, Influenza und Gicht. Bei Nephriten fehlt es beinahe immer. Wenn viel Uroerythrin vorhanden ist, so findet regelmäßig auch eine vermehrte Urobilinausscheidung statt. Die ziegelrote Färbung des Harnsedimentes — sedimentum lateritium — ist durch Uroerythrin bedingt. Die chemische Natur des Uroerythrins ist ganz unbekannt.

Eigenschaften. Das isolierte Uroerythrin ist amorph und ziegelrot. Nach fortgesetzter Reinigung ist die Farbe rosenrot. Die besten Lösungsmittel sind Amylalkohol und Essigäther. Es ist weniger leicht in Alkohol und noch weniger in Wasser löslich. Spuren von Säuren erhöhen die Löslichkeit. Die Lösungen besitzen eine goldorange bis rein kupferrote Farbe ohne Fluoreszenz. Sie zeigen zwei Absorptionsstreifen: einen zwischen D und E und einen zwischen E und F. Beide sind durch schattenförmige Absorption verbunden. Uratsedimente halten Uroerythrin in chemischer Bindung mit Harnsäure und zeigen eine andere Lichtabsorption. Durch Sättigung mit Ammoniumsulfat wird das Uroerythrin mit anderen Farbstoffen zusammen ausgefällt.

Uroerythrin ist sehr empfindlich gegen die Einwirkung von Licht, welches seine Lösungen in kurzer Zeit vollständig entfärbt. Trocken ist es beständiger. Festes Uroerythrin wird von Kalilauge sofort tiefgrün gefärbt und dann zerlegt. Ebenso verhält es sich als Bestandteil der Uratsedimente. Von Mineralsäuren wird es karminrot gefärbt und gleichzeitig zersetzt. Oxydations- und Reduktionsmittel entfärben das Uroerythrin.

Um Erythrin darzustellen, geht man von einem reichlichen Uratsediment (der Harn wird stark abgekühlt) aus, welches mit einer gesättigten Salmiaklösung ausgewaschen wird. Das Sediment wird während längerer Zeit im Dunkeln mit warmem Alkohol extrahiert, der Alkohol mit zwei Volumen Wasser verdünnt und zur Entfernung des Hämatoporphyrins mit Chloroform geschüttelt. Darauf setzt man einige Tropfen Essigsäure hinzu und extrahiert wiederum mit Chloroform, das jetzt das Uroerythrin leicht und vollständig aufnimmt. Das Chloroform wird unter Lichtabschluss durch schwache Erwärmung verjagt und der Rückstand in Alkohol gelöst.

Zum Nachweis des Uroerythrins im Harne extrahiert man denselben nach vorherigem schwachen Ansäuern mit Amylalkohol und prüft das orange-

farbene Extrakt auf das spektroskopische Verhalten, das Abblassen der Färbung
bei Belichtung und die Farbenveränderung infolge Zusatz von Alkalilaugen
und konz. Mineralsäuren.

## Uroroseïn.

Uroroseïn kommt im normalen Harn immer als Chromogen vor (nach
Rosin). Seine Menge ist grösser nach Pflanzenkost als nach Fleischnahrung.
Bei Cachexie soll die Menge bedeutend vermehrt sein. Ebenfalls bei Chlorose.
Durch Behandlung des Harns in der Kälte mit $^1/_{10}$ Volumen 25%iger Salz-
säure oder Salpetersäure tritt eine rötliche bis rosenrote Farbe, von Uroroseïn
herrührend, auf. Der Farbstoff kann mittels Amylalkohols extrahiert werden.
Herter hat nachgewiesen, dass das Auftreten des Farbstoffs von der
Gegenwart von Nitriten und Indolessigsäure im Harne abhängig ist. Bei
Einwirkung von Nitrit und Salzsäure auf Indolessigsäure wird diese in
Uroroseïn umgewandelt.

Das Auftreten des Uroroseïns ist also durch die Gegenwart von Indol-
essigsäure, die oft im frischen Harn vorkommt, und von Nitrit, das sehr oft
sekundär bei der bakteriellen Gärung gebildet wird, bedingt. Auch kann
Nitrit bisweilen bei abnormen Gärungen im Darme gebildet werden und ins
Blut und in den Harn übergehen. Das Uroroseïn ist in Wasser und in Amylalkohol mit roter Farbe löslich, dagegen unlöslich in Äther und in Chloroform.
Die alkoholische Lösung zeigt einen schmalen Absorptionsstreifen bei D.
Alkalien und Ammoniak liefern mit dem Farbstoff gelbgefärbte Salze, aus
denen Mineralsäuren den Farbstoff freimachen. Durch Erhitzen mit Wasser
im Autoklaven auf 220⁰ werden Indol und Indolaldehyd abgespalten.

Nachweis. 50—100 ccm Harn werden mit 5—12 ccm 25%iger Salzsäure versetzt. Nach einigen Minuten nimmt der Harn eine rötliche oder
rosenrote Farbe an. Man schüttelt nun vorsichtig, damit keine Emulsion
eintritt, mit einigen ccm Amylalkohol aus. Der Amylalkohol nimmt den
Farbstoff auf und wird rotgefärbt. Eine folgende spektroskopische Untersuchung des amylalkoholischen Extraktes ist notwendig, um eine Verwechselung mit Skatolrot auszuschliessen, da Skatolrot dem Uroroseïn sehr
ähnlich ist.

## Skatolrot

ist dem Uroroseïn so ähnlich, dass einige Forscher beide Farbstoffe als identisch
ansehen. Zum Unterschied vom Uroroseïn zeigt das Skatolrot in amylalko-
holischer Lösung einen Absorptionsstreifen zwischen D und E, etwas näher
der D-Linie als der Uroroseïnstreifen. Übrigens gleicht es dem Uroroseïn in
seinen meisten Eigenschaften, ist jedoch in Wasser unlöslich. Es kommt
im Harne auch als Chromogen vor, das von Säuren in den Farbstoff übergeführt wird. Die Gegenwart von Nitrit ist dabei nicht notwendig. Im
übrigen ist das Skatolrot bis jetzt noch wenig erforscht.

## Indigorot (Indirubin)

ist ein Spaltungsprodukt der Indoxylschwefelsäure und -glukuronsäure. Es
tritt immer zusammen mit Indigoblau auf und entsteht im Harne durch Einwirkung von nicht oxydierenden Säuren (Salzsäure und Schwefelsäure) ebenso
wie durch gleichzeitige Behandlung mit Säuren und Oxydationsmitteln wie
Salpetersäure oder Salzsäure und Chlorkalk, und zwar in grösserer Menge in
der Wärme als in der Kälte. Spontan kann es sich bei der ammoniakalischen
Harngärung bilden — in diesem Falle überwiegend aus Indoxylglukuronsäure.

Seine Menge ist übrigens von der im Harn vorhandenen Menge Indikan abhängig.

Indigorot ist identisch mit dem aus Isatinchlorid durch Reduktion dargestellten Indigopurpurin und mit Indigoblau isomer. Es lässt sich aus dem Harne kristallinisch in Form von Nadeln oder Prismen herstellen. Amorph ausgeschieden ist Indigorot kirschrot gefärbt. Es ist in Wasser und verdünnten Säuren, in Alkalien, Benzol und Petroläther unlöslich, dagegen löst es sich leicht in Alkohol, Äther, Essigäther, Azeton, Chloroform, Phenol, ätherischen Ölen, warmen fetten Ölen, Eisessig und Essigsäureanhydrid. Von konzentrierter Schwefelsäure wird es unter Bildung von Sulfosäure gelöst. Die Lösungen sind kirschrot gefärbt. Oxydationsmittel zerstören das Indigorot, jedoch nicht so schnell wie das Indigoblau. Bei Einwirkung von reduzierenden alkalischen Lösungen wird Indigorot in das farblose Indigoweiss verwandelt; an der Luft oxydiert es sich wieder zu Indigorot.

Nachweis. Das Indigorot kann mit Uroroseïn verwechselt werden, da dieses ebenfalls aus seinem Chromogen durch Einwirkung von Säuren entsteht. Zur Trennung derselben neutralisiert man den Harn nach der Behandlung mit Säure und schüttelt ihn in einem Probierröhrchen mit Äther, der nur das Indigorot aufnimmt, aus. Das Ätherextrakt wird spektroskopisch untersucht. Dann verjagt man den Äther und nimmt den Rückstand mit Alkohol auf. Erwärmt man diese schön rote Lösung mit einer alkalikarbonathaltigen Traubenzuckerlösung, so verschwindet die Farbe, tritt aber beim Schütteln mit Luft wieder auf. Skatolrot ist in Äther unlöslich.

### Indigoblau.

Beim Stehen wird aus vielen Harnen infolge der leichten Zersetzung der gepaarten Indoxylverbindungen des Harns Indigo ausgeschieden. Auch der frische Harn kann bisweilen Indigo enthalten, welches mit den Sedimenten ausfällt. Ebenso wird Indigoblau bei Nierenkrankheiten (Tuberkulose) oft kristallinisch ausgeschieden. Es ist in Wasser unlöslich, wird aber leicht von Chloroform, etwas weniger leicht von Alkohol gelöst. Von verdünnten Säuren und Alkalien wird es nicht angegriffen. Konz. Schwefelsäure verbindet sich mit dem Farbstoff zu Sulfosäure. Oxydierende und reduzierende Stoffe entfärben seine Lösungen. Indigo wird im Harn durch Schütteln mit Chloroform, der dadurch blau gefärbt wird, nachgewiesen.

### Melanin.

Patienten mit melanotischen Tumoren scheiden entweder direkt einen dunkelgefärbten Harn aus, oder der Harn nimmt nach Zusatz eines Oxydationsmittels, z. B. Salpetersäure, eine dunkle Farbe an. Gewöhnlich wird der Farbstoff als farbloses Melaninogen ausgeschieden. Mit dem Blutfarbstoff hat dieses nichts zu tun; es stammt aus den Geschwülsten und ist identisch mit dem in denselben vorkommenden Farbstoff. Urobilin und Homogentisinsäure können zur Verwechselung Veranlassung geben, wenn der Tumor übersehen wird.

### 6. Fermente.

Im frischen Menschenharne kommen Enzyme vor, welche dieselben Eigenschaften besitzen wie die von den Organen abgesonderten. Pepsin und Diastase sind normale Bestandteile desselben, während die Frage nach dem Auftreten von Trypsin im normalen Harne noch strittig ist.

Die Pepsinmenge unterliegt grossen Schwankungen. Sie soll im Morgenharn am grössten, im Harn vom Nachmittag am geringsten sein. Bei Karzinom, Ulcus ventriculi, Phthisis, Achylie und Typhus ist sie vermindert, bei Diabetes vermehrt.

Der Nachweis des Pepsins im Harn ist ein indirekter. Er beruht auf der bekannten Fähigkeit des Fibrins, Pepsin aus seinen Lösungen quantitativ zu adsorbieren. Diese Eigentümlichkeit desselben wird zum Pepsinnachweis im Harn benutzt. Man wäscht zu diesem Zwecke Rinderblutfibrin mit Wasser aus, zerstört etwa in ihm vorhandene Enzyme durch Behandlung mit kochendem Wasser und suspendiert solcherart vorbereitetes Fibrin einige Zeit im Harn. Darauf entfernt man es wieder aus letzterem, wäscht mit Wasser aus und bringt dann das Fibrinflöckchen in eine kleine Menge 0,2%iger Salzsäure. Enthielt der Harn Pepsin, so wird das Flöckchen in kurzer Zeit gelöst, namentlich beim Aufbewahren im Brutschrank bei Körpertemperatur.

Auch die Diastasemenge im Harn ist schwankend: Nach der Hauptmahlzeit am grössten, unmittelbar vor der Mahlzeit am geringsten. Bei Hunger ist sie ganz unbedeutend. Bei Diabetes sollen hohe Werte für Diastase ein gutes prognostisches Zeichen abgeben. Sonst besitzt sie kaum eine diagnostische oder prognostische Bedeutung.

Der Nachweis geschieht durch Zusatz einer Stärkelösung zum Harn und die Bestimmung des gebildeten Zuckers (bzw. die Abnahme an Stärke). Die gebildete Zuckermenge kann als Maß für die Menge der im Harn enthaltenen Diastase dienen.

Ein Vorkommen von Lab im Harn ist nicht sicher nachgewiesen. Dagegen soll zuweilen Lipase mit dem Harn ausgeschieden werden.

Über das Auftreten von Trypsin im normalen Harn sind die Ansichten, wie bereits erwähnt, geteilt. Dagegen ist es unzweifelhaft, dass bei perniziöser Anämie Trypsin im Harn erscheinen kann. Übrigens ist die Frage nach der Trypsinausscheidung mit dem Harn bei Krankheiten nicht ganz leicht zu entscheiden, da unter pathologischen Bedingungen gleichzeitig mit dem Trypsin auch Antitrypsin, welches in normalem Harn nicht vorkommt, ausgeschieden werden kann. So findet es sich im Harn bei akuter Nephritis, bei Amyloidniere und bei Nierentuberkulose. Bei Diabetes hingegen fehlt es.

Zum Nachweis des Trypsins kann die oben angeführte Fibrinmethode verwandt werden, nur muss das Fibrinflöckchen zum Schluss, statt in 0,2%ige Salzsäure, in 0,2%ige Sodalösung gebracht werden. Antitrypsin lässt sich mittels einer Trypsin-Kaseïnlösung nachweisen. Die Hemmung des Lösungsvermögens ergibt sich aus einem Vergleich mit einer Kontrollprobe ohne Harn (oder vielleicht besser mit gekochtem Harn).

Frischer Harn soll ferner ein Enzym enthalten, welches bei alkalischer Reaktion zwar Kaseïn, aber kein Fibrin löst (Erepsin).

Proteolytische Zellenfermente können im Harn angetroffen werden, wenn in ihm Leukozyten in grösserer Menge vorhanden sind, aus denen bei ihrem Zerfall die intrazellulären proteolytischen Enzyme freigemacht werden. Sie sind bei Cystitis, Pyelitis und einigen Formen von Nephritis, wie bei der Menstruation beobachtet worden. Zu ihrem Nachweis wird ein Tropfen Harn auf eine Löfflersche Serumplatte gebracht. Nach 24—48stündigem Stehen bei 50—60° findet man, wenn diese Enzyme vorhanden waren, eine Anätzung der Platte.

# B. Zufällige Harnbestandteile.

## 1. Anorganische Stoffe.

### Quecksilber.

In den Organismus eingeführte Quecksilberverbindungen werden mit dem Harne ausgeschieden, am schnellsten nach intravenöser und subkutaner Injektion (schon nach einigen Stunden), langsamer nach Einnahme per os und Inunktion in die Haut. Nach Inhalation von Quecksilber-Dämpfen geht die Ausscheidung noch langsamer vor sich. Die Ausscheidung hält lange an. Nach Einführung von grösseren Mengen Quecksilber kann dasselbe im Harne noch nach Monaten und Jahren nachgewiesen werden.

Nachweis. Am leichtesten gelingt derselbe, wenn man den Harn nach Ansäuern einige Zeit mit Zink- oder Kupfermetall in Berührung bringt. Beim Erhitzen des Amalgams sublimiert das Quecksilber und kann in einem Kapillarröhrchen aufgefangen werden. Hier wird es mittels Joddämpfe in rotes Quecksilberjodid übergeführt. Das gereinigte und getrocknete Metall (Zink oder Kupfer) wird dazu, nachdem es einige Zeit mit dem Harn in Berührung gewesen, in ein dickwandiges Glasröhrchen, welches an einem Ende zugeschmolzen ist, gebracht. Das andere Ende des Probierröhrchens wird alsdann in ein Kapillarröhrchen ausgezogen. (Das Kapillarröhrchen darf nicht zu eng sein, damit das Wasser leicht, ohne Kondensation, verdampfen kann.) Man erhitzt das Glasrohr nun vorsichtig über einem Gasbrenner. Etwa vorhandenes Quecksilber ballt sich in der Regel in Form kleiner Tropfen, die mit der Lupe beobachtet werden können, zusammen. Darauf schneidet man das Kapillarröhrchen ab und bringt ein Körnchen Jod in das andere Ende desselben. Bei vorsichtigem Erwärmen streichen die Joddämpfe durch das Kapillarröhrchen. Hier kondensiertes Jod wird durch Auswaschen mit Äther entfernt. Das gebildete Jodid kann mit der Lupe als kleine Kristalle beobachtet werden. Zuerst entsteht das gelbe Jodid, welches weniger gut erkannt wird, dann geht dieses jedoch spontan beim Stehen in das rote Jodid über, das direkt mit blossem Auge wahrgenommen werden kann.

Die quantitative Bestimmung. Eine exakte und recht einfache Methode ist von Farup ausgearbeitet worden. 1 l Harn — oder evtl. weniger — wird in einem Glaskolben mit einem etwa 50 cm langen Steigrohr von Glas mit 3—400 ccm Salzsäure auf 70—80° erwärmt und nun mit ca. 6 g Zinkstaub geschüttelt. Nach Abkühlung und Absetzen des Niederschlages filtriert man die Flüssigkeit durch eine auf einer Filterplatte befindliche, feste und nicht zu dünne Schicht von Seidenasbest, am besten mittels der Saugpumpe. Die untere Seite des Seidenasbests darf nach der Filtration nicht von durchgesaugtem Metallpulver graugefärbt sein. Der Asbest wird nachher quantitativ in den Kolben, in welchem sich noch die Hauptmasse des Zinks befindet, zurückgebracht. Nun spült man mit 80 ccm Salzsäure (gleiche Teile Wasser und konz. Salzsäure) nach und erwärmt nach Zusatz einer wässerigen Lösung von 3 g chlorsaurem Kali den wieder mit dem Steigrohr versehenen Kolben aufs neue im Wasserbad, bis der Inhalt vollständig gelöst ist. Nach dem Abkühlen filtriert man durch ein gehärtetes Filter in einen 200 ccm-Kolben, erwärmt das durch Chlor grüngefärbte Filtrat auf 60° und versetzt mit einer frisch bereiteten Zinnchlorürlösung, bis die Flüssigkeit völlig entfärbt ist. (Man kocht Zinn mit einer zur Lösung ungenügenden Menge Salzsäure und filtriert). Das Quecksilber wird in Form einer feinen grauen Kugel ausgeschieden. Nach dem Abkühlen auf 40° wird die Flüssigkeit durch ein unten in eine Spitze ausgezogenes Glasrohr von ca. 2 cm Durchmesser, das unten Seidenasbest und darüber eine 10 mm hohe Schicht Goldasbest enthält, filtriert. Nach der Filtration (das Filtrat muss wasserklar sein) und dem Auswaschen mit salzsäurehaltigem Wasser (1 Teil HCl auf 5 Teile Wasser) und später mit reinem Wasser bis zum Schwinden der Chlorreaktion, wird schliesslich mit Alkohol und Äther ausgewaschen. Alsdann wird trockene Luft durchgeleitet, bis das Gewicht konstant bleibt (ca. 1 Stunde). Man verjagt dann das Quecksilber durch starkes Erhitzen des Rohres unter Durchleitung von Luft und wägt wiederum. Die Differenz entspricht der Quecksilbermenge.

## Arsen.

Arsen kommt normal in kleinen, aber wechselnden Mengen im Harne vor. Bei überwiegender Pflanzenkost sind nur Spuren vorhanden, bei Fleischnahrung etwas mehr — doch niemals mehr als einige Tausendstel eines Milligramms. Dagegen kann die Menge nach Fischdiät bisweilen auf 1 mg As und darüber pro Tag steigen. Dieses Verhalten, von welchem man früher keine Kenntnis hatte, macht viele frühere Untersuchungen über die As-Ausscheidung mit dem Harne wertlos. Dazu kommt, dass die angewandten Verfahren sehr fehlerhaft waren.

Nach dem Einnehmen von Arsen wird dasselbe bisweilen ohne Verlust schnell und vollständig durch den Harn ausgeschieden. Bisweilen aber findet die Ausscheidung langsam und anscheinend unvollständig statt. Es scheint, als ob eine geringe Menge Arsen schneller und vollständiger ausgeschieden wird, als eine grössere. Inwieweit die chemische Konstitution der Arsenverbindungen eine Rolle bei der Ausscheidung spielt, ist noch nicht ganz aufgeklärt.

Nachweis. Das Verfahren ist in der Hauptsache dasselbe wie das weiter unten für die quantitative Bestimmung angegebene. Befolgt man die unten angegebene Vorschrift nicht ganz genau, so kann sich das Arsen ganz oder zum Teil dem Nachweis entziehen, ebenso wie man andererseits Gefahr laufen kann, einen falschen Marshspiegel zu erhalten, ohne dass Arsen vorhanden ist. Der Unterschied zwischen dem Nachweis und der Bestimmung besteht darin, dass für den Nachweis die Ausführung der Marshprobe den Schlusstein bildet.

Die Bestimmung wird in folgender Weise vorgenommen: $^1/_5 - ^1/_{10}$ Volumen der Tagesmenge Harn wird abgemessen und mit $^1/_5$ Volumen rauchender, arsenfreier Salpetersäure versetzt. Man kocht die Mischung nach und nach in einem 300 ccm fassenden Kjeldahlkolben (am besten mit eingeschliffenem Halse, in welchen ein gebogenes Destillationsrohr aus Glas passt) auf freier Flamme; ein Zusatz von Siedesteinen ist vorteilhaft, da die Flüssigkeit zum Stossen neigt. Anfangs entsteht ein starkes Schäumen, was die Entfernung des Brenners für einen Augenblick notwendig macht; später kocht die Flüssigkeit ruhig. Wenn das Volumen auf 10—20 ccm eingeengt worden ist[1]), setzt man 25 ccm konzentrierte, arsenfreie Schwefelsäure hinzu, was gewöhnlich eine reichliche Nitrosenentwickelung zur Folge hat. Bisweilen tritt jetzt ein vorübergehendes Schäumen ein, aus welchem Grunde man die Schwefelsäure vorsichtig portionsweise zusetzen soll. Die Flüssigkeit wird über einem kleinen Brenner unter tropfenweisem Zusatz von rauchender Salpetersäure erhitzt, bis der Inhalt klar und farblos (bzw. gelb-

---

[1]) Bisweilen tritt hierbei ein explosionsartiges Stossen ein, wodurch die Analyse verloren geht. Dies geschieht aber nur bei Gegenwart von Eiweiss und Zucker, welche deshalb vorher entfernt werden müssen.

gefärbt von überschüssiger Nitrosylschwefelsäure) geworden ist. Alles Chlor ist jetzt verjagt, alle organische Substanz verbrannt und das Arsen als Arsensäure vorhanden. Nach vollendeter Oxydation lässt man den Kolben erkalten und setzt 50 ccm Wasser (oder auch gesättigte Ammoniumoxalatlösung) hinzu, wodurch eine Spaltung der Nitrosylschwefelsäure bewirkt wird und sich braunrote Gase im Kolben entwickeln. Man erhitzt wiederum, bis weisse Schwefelsäuredämpfe entweichen, und hält weitere 15 Minuten im Sieden, um die letzten Spuren Salpetersäure zu entfernen.

Nach dem Erkalten werden 30 ccm Wasser und eine gute Messerspitze Mohrsches Salz (Eisenammoniakalaun) oder festes Ferrosulfat zugesetzt und unter dem Wasserhahn abgekühlt. Nach weiterem Zusatz von 20 g reinen Chlorkaliums und einer Messerspitze (ca. 2 g) Bromkalium wird der Kolben mit dem Destillationsrohr verbunden. Die Vorlage, ein 300 ccm-Fresenius-kolben, in welche vorher 30 ccm $20^0/_0$iger nitritfreier Natronlauge und 100 ccm Wasser, sowie 2—3 Tropfen Phenolphthaleïn gebracht sind, wird mit dem Destillationsrohr, dessen Spitze nicht in die Flüssigkeit tauchen soll, verbunden. Die Vorlage soll in einer Schale mit kaltem Wasser stehen. Nun wird der Kolben mittels eines kräftigen Bunsenbrenners stark erhitzt; sofort geht ein starker Gasstrom durch die Vorlage, ohne jedoch Arsen mitzureissen. Die rote Farbe der Flüssigkeit kommt nach und nach in der Vorlage, die anfangs abblasst oder auch vollkommen schwindet, wieder zum Vorschein. Gleichzeitig nimmt der Gasstrom an Intensität ab, und Salzsäure fängt an, als wässrige Lösung überzudestillieren. Schliesslich nimmt die Vorlage eine intensiv rote Farbe an, um dann nach einigen Sekunden vollständig entfärbt zu werden. Die Destillation ist jetzt beendet und wird abgebrochen. Man setzt zur Neutralisation des Destillats einen Teelöffel reinen Natriumbikarbonats hinzu und schüttelt um. Hierbei beobachtet man eine mäßige Kohlensäureentwickelung. Dann wird auf Zimmertemperatur abgekühlt und ca. 50 ccm Wasser zugesetzt. Nach Hinzufügen eines Kristalls Jodkalium und 10—15 Tropfen einer $1^0/_0$igen Stärkelösung wird mit $^n/_{200}$-Jodlösung bis zu schwacher aber bleibender Blaufärbung titriert, wobei der Kolben am besten auf einer weissen Unterlage steht. Zum Farbenumschlag genügt ein Tropfen Jodlösung. 1 ccm $^n/_{200}$-Jodlösung entspricht 0,1875 mg Arsen.

Durch mindestens zwei blinde Versuche wird der Arsengehalt der Reagenzien ermittelt und eine Korrektur hierfür angebracht.

Das Destillat kann auch zum Nachweis des Arsens für die Marshsche Probe dienen. Ein qualitativer Nachweis hat jedoch nur geringe Bedeutung.

### Jodide.

Die Ausscheidung von Jodiden beginnt sehr bald nach ihrer Aufnahme. Es dauert aber sehr lange, ehe sie beendet ist. Hier spielen individuelle Unterschiede, aber auch die betreffende Jodverbindung, eine Rolle. Bei organischen Jodverbindungen ist die Schnelligkeit der Jodausscheidung sehr verschieden und von der Schnelligkeit, mit welcher die organische Komponente oxydiert wird, abhängig.

Jod wird im Harne durch Zusatz von Untersalpetersäure oder Brom und Stärkelösung nachgewiesen. Man kann auch das Jod mit Schwefelkohlenstoff oder Chloroform ausschütteln. Eine Schwierigkeit bietet der Umstand, dass auch einige andere Bestandteile des Harnes, vor allem der Harnstoff, auf die genannten Reagenzien einwirken und dadurch die Jodreaktion stören. Ein Überschuss an Chlor oder Brom bindet das Jod und stört so auch den Nachweis. Bei einem sehr geringen Jodgehalt des Harnes wird es deswegen notwendig sein den alkalisch gemachten Harn zuerst einzudampfen, den Rückstand vorsichtig zu verkohlen und die Kohle mit Wasser zu extrahieren. In der wässerigen Lösung wird das Jod, wie angegeben, nachgewiesen.

Für die quantitative Bestimmung stehen mehrere Methoden zur Verfügung. Eine der besten dürfte folgende, von Nencki und Schumowa-Simanowski ausgearbeitete, sein: 100 ccm Harn werden nach Zusatz von 1 g Natriumkarbonat in einer Platinschale vorsichtig verascht. Die Asche wird in Wasser gelöst und mit Essigsäure angesäuert. Man digeriert die Flüssigkeit eine Stunde lang mit einer Lösung von Wasserstoffsuperoxyd, wodurch das Jod quantitativ freigemacht wird, und zieht es mit Chloroform aus. Die Chloroformlösung wird mit Wasser so lange ausgewaschen, bis alles Superoxyd entfernt worden ist, und das Jod schliesslich titrimetrisch mittels $^n/_{10}$ oder $^n/_{100}$ Thiosulfatlösung bestimmt.

## Bromide.

Nach Einnahme von Bromiden werden diese langsam und zum kleineren Teil durch den Harn ausgeschieden, zum grösseren Teil (ca. $^3/_4$) vom Organismus zurückgehalten. Zum Nachweis wird der Harn vorsichtig, aber vollständig verkohlt. Die Kohle wird mit Wasser extrahiert, das Brom aus der wässrigen Lösung durch Zusatz einiger Tropfen Chlorwasser freigemacht und mit Schwefelkohlenstoff oder Äther aufgenommen. Zur quantitativen Bestimmung kann man, z. B. nach Nicolle, den Harn wie bei der Jodbestimmung veraschen. Die wässrige Lösung der Asche wird in einem Kolben mit Chromsäure behandelt. Dann wird das Brom in eine Vorlage mit einer verdünnten Jodkaliumlösung von bekanntem Gehalt überdestilliert und die Menge des hierdurch in Freiheit gesetzten Jods titrimetrisch bestimmt.

## 2. Organische Stoffe.

### Äthylalkohol $C_2H_5 . OH$.

Nach dem Genuss von grösseren oder geringeren Mengen Alkohol geht derselbe zum Teil in den Harn über und lässt sich hier qualitativ leicht nachweisen, wie quantitativ bestimmen. Auf diese Weise kann man rasch entscheiden, ob und wieviel Alkohol eine Person einige Zeit vorher zu sich genommen hat. Nach dem Genuss von mehr als 1 ccm abs. Alkohol pro kg Körpergewicht hält sich die Ausscheidung nach Gréhaut und Nicloux längere Zeit konstant. Schweisheimer fand, dass die Ausscheidung bei Trinkern nach dem Genuss von grösseren Mengen nach $7\frac{1}{2}$ Stunden beendet war. Bei Nicht-Trinkern dauert sie länger an. Schon 15 Minuten nach dem Genuss von 30 ccm abs. Alkohol (in Form von Bier) fand Widmark quantitativ nachweisbare Mengen Alkohol im Harn (ca. $0,2^0/_{00}$). Die Ausscheidung war am stärksten (mit $0,4-0,6^0/_{00}$ Alkohol) etwa eine Stunde, nachdem der Alkohol aufgenommen war. Nach 3 Stunden war die Ausscheidung grösstenteils beendet. Findet man über $0,7^0/_{00}$ Alkohol im Harne vor, so hat der Betreffende also mehr als 30 ccm abs. Alkohols in Form von Bier zu sich genommen.

Zum Nachweis von Alkohol wird der Harn in eine gekühlte Vorlage destilliert. Das erste Destillat wird nach dem Alkalischmachen mit Natronlauge einer nochmaligen Destillation unterworfen. Mit dem jetzt erhaltenen

Destillat werden folgende Reaktionen angestellt: 1. Man erwärmt einen Teil der Flüssigkeit mit Jod und Kalilauge. Bei Anwesenheit von Alkohol tritt nach Abkühlung der typische Jodoformgeruch auf und das Jodoform scheidet sich kristallinisch ab. Azeton und Aldehyd geben dieselbe Reaktion, Methylalkohol und Äther dagegen nicht. 2. Schüttelt man die Flüssigkeit einige Zeit mit Benzoylchlorid und einem Überschuss von Alkali, so wird Benzoësäureäthylester gebildet, welcher durch den Geruch erkannt werden kann. Das überschüssige Benzoylchlorid geht in benzoësaures Natron über, das geruchlos ist. 0,1% Alkohol kann in dieser Weise nachgewiesen werden. 3. Man säuert einen Teil des Destillates mit viel Schwefelsäure an und setzt so viel Kaliumbichromatlösung hinzu, dass die Flüssigkeit gelb wird. Beim Erwärmen schlägt die Farbe in grün um, weil die Chromsäure durch Alkohol zu Chromoxyd reduziert wird. 4. 2—3 ccm konzentrierter Salpetersäure werden in einem Reagenzglase mit 1—2 ccm des Destillates überschichtet. Bei Gegenwart von Alkohol bildet sich an der Grenze beider Flüssigkeiten nach einiger Zeit ein smaragdgrüner Ring. Die Reaktion wird auch von den Propylalkoholen, Formaldehyd und Äther gegeben, nicht aber von Azeton und Chloroform.

Da keine der angeführten Reaktionen ausschliesslich für Äthylalkohol charakteristisch ist, soll man sich nie mit einer derselben begnügen, sondern möglichst alle vier ausführen.

Bestimmung nach Nicloux, von Widmark modifiziert. In einen 50 ccm-Kolben aus Jenaer Glas werden 5 ccm Harn abgemessen. Der Kolben ist durch einen durchbohrten Gummistopfen, welcher ein Glasrohr trägt, verschlossen. Das Glasrohr, welches unmittelbar unter dem Stopfen endet, ist oben mit einem Tropfenfänger versehen und dann zweimal um ca. 90⁰ gebogen. Das andere Ende ist in eine Spitze ausgezogen und taucht in ein gewöhnliches Probierröhrchen. Etwas über dem Rand des Probierröhrchens ist das Rohr zu einer kleinen Ampulle ausgeblasen, wodurch das Zurücksteigen in den Kolben verhindert werden soll. (Siehe Abb. 4). Der Apparat ist auf einem kleinen Stativ montiert. Das Probierröhrchen wird während der Destillation abgekühlt. (Es wird in ein Becherglas mit kaltem Wasser gestellt.) Um einem Schäumen

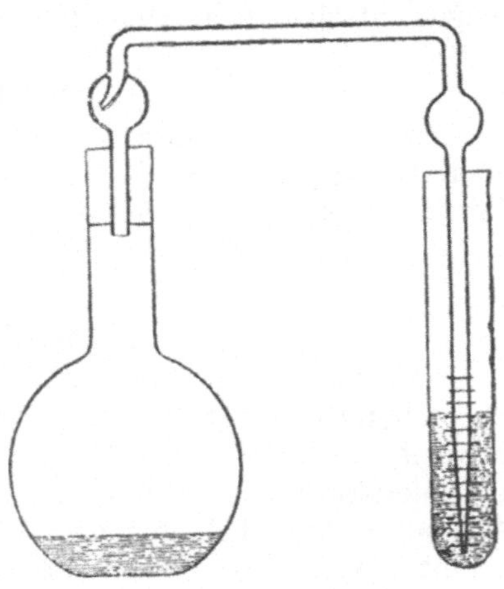

Abb. 4.

vorzubeugen, setzt man zum Harne eine Messerspitze Kaolinpulver. Das Probierröhrchen wird mit 5 ccm konz. Schwefelsäure und 2 ccm 2,3%iger Kaliumbichromatlösung beschickt. Diese Chromatmenge wird von genau 10 mg Alkohol reduziert. Die ursprünglich gelbe Farbe schlägt dann in blaugrün um.

Nach Zusammenstellen des Apparates erwärmt man den Kolben vorsichtig über einem Mikrobrenner. Sobald (etwa nach 15—60 Sekunden) die Luft aus dem Apparat ausgetrieben worden ist und die Alkoholwasserdämpfe überzugehen anfangen, hört man ein knallendes Geräusch, welches daher rührt, dass die Gase mit grosser Heftigkeit von der Chromatmischung aufgenommen werden. Von diesem Momente an wird die Destillation 2½ Minuten

fortgesetzt, während welcher Zeit der Alkohol quantitativ überdestilliert ist.
Ist die vorhandene Alkoholmenge geringer als 10 mg, so besitzt die Chromatmischung noch eine gelbbraune, aber dunklere Farbe. Man nimmt dann die
Schlusstitration mittels einer $0,5\%$igen wässerigen Alkohollösung vor und setzt
aus einer 10 ccm-Bürette, welche in $1/20$ ccm geteilt ist, so viel zu, bis der
Umschlag in blaugrün eintritt. Während der Titration rührt man mit einem
feinen Glasstabe um.

Da es ziemlich viel Zeit und Mühe kostet, eine reine $0,5\%$ige Alkohollösung herzustellen, und da ausserdem der Umschlag nicht genügend scharf
ist, ist es nach Bang viel vorteilhafter die Endtitration jodometrisch auszuführen. Man führt zu diesem Zwecke die Flüssigkeit in ein Becherglas über,
wäscht mehrmals mit Wasser nach und vereinigt das Waschwasser mit der
ursprünglichen Lösung. Das Gesamtvolumen soll ca. 100 ccm betragen. Nach
Zusatz von ca. 0,5 g Jodkalium und einigen Tropfen Stärkelösung titriert
man mit $n/10$-Thiosulfatlösung bis zum Umschlag. Der Rest Chromsäure
macht eine äquivalente Menge Jod frei. 2 ccm der Chromatlösung entsprechen
9,35 ccm Thiosulfatlösung, welche folglich 10 mg Alkohol entsprechen. Man
titriert hier nicht wie gewöhnlich von blau in farblos, sondern in schwach
grünblau wegen der Gegenwart von Chromoxyd. Doch ist der Umschlag sehr
scharf und genau. Nach einigem Stehen tritt Nachblauen ein, was keine
Bedeutung hat.

Dieses Verfahren ist nur dann brauchbar, wenn der Harn kein Azeton
enthält. Man muss sich daher zunächst durch die Azetonprobe davon überzeugen, ob der Harn azetonfrei ist.

### Chloroform $CHCl_3$.

Bei der Chloroformnarkose geht das Chloroform nicht in den Harn
über. Dagegen wird der Harn reduzierend und linksdrehend. Die Ursache
hierfür ist unbekannt, Zucker kommt nicht in Betracht. Das Chloroform wird
z. T. oxydiert und bedingt eine Vermehrung der Chloride im Harn.

### Chloralhydrat $CCl_3CH(OH)_2$.

Nach Einnahme von Chloral wird dieses grösstenteils als Urochloralsäure
(die Glukuronsäureverbindung) ausgeschieden. Ein Teil wird oxydiert und
bewirkt ebenso wie das Chloroform eine Vermehrung der Chloride. Die
Urochloralsäure bildet farblose, seidenglänzende Kristalle, die in Wasser und
Alkohol leicht löslich sind. Sie wird von Bleiessig, nicht aber von Bleizucker
gefällt. Harne, die Urochloralsäure enthalten, drehen die Polarisationsebene
nach links; sie reduzieren Fehlingsche Lösung, geben eine positive
Mooresche Probe, dagegen fällt Alméns Probe negativ aus.

### Sulfonal $(CH_3)_2C(SO_2C_2H_5)_2$

wird hauptsächlich als Äthylschwefelsäure ausgeschieden. Der Harn reduziert
Fehlingsche Lösung nach längerem Kochen, dreht aber meist nach links.

### Urotropin (Hexamethylentetramin) $N_4(CH_2)_6$.

Urotropin geht schnell in den Harn über. Zum Nachweis konzentriert
man ca. 500 ccm Harn, nach vorherigem Alkalischmachen mit Ammoniak, bei
$50-60^0$ bis zur Sirupkonsistenz. Der Rückstand wird mit 50 g wasserfreien
Natriumsulfats gemischt und im Exsikkator getrocknet. Dann kocht man den

Rückstand mit Chloroform aus, verdampft das Extrakt zur Trockne und nimmt mit Alkohol auf. Beim Einleiten von Chlorwasserstoffgas kristallisiert das Chlorid aus.

Oder man kann auch das Urotropin im Harne durch Kochen mit verdünnter Schwefelsäure in Formaldehyd und Ammoniak überführen. Dann destilliert man den Formaldehyd über und weist ihn, nach Alkalischmachen des Destillates, mittels Phlorogluzins, welches eine braunrote, langsam verschwindende Färbung bewirkt, nach.

### Salizylsäure $C_6H_4OH \cdot COOH$.

Kurze Zeit — ca. 15 Minuten — nach dem Einnehmen von Salizylsäure oder von Verbindungen, die Salizylsäure abspalten, tritt dieselbe im Harne auf. Solcher Harn ist linksdrehend und reduziert Fehling schwach — bisweilen auch stark. Zum Nachweis wird der Harn mit Schwefelsäure angesäuert und mit Äther ausgeschüttelt. Schüttelt man nun das Ätherextrakt mit 1 ccm verdünnter Eisenchloridlösung, so tritt bei Gegenwart von Salizylsäure eine intensiv violette Färbung ein. Die Probe ist sehr empfindlich. Ein Teil der Salizylsäure kommt als Salizylursäure zur Ausscheidung.

### Kopaivaharn.

Nach dem Gebrauch von Kopaivaöl zeigt der Harn folgendes Verhalten: Nach Zusatz von Säuren wird Harzsäure als weisser Niederschlag, der in Alkohol und Äther löslich ist, ausgeschieden. Der Harn reduziert Fehling und Almén, wahrscheinlich infolge der Gegenwart von gepaarten Glukuronsäuren. Aus demselben Grunde wird die Polarisationsebene nach links gedreht.

### Anthrachinon $C_{14}H_{18}O_2$.

Anthrachinone kommen in einer grossen Anzahl Abführmittel wie Rheum, Cortex frangulae, Cascara sagrada, Folia sennae, Aloe u. a. vor. Diese Substanzen werden entweder unverändert oder nach Paarung mit Glukuronsäure mit dem Harne ausgeschieden.

Solche Harne sind gelb oder gelbgrün wie ikterische Harne gefärbt. Nach dem Alkalischmachen schlägt die Farbe in rot um. Erhitzt man nun den Harn bis zum Kochen, so erscheinen die ausgeschiedenen Phosphate rot gefärbt. Nach dem Gebrauch von Rheum reduziert der Harn Fehling und Almén.

### Santonin $C_{15}H_{18}O_3$

bewirkt ähnliche Veränderungen des Harns wie die eben genannten Substanzen: Gelbfärbung, die nach Zusatz von Alkali in rot übergeht. Im Gegensatz zum Anthrachinonfarbstoff kann der durch das Santonin hervorgerufene Farbstoff mit Amylalkohol ausgezogen werden.

### Azetanilid (Antifebrin) $C_6H_5NHCOCH_3$

geht teils als gepaarte Schwefelsäure-, teils als Glukuronsäureverbindung in den Harn über. Der Harn ist linksdrehend und reduziert Fehling. Er ist reich an Urobilin und deswegen stark rotgelb gefärbt.

Phenazetin bedingt ebenfalls das Auftreten einer gepaarten Glukuronsäure im Harn, der Fehlingsche Lösung reduziert, nach links dreht, aber nicht gärungsfähig ist.

## Antipyrin $C_9H_6N_2O(CH_3)_2$.

Nach dem Gebrauch von Antipyrin ist die Menge der Ätherschwefelsäuren im Harne vermehrt. Zum Teil geht das Antipyrin unverändert in den Harn über. Der Harn ist dunkel gefärbt, optisch inaktiv und wirkt nicht reduzierend, auch nicht nach Hydrolyse durch Kochen mit Säuren. Eisenchlorid liefert eine braunrote Färbung, die nach dem Kochen unverändert bleibt (im Gegensatz zu dem Verhalten der Diazetsäure).

## Chinin $C_{20}H_{24}N_2O_2$.

Chinin geht unverändert in den Harn über. Die Ausscheidung fängt schon einige Minuten nach dem Gebrauch an. Die Hauptmenge wird im Laufe von 24 Stunden ausgeschieden. Nach vier Tagen ist keine Spur Chinin mehr zu finden.

Bei fortgesetztem Chiningebrauch findet eine regelmäßige Ausscheidung statt.

Zum Nachweis wird das Chinin zuerst aus dem mit Ammoniak alkalisch gemachten Harn durch Schütteln mit Äther extrahiert. Das Ätherextrakt wird mit einem Tropfen Salzsäure angesäuert, eingedampft und der Rückstand in Wasser gelöst. Das erhaltene Chinin wird in derselben Weise nochmals gereinigt und dann durch die sehr empfindliche Reaktion von Flückiger nachgewiesen: Nach Zusatz von Chlorwasser und Ammoniak tritt eine intensiv smaragdgrüne Farbe auf, die nach Ansäuern in violett bis rot umschlägt.

## Morphin $C_{17}H_{19}NO_3$.

Nach Einnahme von Morphin kann dasselbe mit Sicherheit im Harne nachgewiesen werden. Die Ausscheidung durch den Harn ist jedoch gering, da der grösste Teil des Morphins mit den Fäces ausgeschieden wird. Zum Nachweis wird das Morphin aus dem Harne extrahiert. Dieser wird zuerst auf $\frac{1}{4}$ Volumen eingedampft und mit etwas Schwefelsäure und 3—4 Volumen Alkohol versetzt. Nach 24 Stunden wird filtriert, das Filtrat eingedampft und nochmals filtriert. Dann wird mit $\frac{1}{2}$ Volumen Amylalkohol ausgeschüttelt, bis dieser sich nicht mehr färbt. Nun wird die Flüssigkeit mit Ammoniak alkalisch gemacht und wieder zweimal mit Amylalkohol ausgezogen. Die vereinigten Extrakte werden durch Schütteln mit Wasser gereinigt und schliesslich das Alkaloid durch Schütteln mit dem zehnfachen Volumen warmer verdünnter Schwefelsäure (1 Teil Säure auf 80 Teile Wasser) ausgezogen. Die schwefelsaure Lösung wird stark konzentriert und wieder mit Amylalkohol, sowohl bei saurer, als auch bei alkalischer Reaktion extrahiert. Nach dem Verjagen des Amylalkohols auf dem Wasserbade bleibt das Morphin als amorphe Masse zurück. Löst man diese in absolutem Alkohol und lässt denselben langsam verdunsten, so kristallisiert das Morphin aus. Es ist immer durch Harnstoff verunreinigt, der jedoch die Morphinreaktionen nicht beeinträchtigt: Eine Lösung von molybdänsaurem Natron in konz. Schwefelsäure (1—5 mg auf 1 ccm) wird von einer Morphinlösung erst violett, dann blau und schliesslich braun gefärbt. (Fröhdes Reaktion). Eine Morphinlösung in konzentrierter Schwefelsäure, die nach 12—15stündigem Stehen eine kurze Zeit auf $150^0$ erwärmt wird, färbt sich mit etwas verdünnter Salpetersäure oder einem Körnchen Salpeter erst blauviolett und später tief blaurot (Husemanns Reaktion).

# C. Pathologische Harnbestandteile.

## Eiweiss.

### Die Eiweisskörper des normalen Harnes.

In jedem, auch im normalen, Harne können Spuren von Eiweiss nachgewiesen werden. Man kann sogar die Gegenwart von zwei verschiedenen
Eiweisskörpern, nämlich einer Mucin- oder Nukleoalbuminverbindung und
eines gewöhnlichen Eiweisskörpers von albumin- oder globulinartiger Natur
nachweisen. Die mucinartige Substanz wird als ein Produkt der Schleimhäute,
die die Harnwege bekleiden, angesehen, während das eigentliche Eiweiss eine
Absonderung der Nieren ist. Nach K. Mörner ist die mucinartige Substanz
ein Mucoid, das 12,7 % N und 2,3 % S enthält.

Die Nubekula, welche beim Stehen des Harns in Form eines durchsichtigen, wolkigen Niederschlags entsteht, ist fast ausschliesslich aus
diesem Mucoid gebildet, welches durch Zusatz von Ammoniak oder Alkali
leicht in Lösung geht, um durch Zusatz einer Säure wieder ausgeschieden
zu werden.

Wird der normale Harn nach Filtration von dem tatsächlich ungelösten,
feinverteilten Mucoid angesäuert, so kann eine neue Fällung auftreten, die
früher als ein Teil des Mucoids, der in Lösung geblieben war, angesehen wurde.
Tatsächlich aber kommt praktisch alles Mucoid als Nubekula vor. Die spätere
Fällung ist dagegen von der Gegenwart von genuinem Eiweiss und Substanzen,
die bei schwachsaurer Reaktion dies Eiweiss ausfällen (Chondroitinschwefelsäure, Nukleïnsäure und bisweilen Taurocholsäure), abhängig. Es entsteht
also eine sekundäre Verbindung der eiweissfällenden Körper mit Eiweiss,
welche nichts mit Mucin oder mit Nukleoalbumin zu tun hat. (Selbstverständlich kommt auch das Mucoid gelöst im Harne vor, aber nur in so
minimaler Menge, dass man davon absehen kann.)

Die Mucoidmenge im normalen Harne ist nicht genau bestimmt.
K. Mörner hat 4,3 g aus 260 l Harn, entsprechend 17 mg pro l, dargestellt.
Nach Zerlegung durch Kochen mit einer Mineralsäure liefert das Mucoid eine
reduzierende Substanz.

Die Menge des genuinen Eiweisses im Harn beträgt nach K. Mörner
durchschnittlich 36 mg pro l (22—78 mg). Diese Menge ist so gross, dass
das Eiweiss im Harne wenigstens durch die feinsten Eiweissreaktionen (Fällungsproben) direkt nachgewiesen werden kann, welcher Umstand für den Nachweis
eines pathologischen Eiweissgehaltes im Harne von Wichtigkeit ist.

Zum Nachweis des genuinen Eiweisses im normalen Harn kann man
entweder eine nicht zu geringe Harnmenge nach Entfernung der Nubekula
mit 3—4 Volumen Alkohol fällen und die Fällung in verdünnter Essigsäure
lösen. Mit dieser Lösung werden die gewöhnlichen Eiweissreaktionen angestellt.
Oder man kann auch nach Mörner den Harn nach Zusatz von Toluol oder
Chloroform, um Fäulnis zu verhüten, dialysieren. Hierbei werden viele Stoffe
— vor allem die Salze — die die Ausfällung des Harneiweisses mit Säuren
verhindern, entfernt. Der dialysierte Harn wird mit 0,1—0,2 % Essigsäure
versetzt und mit einem Überschuss von Chloroform geschüttelt. Nach kurzer
Zeit hat sich ein Niederschlag ausgeschieden, der sich zum Teil in der un-
durchsichtigen Chloroformschicht, teilweise auch in der Grenzschicht zwischen
Chloroform und Harn befindet, während der überstehende Harn klar ist. Der
Niederschlag wird auf einem Filter gesammelt, in schwach ammoniakalischem

Wasser gelöst und wieder mit Essigsäure niedergeschlagen. Mit dieser — gewöhnlich braungefärbten — Lösung werden die gewöhnlichen Eiweissreaktionen angestellt. Sie geben positive Resultate, selbst wenn der ursprüngliche Harn keine positive Hellersche Reaktion zeigte. Die Kochprobe jedoch fällt negativ aus. Ausserdem gibt die Lösung nach Hydrolyse mit Mineralsäuren die charakteristischen Reaktionen auf Chondroitinschwefelsäure.

In vermehrter Menge kommt diese Eiweissverbindung nach Muskelanstrengungen, bei hochgradiger Leukämie, bei allen möglichen akuten Krankheiten, besonders wenn die Nieren mit angegriffen sind, und bei Neugeborenen vor. Bei Typhus und Pneumonie ist die Menge regelmäßig vermehrt. Ebenso bei Ikterus, Zirkulationskrankheiten und nach Chloroformnarkose. Die mucinähnliche Substanz bildet weiter einen integrierenden Bestandteil des Harns bei der orthostatischen Albuminurie.

### Albuminurie.

Da jeder Harn Eiweiss enthält, ist Albuminurie tatsächlich eine physiologische Erscheinung. Konventionell werden aber aus praktischen Gründen nur solche Fälle als Albuminurie bezeichnet, in welchen Eiweiss im Harne direkt durch die gewöhnlichen Reaktionen: die Kochprobe und die Hellersche Probe, nachgewiesen werden kann. Diese Albuminurie kann entweder physiologisch[1]) sein und entspricht einer Steigerung der Eiweissmenge bis zur Möglichkeit des direkten Nachweises, oder es kann auch eine pathologische Albuminurie sein als Folge krankhafter Veränderungen der bei der Harnsekretion in Betracht kommenden Faktoren (Albuminurie in der alten, beschränkten Bedeutung des Wortes).

Die Eiweisskörper, welche unter pathologischen Verhältnissen im Harne auftreten können, sind: Serumalbumin, Serumglobulin, Albumosen, Peptide, Hämoglobin, Fibrin (Fibrinogen). Sie kommen entweder jeder für sich oder mehrere zusammen vor. Mit Albuminurie in beschränkter Bedeutung wird das Vorkommen der genüinen Eiweisskörper Albumin und Globulin verstanden.

Das Verhältnis zwischen Albumin und Globulin im Harn ist sehr verschieden. Gewöhnlich überwiegt die Albuminmenge, ein Vorkommen von Albumin allein ohne Globulin ist jedoch sehr selten. Bisweilen ist sogar die Globulinmenge grösser als die Albuminmenge. Das Verhältnis ist ganz unabhängig von dem, in welchem sie im Blut vorkommen.

Die Gesamtmenge des Eiweisses liegt gewöhnlich unter 1 % und erreicht nur selten 4 %; doch sind auch Fälle beobachtet, in welchen sie 8 % und mehr ausmachte.

Beim Nachweis der Albuminurie wird gewöhnlich keine Rücksicht darauf genommen, inwieweit vorzugsweise Albumin oder Globulin vorkommt. Die Eiweissproben sind für beide gültig.

Von den gewöhnlichen Identitätsreaktionen des Eiweisses besitzen die Farbenreaktionen keine Bedeutung für die Harnanalyse. Wegen der Eigenfarbe des Harns ist die Biuretprobe nicht anwendbar. Die Millonsche Probe ist wegen der Chloride des Harnes unbrauchbar. Adamkiewicz-Hopkins Probe ist auch zu verwerfen.

---

[1]) Die funktionelle und deswegen physiologische, orthostatische Albuminurie zeichnet sich dadurch aus, dass Zylinder in der Regel (mit Ausnahme von einzelnen hyalinen) fehlen, während diese bei der pathologischen Albuminurie immer vorkommen.

Von den Fällungsreaktionen ist die Fällungsprobe durch Schwermetallsalze irreführend, da auch das Eiweiss des normalen Harns dadurch niedergeschlagen wird. Von den übrigen Fällungsproben haben hauptsächlich nur die Kochprobe und die Fällung durch Salpetersäure in der Kälte praktische Verwendung gefunden. Sie sind beide auch so einfach und genau, dass alle anderen Proben durchaus überflüssig sind. Indessen muss ausdrücklich hervorgehoben werden, dass keine von den zwei Proben **allein** völlig beweisend ist. Der exakte Beweis für die Gegenwart einer mehr als normalen Eiweissmenge kann nur durch die Ausführung beider Proben geliefert werden. Hierdurch hat man auch den Vorteil, dass man auf die Existenz von Albumosen im Harne aufmerksam gemacht wird, da diese eine positive Hellersche — aber negative Kochprobe geben.

Bei der praktischen Ausführung der zwei Proben wird es gewöhnlich nicht schwierig sein, die Gegenwart einer grossen oder mäßigen Eiweissmenge im Harne nachzuweisen. Enthält dagegen der Harn nur unbedeutende Mengen oder nur mehr als normale Spuren Eiweiss, so kann bei unrichtiger Ausführung der beiden Proben dies Eiweiss leicht vollständig verkannt werden. Andererseits kann Kenntnis von dem Vorhandensein solcher Eiweisspuren grosse praktische Bedeutung besitzen.

### Die Kochprobe.

Werden einige ccm Harn in einem Probierröhrchen bis zum Kochen erhitzt, so koaguliert das Eiweiss und wird als ein voluminöser, flockiger weisser Niederschlag ausgeschieden. Indessen liegt hier die Möglichkeit zweier Täuschungen vor. Ein Niederschlag kann auftreten, ohne dass Eiweiss anwesend ist, und, umgekehrt, kann der Harn trotz der Gegenwart von Eiweiss klar bleiben.

Der Niederschlag, welcher beim Kochen eines eiweissfreien Harnes entsteht, kann aus Erdalkaliphosphaten bestehen und einer Eiweissfällung bis zur Täuschung ähnlich sein. Eine solche Fällung kann auftreten, wenn der Harn ganz schwach sauer, amphoter oder schwach alkalisch reagiert. Sie ist von einer Umbildung des sekundären Kalkphosphats in primäres Phosphat, das in Lösung bleibt, und normales Kalkphosphat, das ausgeschieden wird, bedingt. Wird der Harn vorher angesäuert, so bleibt die Fällung der Phosphate zwar aus, in diesem Falle kann aber auch die Eiweissfällung ausbleiben, indem das Eiweiss infolge der Säurewirkung in nicht koagulierbares Azidalbuminat verwandelt wird.

Auf der anderen Seite kann ein eiweisshaltiger Harn beim Kochen klar bleiben. Dies tritt immer ein, wenn der Harn alkalisch reagiert, indem das Eiweiss in Alkalialbuminat umgewandelt wird. Es kann aber auch eintreten, wenn der Harn amphoter oder sogar schwach sauer reagiert, indem vom Harnstoff beim Kochen Ammoniak, das dem Harne eine alkalische Reaktion verleiht, abgespalten wird. Umgekehrt kann die Eiweissfällung ausbleiben, wenn der Harn stark sauer reagiert, und infolgedessen das Eiweiss in Azidalbumin übergeht. Dies kommt bei eiweissarmen Harnen, die zugleich arm an Phosphaten sind, vor.

Um diese Schwierigkeiten zu beseitigen, soll man Folgendes beachten: Man untersuche immer vorher die Reaktion des Harns. Ist diese alkalisch, so wird Essigsäure bis zu schwach, aber deutlich saurer Reaktion zugesetzt. Der saure Harn wird bis zum Kochen erhitzt und unmittelbar mit verdünnter (25%iger) Essigsäure Tropfen für Tropfen versetzt, indem man zwischen jedem Zusatz aufkocht, bis die Fällung nicht mehr zunimmt. Man vermeidet

so, dass ein Überschuss an Essigsäure mit dem Eiweiss in Berührung kommt,
bevor dasselbe koaguliert worden ist. Das schon koagulierte Eiweiss wird
nicht mehr in Azidalbumin verwandelt, sondern bleibt ausgeschieden, selbst
wenn nach und nach ein Überschuss von Säure zugesetzt wird. Bisweilen
tritt beim Kochen von saurem Harn noch keine Koagulation ein, sondern
erst bei dem folgenden Zusatz von Säure. In anderen Fällen zeigt sich auch
nach dem Zusatz von Säure noch keine Fällung. Der Harn ist dann von
vornherein so sauer, dass das Eiweiss schon vor dem Kochen in Azidalbuminat, welches nicht koaguliert, umgewandelt war. Wenn dies der Fall
ist, muss der Harn vor der Kochprobe annähernd neutralisiert werden.

Eine wichtige Frage ist, welche Säure zur Anwendung kommen soll.
Salpetersäure hat vor Essigsäure den Vorteil, dass das neutrale Kalkphosphat,
das eventuell während des Kochens ausgeschieden wird, sofort von der Salpetersäure, langsamer aber von Essigsäure gelöst wird. Auf der anderen Seite hat
Salpetersäure die Wirkung, dass die ersten Tropfen das Eiweiss während des
Kochens nicht fällen, sondern im Gegenteil in eine lösliche Verbindung überführen, die erst durch weiteren Zusatz von Salpetersäure koaguliert. Wird
Salpetersäure zur Kochprobe verwendet, so muss man deswegen 1 Tropfen
25%iger Salpetersäure für jeden ccm Harn zusetzen. Im Gegensatz hierzu
bedingt schon der Zusatz eines Tropfens 25%iger Essigsäure Koagulation,
die nach Zusatz von 3 Tropfen in der Regel vollständig ist. Wird dagegen
zu viel Salpetersäure zugesetzt, so bleibt die Eiweissfällung vollständig aus.
Aus diesen Gründen ist unbedingt Essigsäure der Salpetersäure
vorzuziehen.

Die Kochprobe wird in folgender Weise ausgeführt: ca. 10 ccm des
filtrierten Harns, der nicht alkalisch und nicht zu stark sauer reagieren darf,
werden in einem Probierröhrchen über freier Flamme bis zum Sieden erhitzt.
Dann setzt man aus einer Tropfflasche einen Tropfen 25%iger Essigsäure
hinzu und kocht auf. Nun folgt der Zusatz eines zweiten Tropfens und weiteres
Aufkochen und, wenn der Niederschlag dadurch grösser geworden ist, noch
eines dritten Tropfens Essigsäure und Aufkochen.

In dieser Weise ausgeführt gelingt die Probe in der Regel. Es kann
passieren, dass schon beim Erhitzen bis zum Kochen ein Niederschlag von
Erdphosphaten entsteht, der nach dem folgenden Zusatz von Essigsäure
gelöst wird, aber zugleich tritt eine neue Fällung von Eiweiss, welche grösser
oder kleiner als die Phosphatfällung ist, ein. Indessen kann es vorkommen,
wenn der Harn arm an Salzen ist und nur unbedeutende Spuren Eiweiss
enthält, dass die Koagulation nach Zusatz eines Tropfens Essigsäure ausbleibt, selbst wenn der Harn nur schwach sauer reagiert. Die Ursache hierfür
ist folgende:

Um das Eiweiss vollständig zu koagulieren, ist eine bestimmte H-Ionenkonzentration erforderlich, die für die verschiedenen Eiweisskörper etwas
verschieden ist. Je mehr sich die H-Ionenkonzentration von dieser Konzentration nach der sauren oder alkalischen Seite entfernt, um so unvollständiger
wird die Koagulation. Setzt man eine Mineralsäure oder auch nur Essigsäure
zu einer wässrigen Eiweisslösung, so werden schon Tropfen derselben die
H-Ionenkonzentration bedeutend verstärken. Die Gegenwart von gewissen
Salzen (und übrigens auch anderen Stoffen) verhindert diesen Vorgang. Die
Salze wirken auf die H-Ionenkonzentration regulierend in der
Weise ein, dass Änderungen derselben nur langsam vor sich gehen.
Diese Salze besitzen eine sogenannte „Pufferwirkung" (Sörensen). Was
den Harn anbetrifft, so besitzen die Phosphate diese Eigenschaften in hohem

Maße. Ihre Gegenwart verhindert deswegen auch grosse Veränderungen der H-Ionenkonzentration beim Zusatz von Essigsäure. Folglich wird bei dem allmählichen Zusatze von Essigsäure die geeignetste Konzentration so langsam überschritten, dass das Eiweiss quantitativ koagulieren kann. Und einmal koaguliert, geht es nicht mehr in Lösung, auch wenn das Optimum überschritten wird. In einem salzarmen Harne aber kann das Optimum schon durch Zusatz eines Tropfens Essigsäure überschritten werden, wenn der Harn von vornherein sauer war, weil die nötigen Regulatoren fehlen oder in ungenügender Menge vorhanden sind. Aus diesem Grunde kann die Koagulation bei der Kochprobe ausbleiben.

Trägt man aber dafür Sorge, dass der Harn die richtige H-Ionenkonzentration von vornherein besitzt, so tritt eine vollständige Koagulation beim Kochen ein, ohne dass ein Säurezusatz in der Wärme erforderlich ist. Die Kenntnis der geeignetsten H-Ionenkonzentration für die Eiweisskörper, die hier in Betracht kommen, ist also ein prinzipiell wichtiger Punkt für die Ausführung der Kochprobe. Untersuchungen in dem medizinisch-chemischen Institut zu Lund ergaben, dass diese Konzentration für das Serumalbumin etwa $p_H = 5,7$ ($19 \times 10^{-7}$) und für das Serumglobulin $p_H = 5,85$ ($14 \times 10^{-7}$) ist. Die H-Ionenkonzentration des Harns liegt zwischen $2 \times 10^{-5}$ und $2 \times 10^{-7}$. Hieraus ist ersichtlich, dass die H-Ionenkonzentration sowohl zu hoch als zu niedrig sein kann. Um die richtige H-Ionenkonzentration bei Koagulationsversuchen zu erzielen, kann man mit Vorteil die Sörensensche Azetat-Essigsäuremischung verwenden. 56 ccm einer nicht zu konzentrierten Eiweisslösung werden mit 10 ccm n-Natriumazetatlösung und 6—8 ccm n-Essigsäure (Serum selbst liefert richtige Werte mit 6 ccm, ebenso Globulin, während das Optimum des Serumalbumins bei 8 ccm liegt) versetzt und ½ Stunde in einem heftig siedenden Wasserbade belassen. Alles Eiweiss ist dann auskoaguliert. Dank der Pufferwirkung des Azetats kann man die Menge der Essigsäure recht beträchtlich verändern, ohne dass sich grössere Verschiedenheiten bei der Koagulation zeigen — dieselbe ist zwar unvollständig, aber nur Bruchteile eines mg Eiweiss-N bleiben in Lösung. Ein wichtiges von Sörensen hervorgehobenes Moment ist das, dass die Koagulation um so vollständiger wird, je länger man das Gemisch kocht.

In bezug auf den Eiweissnachweis im Harn hat sich gezeigt, dass diese Tatsache für denselben grosse praktische Bedeutung besitzt. Das Natriumazetat unterstützt in hohem Grade die Pufferwirkung der Phosphate. Dank dieser Wirkung erzielt man selbst bei geringen Spuren von Eiweiss immer eine typische, praktisch quantitative Koagulation, selbst wenn die Essigsäuremenge innerhalb recht weiter Grenzen verändert wird. Bei Versuchsreihen mit 9 ccm Harn und 1 ccm Azetatlösung erhielt man nach Zusatz von 0,5 cc, 1,0 cc und 1,5 cc $^n/_{10}$-Essigsäure die typische Koagulation und im Filtrate eine negative Hellersche Reaktion. Dasselbe Ergebnis wurde auch dann erzielt, wenn der Harn mit Wasser oder eiweissfreiem Harn so weit verdünnt wurde, dass die gewöhnliche Kochprobe negativ ausfiel.

Die praktische Ausführung des Verfahrens. 10 ccm Harn und 1 ccm des unten beschriebenen Reagenses, das unbegrenzt haltbar ist, werden in ein Probierröhrchen abgemessen[1]). Man erwärmt das Gemisch über freier Flamme bis zum Sieden und lässt es ca. ½ Minute kochen. Enthält der Harn mehr als Spuren Eiweiss, so tritt eine typische, feinflockige Koagulation ein. Sind nur Spuren von Eiweiss vorhanden (0,05—0,1 p. m.), so opalesziert

---

[1]) Es dürfte empfehlenswert sein, Probierröhrchen mit zwei Marken für Harn und Reagens zu verwenden.

die Flüssigkeit nur, ohne dass Koagulation eintritt. Nach einigen Minuten wird aber ein feinflockiger Niederschlag ausgeschieden. Kocht man die Flüssigkeit nach dem Stehen wieder ein paar Minuten, so tritt die Koagulation sofort ein[1]).

Die Zusammensetzung des Reagenses ist folgende: 56,5 ccm Eisessig und 118 g Natriumazetat werden zusammen in Wasser gelöst und auf 1 l verdünnt.

Die Vorteile dieser Modifikation der Kochprobe sind: 1. Man kann noch geringere Eiweissmengen als nach der gewöhnlichen Kochprobe nachweisen. 2. Man bekommt immer einen positiven Ausschlag, wenn eine übernormale Eiweissmenge vorliegt. 3. Man braucht die Fehlerquellen nicht zu berücksichtigen, die der alten Methode anhaften. Es ist gleichgültig, welche Azidität der Harn selbst besitzt. Nur wenn der Harn alkalisch reagiert, muss er angesäuert werden. 4. Man erhält keine Ausfällung von Erdphosphaten oder Uraten. Was ausgeschieden wird, ist Eiweiss und nichts anderes. Eiweissfreie Harne geben demgemäß immer ein negatives Resultat. Die Probe ist in dieser Beziehung sogar zuverlässiger als die von Heller.

### Hellers Probe.

Man schichtet vorsichtig, so dass die Flüssigkeiten nicht gemischt werden, in einem Probierröhrchen den filtrierten Harn über einige ccm $25^0/_0$iger Salpetersäure. An der Grenzschicht zwischen beiden Flüssigkeiten entsteht eine scharf begrenzte, scheibenförmige, weisse Fällung (Hellers Ring), aus Eiweiss bestehend. Der normale Harn gibt keine Reaktion. Für das Gelingen der Probe ist es, wenn wenig Eiweiss vorhanden ist, durchaus notwendig, dass das Überschichten gut gelingt. Mischt man die Flüssigkeiten unvorsichtig, so kann eine geringe, aber wohl nachweisbare Eiweissmenge leicht übersehen werden, was in einfacher Weise demonstriert werden kann. Hat man nämlich durch richtige Ausführung der Probe eine schwach positive, aber deutliche Reaktion erzielt, so verschwindet jede Fällung sofort, wenn man umschüttelt, und die Flüssigkeit erscheint ganz klar.

Das Überschichten lässt sich in verschiedener Weise ausführen. Entweder filtriert man einige ccm Harn in ein Probierröhrchen, saugt dann die Salpetersäure in eine Pipette mit einer feinen Spitze auf, führt diese letztere bis auf den Boden des Probierröhrchens und lässt die Salpetersäure langsam auslaufen. Oder man giesst zuerst die Salpetersäure in das Probierröhrchen, bringt dann ein kleines Filter ohne Trichter auf den oberen Rand des Probierröhrchens und giesst das Filter voll Harn. Der Harn filtriert durch und läuft langsam längs der Wand des Röhrchens auf die Salpetersäure nieder, ohne dass eine Vermischung stattfindet. Für das Gelingen der Probe ist ein ganz klarer Harn erforderlich. Sonst könnte ein geringer Eiweissgehalt leicht übersehen werden. Der Harn muss infolgedessen immer filtriert werden.

Mehrere Fehlerquellen haften der Hellerschen Probe an: Eine positive Reaktion braucht nicht notwendig die Gegenwart von Eiweiss zu bedeuten. Ein konzentrierter, dunkelgefärbter Harn, reich an Harnstoff, kann einen typischen Hellerschen Ring geben, der nicht aus Eiweiss, sondern aus salpetersaurem Harnstoff besteht. Hundeharn, der gewöhnlich reich an Harnstoff ist, liefert diese Reaktion regelmäßig. Ebenso oft der Morgenurin des Menschen. Man soll demgemäß immer, wenn eine geringe Harnmenge und hohes spezifisches Gewicht vorliegt, erst den Harn mit dem gleichen Volumen Wasser verdünnen, ehe die Reaktion angestellt wird.

---

[1]) Nur bei Kaninchenharn bleibt die Opaleszenz unverändert bestehen.

Nach Einnahme von Balsamen — z. B. Kopaivabalsam — werden mit dem Harne Harzsäuren als lösliche Alkalisalze ausgeschieden. Die Harzsäuren selbst sind in Wasser unlöslich. Bei der Anstellung der Hellerschen Probe wird infolgedessen an der Grenzschicht ein voluminöser, weisser Ring von Harzsäuren auftreten. Die Fällung löst sich aber vollständig beim Schütteln mit Äther. Ein ähnlicher, aber viel geringerer Ring entsteht, wenn der Harn mit Thymol sterilisiert worden ist. Auch diese Fällung ist in Äther löslich.

Ausser diesen Ringen, die an der Grenzschicht selbst auftreten, kann man sehr oft eine schwache, diffuse, ringförmige, weisse Opaleszenz oberhalb der Berührungsstelle beider Flüssigkeiten beobachten. Dieser Mörnersche Ring ist teils durch die Chondroitinschwefelsäure-Eiweissverbindung hervorgerufen, teils besteht er aus Harnsäure. Beide treten an derselben Stelle auf. Der Harnsäurering tritt aber nur in Harnen, die reich an Harnsäure sind, auf und verschwindet, wenn der Harn vorher mit 1—2 Volumen Wasser verdünnt wird. Dagegen kommt der „Mucinring" erst recht nach der Verdünnung zum Vorschein, da Salze seinem Entstehen entgegen wirken. Der „Mucinring", welcher nichts mit Mucin zu tun hat, tritt beinahe konstant bei normalen, eiweissfreien Harnen auf. Enthält der Harn einen übernormalen Eiweissgehalt, so bekommt man gleichzeitig zwei Ringe: einen Hellerschen Ring an der Grenzschicht und einen Mörnerschen oberhalb derselben. Zwischen beiden sieht man eine klare Flüssigkeitsschicht. Nach und nach breitet sich der Hellersche Ring nach beiden Seiten aus und geht in den Mörnerschen über. In eiweisshaltigen Harnen ist der Mörnersche Ring immer deutlicher und stärker als in normalen.

Dass der Harnsäure- und Mucinring oberhalb der Grenzschicht liegt, liegt daran, dass die Niederschläge von der überschüssigen Salpetersäure gelöst werden. Dagegen diffundiert die Säure langsam in den Harn über, in genügender Menge zur Ausfällung der Verbindungen, nicht aber zur Lösung derselben. Aus diesem Grunde tritt der Mörnersche Ring nicht unmittelbar auf, sondern entwickelt sich allmählich nach dem Überschichten von Harn und Salpetersäure, um erst nach mehreren Minuten sein Maximum zu erreichen.

Enthält der Harn eine sehr geringe, aber trotzdem mehr als normale, Eiweissmenge, so erscheint auch der typische Hellersche Ring nicht unmittelbar nach der Anstellung der Probe, sondern erst nach einigem Stehen. Es entsteht in diesen Fällen an der Grenzschicht ein sehr geringer, aber scharf begrenzter und deutlicher Ring. Aus diesem Grunde ist es ganz unzulässig, die Probe unmittelbar nach der Ausführung zu beurteilen. Man soll deswegen **immer,** wenn die Reaktion zunächst ausbleibt, den Inhalt des Probierröhrchens nach zwei Minuten wieder beobachten. Ist die Ringbildung jetzt nicht eingetreten, so ist der Harn als eiweissfrei anzusehen.

Ausser den oben angeführten Ringen, die auf der Bildung von Niederschlägen beruhen, bewirkt die Salpetersäure die Bildung von gefärbten, aber durchsichtigen Ringen oberhalb der Grenzschicht. Die Färbungen rühren von Urorosen und Skatolrot her, welche durch Salpetersäure aus ihren Chromogenen gebildet werden.

Die im Harne auftretenden Albumosen geben eine typische Hellersche Probe. Dagegen ist die Kochprobe negativ. Ist also in einem Harne Heller positiv und die Kochprobe negativ, so sollen die unten angeführten Albumoseproben angestellt werden.

Die Hellersche Probe ist wohl eine empfindliche Reaktion, deren Empfindlichkeit aber nicht so gross ist, wie die der Fällungsreaktion durch gewisse Quecksilbersalze. Die Hellersche Probe bietet den grossen Vorteil, dass das normale Harneiweiss durch sie nicht nachgewiesen wird. Die Kochprobe ist etwa ebenso empfindlich, wie die von Heller.

Von den übrigen Fällungsmitteln für Eiweiss sind folgende brauchbar: Ferrocyankalium und Essigsäure, Metaphosphorsäure, Trichloressigsäure, sowie Neutralsalze. Die übrigen sind unbrauchbar.

Der Nachweis von Albumin und Globulin im einzelnen wird durch Aussalzen mittels der Neutralsalze $MgSO_4$ und $(NH_4)_2SO_4$ geführt. Eine beliebige Harnmenge wird durch Schütteln mit feinpulverisiertem $MgSO_4$ damit gesättigt. Hierdurch wird das Globulin ausgeschieden. Nach Ansäuern des Filtrats mit Essigsäure fällt das Albumin aus. Die Niederschläge können wieder in Wasser gelöst und durch ihre spezifischen Reaktionen identifiziert werden. Bequemer ist es jedoch, die Globuline durch Zusatz des gleichen Volumens gesättigter $(NH_4)_2SO_4$-Lösung auszusalzen und im Filtrat das Albumin durch Sättigung mit demselben Salze abzuscheiden.

Nachweis von Eialbumin im Harne. Bisweilen wird Albuminurie durch Zusatz von Eiweiss simuliert. Der Harn gibt dann eine positive Hellersche Reaktion und Kochprobe. Bei Verdacht auf die Gegenwart von Eialbumin kann man folgende Identitätsreaktionen anstellen: 1. Der Harn wird tropfenweise mit $25^0/_0$iger Salpetersäure versetzt, bis eine deutliche Fällung auftritt, dann fügt man das gleiche Volumen Alkohol hinzu. Der natürliche Eiweissharn wird dadurch klar, bei Gegenwart von Eialbumin wird der Niederschlag grösser. Nach einiger Zeit beginnt Gasentwicklung. 2. Schüttelt man den Harn mit einer Mischung von 4 Vol. Äther und 1 Vol. Alkohol, so bleibt der natürliche Eiweissharn klar oder so gut wie klar, enthält er aber Eialbumin, so tritt eine starke Fällung ein. 3. 10 ccm Harn werden mit 100 ccm Alkohol versetzt und nach einer halben Stunde filtriert. Die Fällung wird in ein Probierröhrchen gebracht und Wasser zugefügt. Das natürliche Eiweiss geht vollständig in Lösung, das Eialbumin aber nicht oder nur teilweise. Ist der Eiweissgehalt geringer als 0,2%, so gelingen diese Proben nicht.

### Die quantitative Bestimmung des Eiweisses.

Eine genaue Eiweissbestimmung lässt sich nur dadurch ausführen, dass das Eiweiss quantitativ durch Kochen unter Zusatz von Essigsäure ausgefällt und gewogen wird. Der durchschnittliche Fehler ist nicht grösser als 0,01%, jedoch oft geringer.

In einer kleineren Harnprobe wird die zur quantitativen Koagulation des Eiweisses nötige Essigsäuremenge durch einen Vorversuch festgestellt. Zu diesem Zwecke erhitzt man eine bestimmte Menge Harn im siedenden Wasserbade und fügt unter ständigem Umrühren solange tropfenweise verdünnte Essigsäure hinzu, bis eine filtrierte Probe keine Hellersche Reaktion mehr gibt. Dann werden 20—100 ccm Harn in einem in ein Wasserbad gestellten Becherglase erhitzt und unter Umrühren nach und nach mit der berechneten Menge Essigsäure versetzt. Nach beendetem Essigsäurezusatz wird das Erhitzen noch eine kurze Zeit fortgesetzt. Der Niederschlag wird dann auf einem Filter gesammelt und der Reihe nach mit Wasser, Alkohol und Äther ausgewaschen, bei $100^0$ getrocknet und gewogen. Schliesslich wird der Niederschlag verascht und das Gewicht der Asche sowie das des Filters (welches vor dem Gebrauche bei 100⁰ getrocknet und gewogen war) von dem gefundenen Gesamtgewicht abgezogen.

Viel bequemer dürfte jedoch folgendes Verfahren sein: 50 ccm Harn (oder bei hohem Eiweissgehalt geringere Mengen, die mit Wasser auf 50 ccm ergänzt werden) werden in einem Becherglase mit 10 ccm der Azetat-Essigsäuremischung (siehe oben) versetzt und in ein heftig kochendes Wasserbad gestellt. Nach einer halben Stunde wird filtriert. Der Niederschlag auf dem Filter wird mit Wasser, Alkohol und Äther ausgewaschen, getrocknet und gewogen. Nach Abzug des Gewichts der Asche und des Filters erhält man das Gewicht des Eiweisses. Auch hier muss das Filtrat nach Heller geprüft werden.

Approximative Eiweissbestimmung nach Esbach. Der Harn wird in ein sogenanntes Albuminimeter, ein Probierröhrchen von 15 cm Länge und einem lichten Durchmesser von 15—16 mm, bis zu der etwa 6 cm über dem Boden befindlichen Marke U eingefüllt. 4 cm über U ist eine zweite Marke R zur Abmessung des Reagenses, das aus 10 g Pikrinsäure und 20 g Zitronensäure in 1 l Wasser besteht. Weiter ist bis zu einer Höhe von ca. 4 cm vom Boden ab eine Skala mit den Marken 0,5, 1, 2 usw. angebracht. Der Abstand zwischen den Teilstrichen nimmt mit der Höhe ab. Die Marken zeigen die Anzahl Gramme Eiweiss in 1 l Harn an. Zu dem Harn gibt man nun das Reagens bis zur Marke R, schliesst das Röhrchen mit einem Gummistopfen und schüttelt vorsichtig 10—12 mal unter Vermeidung von Schaumbildung um. Das Röhrchen wird darauf in einem Stativ befestigt und 24 Stunden sich selbst überlassen. Nach der angegebenen Zeit wird die Höhe des Bodensatzes abgelesen. Vor dem Gebrauche muss das Röhrchen sorgfältig gereinigt und getrocknet werden. Weiter muss der Harn sauer reagieren und nötigenfalls mit Essigsäure angesäuert werden. Ist er zu konzentriert (spez. Gew. über 1,018), so muss man ihn zuerst mit einer gemessenen Menge Wasser verdünnen. Schliesslich darf der Harn nicht über 4 g Eiweiss im Liter enthalten. Zeigt ein Versuch einen höheren Eiweissgehalt an, so muss derselbe mit entsprechend verdünntem Harn wiederholt werden. Die Temperatur hat einen grossen Einfluss auf die Höhe des Bodensatzes. Die Temperatur darf deswegen nicht wesentlich über oder unter Zimmertemperatur liegen.

Die Ergebnisse, die man nach Esbach erhält, weichen bisweilen bedeutend von den durch die Gewichtsanalyse gefundenen ab. Man gewinnt auf diese Weise tatsächlich nur ein recht grobes Urteil über die vorhandene Eiweissmenge. Werden indessen die Proben immer bei derselben Temperatur und sonst genau nach der Vorschrift ausgeführt, so kann man durch sie feststellen, ob und inwieweit der Eiweissgehalt im Laufe einer gewissen Zeit gestiegen oder gesunken ist. Berücksichtigt man die Temperatur nicht, so kann es vorkommen, dass man z. B. eine Steigerung findet, wenn tatsächlich die Eiweissmenge vermindert ist.

Die verschiedenen Modifikationen der Esbachschen Methode, die vorgeschlagen worden sind, sind nicht als Verbesserungen anzusehen und auch nicht empfehlenswert.

Eine Bestimmung der Eiweissmenge durch Zentrifugieren und Messen der Höhe des Bodensatzes könnte a priori als ein rationelles Verfahren angesehen werden. Indessen sind die Ergebnisse ganz unsicher, teils weil die Unterschiede in der Höhe des Bodensatzes dabei zu unbedeutend sind, um genau abgelesen zu werden, teils auch weil verschiedene anscheinend unbedeutende Fehlerquellen stark einwirken können.

### Enteiweissung des Harns für andere Zwecke.

Zur Anstellung verschiedener Untersuchungen ist es oft notwendig, den Harn vorher vom Eiweiss zu befreien. In vielen Fällen, z. B. für den Zuckernachweis, genügt hierzu die Kochprobe. Indessen veranlasst die Erhitzung des Harns manche Veränderung in seiner Zusammensetzung, was zu verhindern, bei der Anstellung anderer Untersuchungen, von Bedeutung sein kann.

In solchen Fällen wird oft eine Lösung von kolloidalem Eisenoxydhydrat zur Enteiweissung mit Vorteil verwendet, da das Fällungsmittel mit dem Eiweiss quantitativ ausfällt. Der Harn bleibt angeblich sonst unverändert, doch ist dies nicht ganz richtig. Einerseits werden mit dem Eiweiss auch sämtliche Kolloide des Harns niedergeschlagen, andererseits enthält die Eisenlösung immer etwas Ammoniak, welches als Verunreinigung im Filtrat zurückbleibt.

Aus letzterem Grunde ist Kaolin vorzuziehen. Wird der Harn mit ca. $^1/_3 - ^1/_4$ seines Volumens Kaolinpulver geschüttelt und filtriert, so ist das Filtrat eiweissfrei. Inwieweit andere Harnkolloide mit niedergeschlagen werden, ist unbekannt. Hämoglobin wird von Kaolin nicht gefällt.

Schliesslich kann das Eiweiss durch Schütteln mit Blutkohle entfernt werden. Setzt man bis zu 10 % Alkohol hinzu, so werden keine im Harne gelösten Stoffe, mit Ausnahme der Farbstoffe und gewisser fremder Bestandteile, mitgefällt, während das Eiweiss, wenn es in nicht zu grosser Menge vorhanden ist, quantitativ von der Kohle adsorbiert wird.

### Fibrin.

Fibrin kommt im Harne bei Blutungen und Chylurie vor. Weiter hat man eine besondere „Fibrinurie" bei Entzündung der Harnwege aufgestellt. Das Fibrin tritt entweder als festes Koagulum oder als schleimige Massen, mit Mucin gemischt, auf. Es wird rein dargestellt durch Auswaschen mit 10 %iger Kochsalzlösung. Das Koagulum wird von verdünnten Säuren und Alkalien nur langsam gelöst.

### Durch Essigsäure fällbare Eiweisskörper.

Ausser den typischen Eiweisskörpern, die vom Blute herstammen, treten, entweder allein, oder mit dem genuinen Eiweiss zusammen, andere Eiweisskörper auf, die eine ganz andere diagnostische Bedeutung besitzen. Besonders bei zyklischer Albuminurie können sie in beträchtlichen Mengen vorkommen. Diese Stoffe können recht verschiedener Natur sein. Sie sind noch nicht genügend erkannt. Ein allgemeines Kriterium ist ihre Fällbarkeit durch Essigsäure. Diese Reaktion genügt jedoch nicht zur Charakterisierung des betreffenden Eiweisses, teils aus dem Grunde, weil eine Reihe ganz verschiedener Eiweisskörper von Essigsäure niedergeschlagen werden, und teils, weil der Harn Stoffe enthält, die das gewöhnliche Eiweiss nach Zusatz von Essigsäure fällen. Die Literaturangaben über diese Körper sind deswegen widersprechend.

Ausser dem typischen Harnmucoid, das nicht in Lösung vorkommt (siehe S. 73), kommt eine „mucinähnliche" Substanz im Harne gelöst vor. Sie ist nach K. Mörner ein Kunstprodukt, das durch Verbindung von Albumin und Chondroitinschwefelsäure, bzw. in einzelnen Fällen Nukleïnsäure oder Taurocholsäure, entsteht. Alle diese Verbindungen werden durch Essigsäure aus salzarmer Lösung gefällt. Trotzdem die älteren Angaben über das Auftreten phosphorhaltiger Eiweisskörper im Harne grösstenteils auf Verwechslung mit der mucinähnlichen Substanz beruhen, ist es doch unzweifelhaft, dass solche bisweilen vorkommen können. Fälle von Nukleoalbuminurie bei

Chlorose, perniziöser Anämie und Leukämie sind beschrieben worden. Um das **Nukleoalbumin** nachzuweisen, wird es mit Essigsäure ausgefällt. Nach Auswaschen mit Wasser zerlegt man die Verbindung durch Erhitzen mit $2^0/_0$iger Salzsäure auf dem Wasserbade. Das gebildete Azidalbumin wird beim Neutralisieren ausgeschieden und im Filtrate die Phosphorsäure durch Magnesiamixtur nachgewiesen. Ein anderer Teil des Filtrats wird mit Silbernitrat und Ammoniak auf Purinbasen untersucht. Ist die Phosphorsäurereaktion positiv und die Purinprobe negativ ausgefallen, so liegt ein Nukleoalbumin vor. Fallen beide Proben positiv aus, so besteht der Niederschlag aus **Nukleoproteïden**, die aus Eiweiss und Nukleïnsäure zusammengesetzt sind. Bisweilen soll die Eiweisskomponente ein **Histon** sein. Dies wird durch Behandlung des Niederschlages mit $0,5^0/_0$iger Salzsäure nachgewiesen. Gibt das Filtrat — ausser den Eiweissreaktionen — eine Fällung mit einem Überschuss an Ammoniak, so hat man Grund, die Gegenwart eines Histons anzunehmen. Das Histon muss jedoch noch durch andere Identitätsreaktionen identifiziert werden: Durch Fällen entweder mit den Alkaloidreagenzien bei neutraler Reaktion, oder durch eine verdünnte Albuminlösung nach dem Ansäuern mit Essigsäure. Die bisher angestellten Untersuchungen über das Auftreten dieser Körper im Harn sind sehr unzuverlässig. Man hat speziell die Nukleoproteïde mit den Nukleoalbuminen verwechselt. Sie haben zwar einige Eigenschaften gemeinsam, sind aber tatsächlich ganz verschiedene Körper. Die Untersuchungen über das Histon im Harn sind auch noch sehr mangelhaft.

### Benze-Jones Eiweisskörper.

Das Auftreten dieses eigentümlichen Eiweisskörpers ist bei weitem nicht so selten, wie früher angenommen wurde. Er wird leicht durch das eigentümliche Verhalten des Harns erkannt, der, falls er anwesend ist, beim Erwärmen auf $40-60^0$ einen Niederschlag gibt, welcher bei fortgesetztem Erhitzen bis zum Sieden ganz oder teilweise in Lösung geht, um beim Erkalten ganz oder teilweise wieder ausgeschieden zu werden. Was das Auftreten dieser Verbindung besonders wichtig macht, ist ihre diagnostische Bedeutung. In beinahe sämtlichen Fällen ist die Gegenwart von **Benze-Jones** Eiweiss an das Vorhandensein von Osteosarkomen oder multiplen Myelomen geknüpft. Dieses Eiweiss ist, ausser im Harne, auch in dem angegriffenen Knochenmark, im Blut, in Exsudaten und in den Lymphdrüsen nachgewiesen worden.

Seine Menge im Harne schwankt zwischen $0,25^0/_{00}$ und $6,7\%$. Die Zusammensetzung der Nahrung ist ohne Einfluss auf die Ausscheidung desselben. Zweifelsohne ist letztere von einem grösseren oder geringeren Zerfall des Körpereiweisses, welches in irgendwelcher Weise in diesen Eiweisskörper umgebildet wird, abhängig.

**Benze-Jones** Eiweisskörper ist keine einheitliche Eiweissverbindung, da seine Eigenschaften in verschiedenen Fällen voneinander abweichen. Die gemeinsame charakteristische Eigenschaft ist das Verhalten beim Erhitzen. Durch Kochsalz oder Magnesiumsulfat lässt er sich nicht aussalzen und ist folglich kein Globulin. Dagegen wird er durch Sättigung mit Ammoniumsulfat bis zu $58\%$ ausgefällt. Er ist phosphorfrei, in Wasser löslich und wird nicht durch Dialyse ausgeschieden. Durch Zusatz von Salpetersäure in der Kälte wird er gefällt. Der Niederschlag löst sich in der Wärme und scheidet sich beim Erkalten wieder aus. Aus diesem Grunde hat man dieses Eiweiss fälschlich als Albumose angesehen. Die gewöhnlichen Eiweissreaktionen fallen positiv aus. Interessant ist, dass dieser Eiweisskörper mehrfach zur Kristallisation gebracht worden ist, teils bei freiwilliger Verdunstung aus der wässrigen Lösung, teils nach längerem Stehen aus 40%iger Ammonsulfatlösung.

Zum Nachweis wird das eigentümliche Verhalten des Harns beim Erhitzen und zu Salpetersäure, evtl. auch die Fähigkeit des Eiweisskörpers, zu kristallisieren, benutzt.

### Albumosurie.

Peptone sind niemals mit Sicherheit im Harn nachgewiesen worden, dagegen können Albumosen in ihm vorkommen. Diese besitzen ein höheres Molekulargewicht als die Peptone und können, im Gegensatz zu diesen, durch Ammonsulfat ausgeschieden werden. Weiter geben die Albumosen eine positive Hellersche Reaktion (der Niederschlag geht beim Erwärmen in Lösung, um beim Erkalten wieder ausgeschieden zu werden).

Albumosurie tritt bei verschiedenen Leberkrankheiten auf (die hepatogene Form). Bei Karzinom findet die Ausscheidung regelmäßig statt. Sehr häufig wird Albumosurie während der Resorption von zellreichen Exsudaten beobachtet (die pyogene Form), ebenso bei Pneumonie, Phthisis, purulenter Pleuritis, Rheumatismus acutus, Sepsis, Osteomyelitis, Angina, Muskelrheumatismus, Diphtherie, Parotitis und bei den meisten Fieberkrankheiten, besonders während der Deferveszenz. Nach Serumbehandlung tritt regelmäßig Albumosurie ein, nach Tuberkulininjektion häufig. Bei Blutkrankheiten zeigt sich ebenfalls gewöhnlich Albumosurie. Bei Nephritis kommen Albumosen nicht im Harne vor. Nach Krehls Untersuchungen findet man bei 90% aller Fieberpatienten Albumosurie, während bei 77% von fieberfreien Patienten die Albumosen fehlen.

Schliesslich können Albumosen nach dem Genuss von grösseren Mengen derselben ins Blut und von hier in den Harn übergehen. Es liegt nahe, anzunehmen, dass dieselbe Erscheinung nach dem Genuss von reichlichen Mengen Eiweiss eintritt, da auch in diesem Falle Albumosen im Blute nachgewiesen werden können[1]).

Betreffs der Menge der Albumosen im Harn ist die stärkste Ausscheidung bei Empyem (0,66%) und bei Pneumonie (0,69%, 0,76%) beobachtet worden. Auf der andern Seite kann die Menge sehr unbedeutend sein (z. B. 0,065% bei einem Falle von zellenarmem Empyem).

Die Albumosen lassen sich mittels der gewöhnlichen Eiweissreaktionen nachweisen, doch nicht durch die Kochprobe. Für den Nachweis ist es notwendig, das genuine Eiweiss vorher zu entfernen. Hierbei muss man dafür Sorge tragen, dass nicht sekundär aus dem Eiweiss Albumosen gebildet werden, was z. B. während der Koagulation durch Kochen der Fall sein kann, wenn eine ungeeignete H-Ionenkonzentration vorliegt, wenn das Kochen zu lange dauert oder die Temperatur zu sehr (über 100°) gesteigert wird. Die einfachste und auch genaueste Methode ist wohl die ursprünglich von Devoto für andere Zwecke ausgearbeitete, welche Bang für den Nachweis der Albumosen umgearbeitet hat: 10—20 ccm Harn werden mit festem Ammonsulfat gesättigt und bis zum Sieden erhitzt. Die ausgeschiedenen Albumosen und das koagulierte Eiweiss schwimmen auf der salzgesättigten Flüssigkeit und setzen sich beim Sieden an den Wandungen des Probierröhrchens fest. Dann giesst man die Flüssigkeit mit dem überschüssigen Salz rasch ab (wobei das anhaftende Eiweiss zurückbleibt)[2]).

---

[1]) Unveröffentlichte Untersuchungen aus J. Bangs Institut.

[2]) Kommen wenig Albumosen vor, so müssen sie durch Filtration gesammelt werden.

Ausser den Eiweisskörpern wird auch das Urobilin mit ausgefällt, welches später bei der Anstellung der Albumosenreaktion zu Irrtümern Veranlassung geben kann, da es mit Kupfersulfat und Alkali eine biuretähnliche Reaktion gibt. Man versetzt deswegen den Niederschlag reichlich mit Alkohol und rührt mit Hilfe eines Glasstabes den Bodensatz mit dem Alkohol tüchtig um. Das Urobilin geht in den Alkohol, der abgegossen wird (ist viel Urobilin vorhanden, so genügt der Alkohol allein nicht, um es zu lösen, in diesem Falle muss man zuerst mit Chloroform und dann mit Alkohol extrahieren). Der Rückstand wird mit 3—4 ccm Wasser versetzt, aufgekocht und filtriert. Das genuine koagulierte Eiweiss bleibt zurück, die Albumosen aber gehen in die wässrige Lösung über. Im Filtrate werden sie mittels der Biuretreaktion nachgewiesen. Wegen des Ammoniumsalzes muss man starke Natronlauge verwenden. Nach dieser Methode kann man bis zu 0,05 % Albumosen in 20 ccm Harn nachweisen. Wird eine grössere Harnmenge angewandt, entsprechend mehr. Enthält der Harn Hämatoporphyrin, so muss dieses vorher durch Zusatz von einigen Tropfen Bariumchloridlösung abgeschieden werden.

Die quantitative Bestimmung der Albumosen geschieht am besten kolorimetrisch, indem dieselben durch Ammonsulfat aus der kochenden Flüssigkeit ausgeschieden und wieder in Wasser gelöst werden. Zum Vergleich wird eine Albumoselösung von bekanntem Gehalte dargestellt. Die Menge Kupfersulfat und Alkali muss in beiden Lösungen dieselbe sein.

### Hämaturie und Hämoglobinurie.

Hämoglobin kommt im Harne teils in Lösung (Hämoglobinurie), teils als Bestandteil von Blutkörperchen (Hämaturie) vor. In letztgenanntem Falle hat man es mit einer Blutung der Nieren oder Harnwege oder einer Beimischung von Menstruationsblut zu tun. Hämoglobinurie setzt eine Lösung der Blutkörperchen voraus, was entweder in der Blutbahn geschieht, in welchem Fall das freigemachte Hämoglobin durch die Nieren ausgeschieden wird, oder auch im Harne selbst, wenn dieser globulizide Eigenschaften besitzt. In diesem Falle kann man die Stromata mikroskopisch nachweisen. Gewöhnlich werden die Blutkörperchen im Harne nicht gelöst, sondern schrumpfen infolge des osmotischen Überdruckes des Harns. Hämoglobinurie tritt nach Vergiftung mit gewissen „Blutgiften", z. B. Arsenwasserstoff, nach Einwirkung von verschiedenen Giften bakterieller Natur, bei Infektionskrankheiten, nach Einspritzen gewisser hämolytischer Stoffe (Hämolysine, Gallensäuren), ebenso wie nach Transfusion von artfremdem Blut ein. Schliesslich zeigt sich Hämoglobinurie nach Verbrennungen und Erfrierungen. Ferner kommt eine sogenannte „paroxysmale Hämoglobinurie" vor.

Nachweis. Für den chemischen Nachweis ist es gleichgültig, ob der Harn freies Hämoglobin oder Blutkörperchen enthält. Der Nachweis des freien Hämoglobins besteht darin, dass man sich von der Abwesenheit von Blutkörperchen überzeugt. Bluthaltiger Harn ist trübe und mehr oder weniger ausgesprochen rot gefärbt. Kommt freies Hämoglobin in grösserer Menge vor, so ist der Harn nahezu schwarz und undurchsichtig, bei geringer Menge rot und durchsichtig.

Für den Nachweis des Hämoglobins als solchen (im Gegensatz zum Methämoglobin) ist nur die spektroskopische Untersuchung entscheidend. Man füllt ein Probierröhrchen (oder besser ein Glaskästchen mit planparallelen Wänden) mit Harn und bringt es vor den Spalt eines Spektralapparates, durch welchen ein starkes Lichtbündel, das zuerst den Harn passiert, einfällt. Geht kein Licht durch, so muss der Harn entsprechend verdünnt werden, bis man die beiden charakteristischen Hämoglobinstreifen sieht. Enthält aber der Harn viele andere Farbstoffe, so können diese das Spektrum verdunkeln und man muss evtl. so stark verdünnen, dass die Hämoglobinstreifen nicht mehr sichtbar sind, wenn wenig Hämoglobin vorliegt. Mit dem Hämoglobinspektrum zusammen sieht man bisweilen die vier Streifen des Methämoglobins, wodurch der Nachweis kompliziert werden kann. Von den übrigen Methoden haben nur die zwei alten, die Guajakprobe und Heller-Teichmanns Probe, praktische Bedeutung.

Die Guajakprobe beruht auf der Fähigkeit des Hämoglobins sauerstoffübertragend zu wirken, wodurch die farblose Guajakonsäure in Guajakblau übergeführt wird. Die Oxydation findet nur bei Gegenwart von leicht aktivierbarem Sauerstoff wie Ozon oder Peroxyd statt, wie er in altem (nicht aber frischem) Terpentinöl vorhanden ist. Diese Aktivierung des Sauerstoffes können auch viele andere Substanzen (besonders viele Kolloide) bewirken, aus welchem Grunde die Guajakprobe nur für die Abwesenheit des Blutes beweisend ist, wenn sie nämlich negativ ausfällt. Die Probe wird in folgender Weise ausgeführt: In einem Probierröhrchen bringt man gleiche Teile Guajaktinktur und altes Terpentinöl, das einige Zeit unter der Einwirkung von Licht und Luft gestanden hat und dadurch stark ozonhaltig (richtiger peroxydhaltig) geworden ist, zusammen. Zu dieser Mischung, die keine Blaufärbung zeigen darf, setzt man den Harn. Bei Gegenwart von Blut oder Hämoglobin tritt an der Berührungsstelle der Flüssigkeiten erst ein grüner, später blaugefärbter Ring auf. Schüttelt man nun um, so wird die Mischung schön blau gefärbt. Normaler und eiweisshaltiger Harn gibt diese Reaktion nicht. Die Guajaktinktur wird als $1-5^0/_0$ige alkoholische Lösung verwendet. Eiter gibt dieselbe Reaktion, jedoch nicht, wenn der Harn vorher gekocht wird. Dagegen gibt bluthaltiger Harn die Reaktion auch nach dem Kochen. Statt Terpentin kann eine Lösung von Wasserstoffsuperoxyd verwendet werden.

Hellers Probe. Der Harn wird mit Natronlauge stark alkalisch gemacht und in einem Probierröhrchen aufgekocht. Dadurch wird das Hämatin von dem Hämoglobin abgespalten und ausgefällt. Es fällt zugleich mit den Erdalkaliphosphaten aus, wodurch der Niederschlag schön blutrot gefärbt wird. Diese sehr feine Probe gelingt schon, wenn 1 ccm Blut zu 1 l Harn gesetzt wird. Bei stark ikterischen und überhaupt bei dunkel gefärbten Harnen ist es bisweilen schwierig, die rote Farbe wahrzunehmen. Man löst dann den Niederschlag in Essigsäure, die bei Gegenwart von Hämoglobin rot gefärbt wird.

Ratsamer ist es, in diesen Fällen aus dem Niederschlag Häminkristalle nach Teichmann darzustellen. Man kratzt ihn vom Filter, ohne ihn vorher auszuwaschen, ab und trocknet ihn auf dem Wasserbade. Von dem feingepulverten Rückstand bringt man etwas auf einen Objektträger, legt das Deckglas darauf und lässt vom Rande her einen Tropfen Eisessig zulaufen. Man erwärmt nun vorsichtig über einem Mikrobrenner, bis Gasblasen auftreten, lässt erkalten und beobachtet unter dem Mikroskop. Bei Gegenwart von Blut sieht man die charakteristischen rhombischen braunen oder schwarzen Häminkristalle. Hat man trotz sorgfältigen Suchens solche nicht wahrgenommen, so muss man nochmals Eisessig zusetzen, erwärmen und von neuem beobachten. Bisweilen enthält der Harn an und für sich Hämatin, das dieselben Reaktionen gibt wie das Hämoglobin.

### Pyurie.

Eiter kommt bei akuter und chronischer Entzündung der Harnwege vor. Die gewöhnlichsten Ursachen sind Blasenkatarrhe sowie Entzündung des Nierenbeckens und der Urethra.

Eiter lässt sich leicht mikroskopisch nachweisen. In alkalischem Harn werden jedoch die Eiterzellen leicht aufgelöst, und gerade bei Gegenwart von Eiter ist er oft alkalisch. Indessen kann Eiter auch bequem durch die Donnésche Eiterreaktion nachgewiesen werden: Das Harnsediment wird so gut wie möglich isoliert und mit einem Stück festen Ätzkalis versetzt. Sind Eiterzellen im Sediment vorhanden und sind sie nicht wesentlich verändert worden, so bildet sich ein zäher zusammenhängender Schleim.

Sind die Eiterzellen in Lösung übergegangen, so bewirkt Essigsäure einen reichlichen, grobflockigen Niederschlag von Nukleoproteïden, die nicht mit Mucin verwechselt werden dürfen. Auch diese Fällung gibt die Donnésche Probe mit Ätzkali. Eiterhaltiger Harn enthält ausserdem immer gewöhnliches Eiweiss.

# Eiweissderivate.

### Chondroitinschwefelsäure

ist nach K. Mörner ein konstanter Harnbestandteil, der unter den nicht dialysablen Verbindungen nachgewiesen werden kann. Die tägliche Menge beträgt ca. 80—90 mg. Die Chondroitinschwefelsäure fällt bei saurer Reaktion Eiweiss und zwar am meisten dann, wenn 10 Teile Eiweiss auf 1 Teil der Säure kommen. Die Gegenwart von Salzen verhindert die Ausscheidung. Ein normaler Harn kann mit 0,1 % Chondroalbumin versetzt werden, ohne dass eine Fällung entsteht. Setzt man Essigsäure hinzu, so tritt keine Fällung ein, sondern nur eine Opaleszenz. Nach der Dialyse aber wird die Verbindung durch Zusatz von Essigsäure bis zu 0,2 % ausgeschieden. Ein solcher Harn gibt mit Salpetersäure den Mörnerschen Ring einige mm über der Grenzschicht. Nach Verdünnung mit 2 Vol. Wasser tritt die Ringbildung noch deutlicher hervor.

Die Chondroitinschwefelsäure wird nicht durch Bariumchlorid gefällt und reduziert Fehling nicht. Nach Hydrolyse durch einstündiges Erhitzen mit 2%iger Salzsäure im Wasserbade werden Schwefelsäure und reduzierende Substanzen (Pentosen und Glukuronsäure) abgespalten. Demgemäß erhält man eine positive Reduktionsprobe und eine Fällung mit Bariumchlorid.

Um Chondroitinschwefelsäure nachzuweisen, wird der Harn solange dialysiert, bis keine Chlorreaktion auf Zusatz von Silbernitrat auftritt, und dann mit 0,2 % Essigsäure versetzt. Nach Schütteln mit Chloroform und mehrtägigem Stehen lässt sich der Niederschlag auf ein Filter bringen. Ist der Harn eiweissfrei, so setzt man am besten vorher etwas Blutserum (1,5 ccm auf 1 l Harn) zu. Der Niederschlag wird ausgewaschen und in schwach ammoniakhaltigem Wasser gelöst. Die Lösung wird mit 2 % Salzsäure eine Stunde im Wasserbade hydrolysiert und auf Schwefelsäure und reduzierende Substanzen geprüft. Die Pentosenreaktionen sollen ebenfalls angestellt werden. Fällt allein die Reduktionsprobe positiv aus, so ist die Gegenwart von Chondroitinschwefelsäure ausgeschlossen, und das Eiweiss ist wahrscheinlich ein Mucin oder Mucoid, welche reduzierende Substanzen enthalten. Die quantitative Bestimmung der Säure kann durch Bestimmung des Zuckers oder der Schwefelsäure geschehen — am besten durch beide. Um die Chondroitinschwefelsäure möglichst vollständig auszufällen, muss man den Harn mit ein wenig Eiweiss versetzen. Durchschnittlich erhält man ca. 40 mg des Chondroalbumins aus 1 l Harn, durch weiteren Eiweisszusatz ca. 50 mg, was der gesamten Chondroitinschwefelsäure entspricht.

### Nukleïnsäure

kommt nach K. Mörner ebenfalls normaliter im Harn vor, aber in viel geringerer Menge als die Chondroitinschwefelsäure; sie fehlt bisweilen vollständig. Die im Harn vorkommende Säure ist wahrscheinlich die Thymusnukleïnsäure, welche dadurch charakterisiert wird, dass sie durch Hydrolyse mit kochenden Mineralsäuren in Phosphorsäure und Purinbasen, aber nicht in Zucker zerlegt wird. Die übrigen Nukleïnsäuren liefern dagegen Zucker, nämlich Pentose, als Spaltungsprodukt. Nichtsdestoweniger gibt die Thymusnukleïnsäure eine positive Pentosereaktion, eine Purpurfärbung nach Erhitzen mit Phlorogluzin und konz. Salzsäure. Die Nukleïnsäuren fällen Eiweiss, wenn beide Lösungen angesäuert sind.

Zum Nachweis fällt man die Nukleïnsäure zugleich mit dem Chondroalbumin aus. Nach der Hydrolyse wird mit Silbernitrat und Ammoniak auf Purinbasen geprüft. Ein anderer Teil der Fällung wird mit Soda und Salpeter verascht. Die Asche wird in Wasser gelöst, mit Salpetersäure angesäuert und mit einem Überschuss einer Lösung von molybdänsaurem Ammon versetzt. Ein gelber Niederschlag zeigt die Gegenwart von Phosphorsäure an.

### Phosphorfleischsäure

soll spurenweise im Harne vorkommen. Siegfried hält sie für dem Trypsinfibrinpepton nahestehend oder gar für mit ihm identisch und schreibt ihr die Formel $C_{10}H_{17}N_3O_5$ oder $C_{10}H_{15}N_3O_5$ zu.

# Zucker.

## Glykosurie.

Ebenso wie der normale Harn Eiweiss enthält, so enthält er auch Traubenzucker, indessen nur in Spuren. Für den Nachweis und die Bestimmung kann man die sonst üblichen Methoden nicht direkt anwenden, da der Harn andere Verbindungen enthält, die das Ergebnis in hohem Maße beeinflussen. So reduzieren verschiedene normale Harnbestandteile alkalische Metalloxydlösungen und drehen die Polarisationsebene. Man muss infolgedessen das Reduktionsvermögen des Harns vor und nach der Gärung bestimmen und aus der Differenz die Zuckermenge berechnen. Solche Untersuchungen haben gezeigt, dass der normale Harn 0,03—0,04 % (Lavesson), bzw. 0,01—0,03 % (Schoendorff) Traubenzucker enthält. Indessen sind diese Untersuchungen nicht ganz beweiskräftig, da die Hefe selbst reduzierende Stoffe liefern kann, während sie gleichzeitig reduzierende Substanzen verbraucht. Doch findet man immer geringere Reduktionswerte nach der Gärung, was die Gegenwart von Zucker sehr wahrscheinlich macht. Man hat auch den exakten Beweis hierfür liefern können. Wird der Harn nämlich mit Bleiessig und Ammoniak gefällt, so enthält der Niederschlag eine reduzierende gärungsfähige Substanz. Ferner hat Moritz aus ihr Glykosazon mit dem Schmp. 204—205° dargestellt. v. Baisch u. a. haben den Zucker als Benzoat dargestellt und daraus Zuckernatron durch Zerlegung mit Natriumalkoholat gewonnen. Schliesslich wurde der Zucker durch die gewöhnlichen Reaktionen identifiziert. Die Gegenwart von Zucker im normalen Harn ist folglich mit Sicherheit festgestellt. Nach

Lavesson ist sein Vorkommen jedoch nicht ganz konstant. Der Harn von Männern enthält mehr Zucker als der von Frauen. Noch weniger Zucker, als bei Frauen, kommt im Harne von Kindern vor. Sind die Werte Lavessons richtig, so enthält der normale Harn eine Zuckermenge, die nicht wesentlich geringer als die Blutzuckermenge ist. Weitere Untersuchungen hierüber sind wünschenswert.

Nach dem Genuss von reichlichen Zuckermengen, besonders von Glykose, aber auch von Stärke, kann sich die Zuckermenge im Harn recht bedeutend steigern. Die ausgeschiedenen Mengen können zwischen 0,5 g und mehreren Grammen pro 1 Harn schwanken. In diesen Fällen findet man auch eine Steigerung der Blutzuckermenge. Das Verhältnis zwischen beiden ist noch nicht ganz aufgeklärt. Nach den vorliegenden Untersuchungen kann als erwiesen angesehen werden, dass der Blutzucker bedeutend steigen kann, ohne eine gleichzeitige Steigerung der Zuckerausscheidung durch den Harn, und umgekehrt eine unbedeutende Blutzuckersteigerung von einer beträchtlichen Zuckerausscheidung durch den Harn begleitet sein kann. Die ausgeschiedene Menge entspricht immer nur einem unbedeutenden Teil der zugeführten.

Nervöse Einflüsse können Glykosurie veranlassen. Sie kann von einer vorübergehenden Hyperglykämie begleitet sein. Es kommt aber auch eine nervöse Glykosurie ohne irgendwelche Hyperglykämie vor. Diese Glykosurien sind nur vorübergehend.

Nach Einwirkung mancher Gifte tritt ebenfalls Zucker im Harne auf. Die Gifte wirken teils die Zuckerbildung fördernd auf die Leber, wie z. B. Adrenalin, teils direkt auf die Nieren wie Phloridzin. Adrenalin besitzt jedoch auch eine Nierenwirkung, da Adrenalinmengen, die bei Menschen keine nennenswerte Hyperglykämie hervorrufen, trotzdem eine beträchtliche Glykosurie bewirken. Viele Gifte, die einen starken Nierenreiz ausüben, wie Sublimat, Kaliumchromat, Kantharidin u. a. veranlassen eine Zuckerausscheidung ohne Steigerung des Blutzuckers.

Ähnliche Verhältnisse kommen bei gewissen Formen von Diabetes vor, bei welchen Hyperglykämie fehlt. Die Glykosurie ist in diesen Fällen in der Regel nur mäßig. Für diese Form hat man den Begriff „Nierendiabetes" aufgestellt, ohne dass jedoch ein untrüglicher Beweis für das wirkliche Vorhandensein eines solchen geliefert worden ist. Schliesslich gibt es die gewöhnliche diabetische Glykosurie, bei welcher die Zuckerausscheidung von einer Hyperglykämie begleitet ist. Hier findet man grosse Schwankungen, sowohl was die Hyperglykämie, als auch was die Zuckerausscheidung anbetrifft. Ein bestimmtes Verhältnis zwischen den beiden Faktoren kann generell nicht aufgestellt werden. Die Stärke der Hyperglykämie ist nicht die einzige Ursache für die Stärke der Zuckerausscheidung, da sich auch das Verhalten der Nieren dabei (beinahe?) immer geltend macht.

Bei Diabetes sind Glykosurien von mehr als 300 g Zucker pro Tag beobachtet worden. In schweren Fällen ist der zu jeder Zeit ausgeschiedene Harn zuckerhaltig. Bei den leichten Formen enthält der Harn Zucker hauptsächlich nur nach den Mahlzeiten und nach dem Genuss von Zucker.

Traubenzucker kommt in drei Modifikationen vor. In der $\alpha$-Modifikation kristallisiert der Zucker aus übersättigten Lösungen mit 1 Mol. Kristallwasser. Beim vorsichtigen Erwärmen geht das Kristallwasser fort. Der wasserfreie Zucker schmilzt bei 144—146°. Der $\alpha$-Zucker hat eine spezifische Drehung von mindestens $+ 106°$. In verdünnten wässerigen Lösungen geht die $\alpha$-Form im Laufe von 6—7 Stunden in die $\beta$-Modifikation über. Beim Kochen findet die Umwandlung in einigen Minuten, bei Zusatz von $1^0/_0$iger Kalilauge augenblicklich statt. In konzentrierten Lösungen ist die Umwandlung selbst nach dem Kochen unvollständig. Konzentriert man eine Lösung der $\beta$-Modifikation auf dem Wasserbade bei 92⁰ bis zur beginnenden Kristallisation, so scheidet sich die $\beta$-Form ab, die aus Alkohol umkristallisiert werden kann. Die $\beta$-Modifikation ist die gewöhnliche Form, ihre spez. Drehung ist + 52,5⁰. Eine in der Kälte hergestellte Zuckerlösung zeigt also, da sie aus der $\alpha$-Form besteht, eine hohe spez. Drehung, die beim Stehen langsam, beim Kochen rasch bis zu dem konstanten Werte + 52,5⁰ herabsinkt. Die $\gamma$-Modifikation erhält man durch Eindampfen einer stark konzentrierten Zuckerlösung bei 110⁰. Diese Form hat wenig praktische Bedeutung.

Glykose ist sehr leicht in Wasser, schwer in kaltem, leicht in warmem Alkohol löslich, unlöslich in Äther. Die $\alpha$-Form ist leichter in Wasser löslich als die $\beta$-Form. Traubenzucker kann mit Kochsalz zusammen in Form von Doppelkristallen auskristallisieren. Mit den Alkalien und Erdalkalien werden Verbindungen gebildet, die in Alkohol unlöslich sind. Dagegen sind sie wasserlöslich. Beim Stehen dieser Lösungen wird der Zucker zersetzt und Karamel gebildet. Kocht man die Lösung, so entsteht sofort Karamel, wodurch die Lösung eine gelbe bis gelbbraune Farbe annimmt.

### Der qualitative Nachweis des Traubenzuckers im Harne.

Enthält der Harn reichliche Mengen von Zucker, so ist der Nachweis sehr einfach. Die Polyurie in Verbindung mit der blassen Farbe und dem hohen spez. Gew. des Harns muss stets den Verdacht auf die Gegenwart von Zucker lenken, welcher dann vor allem durch die gewöhnlichen Reduktionsmethoden nachgewiesen wird.

### a) Die Reduktionsmethoden.

Trommers Probe. Ca. 10 ccm Harn werden mit $^{1}/_{10}$ Volumen 10⁰/₀iger Natronlauge und dann tropfenweise mit einer 5⁰/₀igen Kupfersulfatlösung versetzt, bis die graublaue Fällung des Kupferoxydhydrates beim Umschütteln nicht mehr gelöst wird. Bei darauffolgendem vorsichtigem Erhitzen beginnt in der oberen Schicht der Flüssigkeit eine Ausscheidung von rotem Kupferoxydul oder gelbem Kupferoxydulhydrat. Das Probierröhrchen wird nun von dem Brenner entfernt und ins Stativ gestellt. Nach einigen Minuten ist alles Kupferoxyd reduziert. Die Oxydulfällung sammelt sich auf dem Boden des Röhrchens und die überstehende Flüssigkeit ist schwach gelbgefärbt. Wird das Erhitzen zu lange fortgesetzt, so geht die Reduktion, wenn reichlich Zucker vorhanden ist, weiter. Man bekommt dann eine Mischung von Kupferoxydul und metallischem Kupfer, wodurch die Farbe mehr schmutzig rotbraun wird. Diese älteste Probe ist nicht besonders empfehlenswert. Enthält der Harn viel Zucker, so läuft man leicht Gefahr zu wenig Kupfersulfat zuzusetzen. In diesem Falle wird nur ein Teil des Zuckers von dem Kupferoxyd oxydiert. Ein anderer Teil wird von dem Alkali in Karamel verwandelt, wodurch die Flüssigkeit braungelb gefärbt wird. Weiter aber kann das Karamel evtl. das reduzierte Kupferoxydul in Lösung halten, und dadurch könnte man verleitet werden, den Harn für zuckerfrei zu halten. Enthält der Harn dagegen wenig Zucker, so könnte man leicht zu viel Kupfersulfat zusetzen, und so könnte es kommen, dass der Überschuss an Kupferoxydhydrat beim Kochen in schwarzes Kupferoxyd verwandelt wird und dieses eine eventuelle geringe Oxydulausscheidung so vollständig verdeckt, dass sie übersehen wird. Hierzu kommt noch, dass andere Harnbestandteile das Oxydul in Lösung halten können, wenn die Ausscheidung gering ist. Diese

Harnbestandteile sind: 1. Das **Ammoniak**, 2. das **Kreatinin**, sowie 3. die **Kolloide des Harnes**, welche wahrscheinlich in dieser Beziehung die wichtigsten sind. Weiter hat es sich gezeigt, dass man eine stärkere Reduktion erhält, wenn das Kupfersulfat **vor** dem Alkali zugesetzt wird. Ausser allen diesen Fehlerquellen kommt noch der Umstand hinzu, dass der Harn Stoffe enthält, welche selbst Kupferoxyd reduzieren. Diese Stoffe sind: 1. **Kreatinin**, 2. **Harnsäure**, 3. **Urochrom**, 4. **einige Glukuronsäureverbindungen**, 5. der normal vorkommende **Traubenzucker**, der allein für **Trommers** Probe zu gering ist, 6. andere im Harne vorkommende Stoffe unbekannter Natur, die reduzierend wirken (hierunter wahrscheinlich Indikan). Alle diese Substanzen kommen in jedem konzentrierten Harn in genügender Menge vor, um eine „falsche Reduktion" der **Trommer**schen Flüssigkeit zu bewirken. Auf der anderen Seite halten die obengenannten Stoffe, die auch in relativ grosser Menge vorkommen, das gebildete Kupferoxydul ganz oder teilweise in Lösung. Inwieweit in dem gegebenen Falle der eine oder der andere dieser Faktoren überwiegt, ist schwer zu beurteilen. Es kann deswegen auf einem Zufall beruhen, ob der Harn bei der **Trommer**schen Probe eine deutliche Reduktion zeigt oder nicht. In der Regel wird man bei konzentriertem Harne finden, dass die Flüssigkeit beim Kochen aus der schwachblauen, oft blaugrauen Farbe in eine mehr rein graue oder gelbbraune umschlägt, ohne dass jedoch irgendwelche Oxydulausscheidung sichtbar wird. In solchen Fällen kann man nicht direkt durch diese Probe entscheiden, inwieweit der Harn kleine, aber doch pathologische Zuckermengen enthält.

Besitzt aber der Harn eine lichtgelbe Farbe, so wird die **Trommer**sche Probe gewöhnlich ein genaues Ergebnis liefern, vorausgesetzt, dass die richtige Kupfermenge zugesetzt wird. Wünscht man bei dunkelgefärbten, konzentrierten Harnen das **Trommer**sche Verfahren anzuwenden, so muss man vorher den Harn mit viel Wasser verdünnen. Dadurch kann aber eine geringe Zuckermenge übersehen werden. Besser ist es, sich dann der unten beschriebenen Entfärbungsmethode zu bedienen.

**Fehlings Probe.** Um die zwei Fehlerquellen, die der **Trommer**schen Probe anhaften — die Anwendung von zu viel oder zu wenig Kupfer — zu vermeiden, kann man mit Vorteil die **Fehling**sche Lösung verwenden. Man setzt hier immer einen **Überschuss** an Kupfersulfat hinzu. Das überschüssige Kupferoxyd wird aber **nicht** ausgeschieden, sondern als komplexe Weinsäureverbindung in Lösung gehalten.

Man mischt ca. 5 ccm von **Fehling I** (blaue Lösung) mit 5 ccm von **Fehling II** (farblose Lösung) in einem Probierröhrchen und kocht auf[1]). Gleichzeitig kocht man in einem anderen Probierröhrchen 10 ccm Harn (evtl. weniger Harn, wenn man viel Zucker vermutet), giesst die beiden Flüssigkeiten zusammen und befestigt das Probierröhrchen in einem Stativ. Nach kurzer Zeit fängt die Oxydulausscheidung an. Sind nur kleine, aber doch pathologische Mengen von Zucker vorhanden, so beobachtet man im auffallenden Lichte einen roten Schimmer in der klaren blauen Flüssigkeit. Bei durchfallendem Licht sieht man kein Oxydul (**Worm-Müllers** Probe).

Ein solcher roter Widerschein ist beweisend für die Gegenwart einer übernormalen Zuckermenge im Harn. Leider aber gelingt auch diese Probe nicht, wenn der Harn zu konzentriert ist, und zwar aus denselben Gründen, wie sie bei derjenigen **Trommers** erwähnt wurden. Wendet man eine zu geringe Harnmenge an, so kann man den Zucker übersehen. Auch diese Probe

---

[1]) Die Herstellung der **Fehling**schen Lösungen ist weiter unten S. 98 angegeben.

kann die an sie zu stellenden Anforderungen nicht befriedigen. Die anderen Modifikationen von Fehling, bei welchen das Seignettesalz durch andere organische Stoffe ersetzt wurde, besitzen keine Vorteile vor der ursprünglichen Fehlingschen Probe.

Nach der Mischung beider Fehlingschen Lösungen tritt nach einiger Zeit beim Erwärmen Selbstreduktion ein — aus diesem Grunde müssen sie gesondert aufbewahrt werden. Dasselbe ist auch der Fall, wenn das Seignettesalz durch andere Stoffe, z. B. Glyzerin, ersetzt wird.

Böttger-Almén-Nylandersche Probe. Der Harn wird mit $^1/_{10}$ Volumen der Almén-Nylanderschen Lösung versetzt und aufgekocht. Bei Gegenwart von viel Zucker nimmt die Flüssigkeit sofort eine gelbbraune, dann braune, braunschwarze und zuletzt rein schwarze Farbe an. Beim Stehen sedimentiert ein reichlicher schwarzer Bodensatz von metallischem Wismut. Enthält der Harn wenig Zucker, so muss das Kochen zwei Minuten dauern, indem man das Probierröhrchen an eine Seite des Brenners hält, damit das Sieden langsam und regelmäßig vor sich gehe. Wenn mindestens 0,1 % Zucker vorhanden ist, tritt eine Schwarzfärbung ein. Die Alménsche Lösung enthält 2 g Bismutum subnitricum, 4 g Seignettesalz und 8 g Natron in 100 ccm Wasser. (Das Seignettesalz und das Natron werden zuerst zusammen gelöst, dann setzt man das Wismutnitrat hinzu, erwärmt und filtriert.) Das Reagens ist unbegrenzt haltbar.

Vor den Kupferproben besitzt Alméns Lösung einige Vorteile. Das reduzierte Wismut wird nicht in Lösung gehalten, sondern immer ausgeschieden. Kreatinin, Harnsäure (sowie Pyrokatechin, Hydrochinon und Homogentisinsäure) reagieren nicht mit Alménscher Lösung. Weiter kann der Harn bis 0,2 % Eiweiss, ohne dass seine Gegenwart störend wirkt, enthalten. 0,5 % Eiweiss und mehr bewirken jedoch beim Kochen des Harns die Ausscheidung von schwarzem Wismutsulfid. Alles Eiweiss soll deswegen der Sicherheit halber mittels der Kochprobe vorher entfernt werden. Dies ist für die Kupferproben immer unbedingt notwendig.

Indessen reduzieren andere normale Harnbestandteile auch die Alménsche Lösung, vor allen das Urochrom, wenn sie in genügender Menge vorhanden sind. Konzentrierte zuckerfreie Harne können deswegen auch eine positive Alménsche Reaktion geben, obwohl nicht so häufig, wie es bei den Kupferproben der Fall ist. Nach dem Einnehmen gewisser Arzneimittel gibt der Harn gleichfalls eine positive Alménsche Reaktion, ohne dass er Zucker enthält, so z. B. nach Rheum, Senna, Salol, Sulfonal und Trional, Antipyrin, grossen Dosen Chinin, Terpentinöl, Natriumbenzoat, Aspirin. An Uroerythrin und Hämatoporphyrin reiche Harne geben dunkelgefärbte Niederschläge von Erdalkaliphosphaten, die eine Wismutfällung vortäuschen können. Indikanreiche Harne sollen eine positive Alménsche Reaktion geben. Man kann infolgedessen in zweifelhaften Fällen allein auf Grund einer positiven Alménschen Reaktion nicht auf die Gegenwart von Zucker schliessen. Dagegen ist eine negative Alménsche Reaktion für die Abwesenheit von Zucker beweisend.

Um entscheiden zu können, inwieweit eine positive Alménsche Probe das Vorhandensein von Zucker anzeigt oder nicht, muss man, falls die genannten Arzneimittel ausgeschlossen sind, den Harn soweit verdünnen, dass er die normale gelbe Farbe zeigt. Fällt auch dann die Probe positiv aus, so kann man die Gegenwart von Zucker als wahrscheinlich annehmen. Eine ganz sichere Beantwortung der Frage wird in folgender Weise erzielt:

18 ccm Harn werden mit 2 ccm $95^0/_0$igen Alkohols gemischt und mit einer guten Messerspitze Blutkohle (Mercks Präparat) geschüttelt. Mit dem farblosen oder äusserst schwachgelben Filtrat wird die Reduktionsprobe nach Almén, Trommer oder Fehling angestellt. Ist die Probe jetzt positiv, so liegt Glykosurie vor. Sämtliche störenden Substanzen werden von der Kohle adsorbiert, der Zucker dagegen nicht. (Ohne Zusatz von Alkohol wird der Zucker teilweise von der Kohle aufgenommen.) Die Kohle adsorbiert auch alles Eiweiss, wenn nur geringe Mengen vorhanden sind.

Hierbei ist es gleichgültig, ob man die Alménsche oder die Kupferproben anwendet. Indessen ist die Alménsche Lösung unbegrenzt haltbar, und dann hat man nur eine Lösung zuzusetzen. Sie ist also einfacher auszuführen und verdient schon deshalb den Vorzug vor den anderen.

Sonstige Methoden. Da die Reduktionsmethoden, richtig ausgeführt, für den Nachweis der Glykosurie vollkommen genügen und da sie zudem die einfachsten und bequemsten sind, kommen für die Praxis keine anderen Methoden in Betracht. Nur wenn es sich um den Nachweis des Traubenzuckers als solchen handelt, müssen auch andere Methoden angewandt werden, denn durch das Reduktionsverfahren wird nur das Vorkommen einer reduzierenden Substanz, die zwar in der überwiegenden Mehrzahl der Fälle Traubenzucker ist, nachgewiesen.

### b) Die Phenylhydrazinprobe.

Kocht man eine Zuckerlösung mit Phenylhydrazin in essigsaurer Lösung, so verbindet sich zuerst 1 Molekül Phenylhydrazin mit einem Molekül Dextrose zu Dextrosephenylhydrazon unter Abspaltung von 1 Molekül Wasser:

$$
\begin{array}{lll}
\mathrm{C}\!\!{\diagup\!\!^{\textstyle O}_{\textstyle \diagdown H}} & + \ \mathrm{H_2N.NH.C_6H_5} & \mathrm{CH\!=\!N.NH.C_6H_5} \\
\ \ |  &  & \ \ | \\
\mathrm{CH.OH} &  & \mathrm{CH.OH} \\
\ \ | &  & \ \ | \\
\mathrm{CH.OH} & = & \mathrm{CH.OH} \quad + \ \mathrm{H_2O} \\
\ \ | &  & \ \ | \\
\mathrm{CH.OH} &  & \mathrm{CH.OH} \\
\ \ | &  & \ \ | \\
\mathrm{CH.OH} &  & \mathrm{CH.OH} \\
\ \ | &  & \ \ | \\
\mathrm{CH_2.OH} &  & \mathrm{CH_2.OH} \\
\text{Dextrose.} & \text{Phenylhydrazin.} & \text{Phenylhydrazon.}
\end{array}
$$

Auf das gebildete Hydrazon wirkt nun ein zweites Molekül Phenylhydrazin oxydierend ein, wobei eine Alkoholgruppe in eine Ketongruppe umgewandelt wird und Ammoniak und Anilin entstehen:

$$
\begin{array}{lll}
\mathrm{CH\!=\!N.NH.C_6H_5} &  & \mathrm{CH\!=\!N.NH.C_6H_5} \\
\ \ | &  & \ \ | \\
\mathrm{CH.OH} &  & \mathrm{C\!=\!O} \\
\ \ | &  & \ \ | \\
\mathrm{CH.OH} &  & \mathrm{CH.OH} \\
\ \ | &  & \ \ | \\
\mathrm{CH.OH} \ + \ \mathrm{H_2N.NH.C_6H_5} & = & \mathrm{CH.OH} \quad +\mathrm{NH_3}+\mathrm{NH_2.C_6H_5} \\
\ \ | &  & \ \ | \qquad\qquad\qquad\ \text{Anilin} \\
\mathrm{CH.OH} &  & \mathrm{CH.OH} \\
\ \ | &  & \ \ | \\
\mathrm{CH_2.OH} &  & \mathrm{CH_2.OH}
\end{array}
$$

Die neugebildete Ketongruppe reagiert mit einem dritten Molekül Phenylhydrazin:

$$
\begin{array}{ccccc}
CH = N.NH.C_6H_5 & & & CH = N.NH.C_6H_5 & \\
| & & & | & \\
C = O & & & C = N.NH.C_6H_5 & \\
| & & & | & \\
CH.OH & & & CH.OH & \\
| & + \ H_2N.NH.C_6H_5 = & & | & + \ H_2O \\
CH.OH & & & CH.OH & \\
| & & & | & \\
CH.OH & & & CH.OH & \\
| & & & | & \\
CH_2.OH & & & CH_2.OH & \\
& & & \text{Osazon.} &
\end{array}
$$

Aus dem Hydrazon lässt sich durch Hydrolyse unter Aufnahme von Wasser der Zucker isolieren. Aus dem Osazon lässt sich der Zucker nicht abspalten. Andererseits ist wegen der Hydrolyse bei Gegenwart von freien Mineralsäuren jede Hydrazon- und Osazonbildung unmöglich. Die Fischersche Phenylhydrazinprobe wird in der Modifikation von Neumann folgendermaßen ausgeführt: 5 ccm Harn werden mit 2 ccm $50^0/_0$iger Essigsäure, die mit Natriumazetat gesättigt ist, und 2 Tropfen reinen Phenylhydrazins versetzt und in einem Probierröhrchen bis auf 3 ccm eingekocht, darauf schnell abgekühlt, nochmals erwärmt und dann einer langsamen Abkühlung überlassen. In wenigen Minuten scheiden sich nun gut ausgebildete Osazonkristalle aus, welche ziemlich rein von Beimengungen sind. Ebenso wie der Traubenzucker bilden alle reduzierenden Kohlehydrate Osazone. Dasselbe ist bei der Glukuronsäure und den reduzierenden Glukuronsäureverbindungen der Fall (indem erst die Glukuronsäure abgespalten wird).

Da das freie Phenylhydrazin wenig haltbar ist, kann man auch seine gut kristallisierende salzsaure Verbindung benutzen. Dies setzt aber voraus, dass auch Natriumazetat in Überschuss zugefügt wird, wodurch die Salzsäure neutralisiert wird. Die freie Essigsäure verhindert die Osazonbildung nicht. Die Probe wird in folgender Weise ausgeführt: ca. 20 ccm Harn werden mit einer Messerspitze salzsauren Phenylhydrazins und zwei bis drei Messerspitzen Natriumazetat versetzt und in ein siedendes Wasserbad gestellt. Nach einer Stunde ist die Reaktion beendet. Enthält der Harn nennenswerte Mengen Zucker, so kristallisieren schon während des Erhitzens gelbe, voluminöse Osazonkristalle aus. Nach dem Abkühlen verstärkt sich die Ausscheidung bedeutend, verläuft aber nie quantitativ.

Um das Osazon als Glykosazon zu identifizieren, ist eine Schmelzpunktsbestimmung notwendig. Die Osazone der verschiedenen Zuckerarten besitzen nämlich ihren bestimmten Schmelzpunkt, durch den sie sich voneinander unterscheiden. Der Schmelzpunkt des Glykosazons liegt bei $+ 204^0$, des Galaktosazons bei $+ 174^0$, des Isomaltosazons bei $+ 152^0$, des Maltosazons bei $+ 205^0$, des Laktosazons bei $+ 197^0$. Die Pentosazone schmelzen bei $+ 160^0$. Die Glukuronsäure bildet mehrere Osazone mit den Schmelzpunkten $+ 115^0$, $+ 159^0$ und $+ 210^0$. Sie entstehen gleichzeitig. Für die Ausführung der Schmelzpunktbestimmung ist es absolut notwendig, dass das Osazon rein ist. Eine nur unbedeutende Verunreinigung verschiebt den Schmelzpunkt um mehrere Grade. Das nicht gereinigte Glykosazon schmilzt bei $+ 173^0$.

Um das Osazon zu reinigen, wird es in möglichst wenig Alkohol gelöst, filtriert und unter Umrühren mit einem grossen Überschuss von Wasser versetzt. Das Osazon wird in Form feiner Kristallnadeln ausgeschieden. Nach dreimaligem Umkristallisieren ist das Osazon rein. Es wird auf einem Filter gesammelt, erst zwischen Fliesspapier und dann bei 100⁰ getrocknet und pulverisiert. Dann wird ein an einem Ende zugeschmolzenes Kapillarröhrchen damit gefüllt. Das Röhrchen befestigt man mittels eines dünnen Gummirings an einem bis 300⁰ anzeigenden Thermometer. Das Ganze bringt man in einen mit reiner konzentrierter Schwefelsäure gefüllten dickwandigen Reagierzylinder, doch so, dass das Thermometer den Boden nicht berührt, und erhitzt schnell über freier Flamme, indem man während des Erhitzens unaufhörlich mit einem Glasstabe umrührt. Wenn die gelbe Farbe des Osazons in braunschwarz umschlägt, wird die Temperatur abgelesen.

Abgesehen von dem Schmelzpunkt unterscheiden sich die Osazone auch durch ihre verschiedene Löslichkeit in Wasser. Das Glykosazon ist so gut wie unlöslich in Wasser von 60⁰, während die Pentosazone bei dieser Temperatur vollständig in Lösung gehen.

Was zum wesentlichen Teile die Bedeutung der Osazone für den Zuckernachweis beeinträchtigt, ist der Umstand, dass der Harn, ausser Zucker, noch andere Stoffe enthält, die mit Phenylhydrazin reagieren und unlösliche Verbindungen damit geben. Diese Stoffe sind Azeton (und Diazetsäure, die Azeton liefert), Oxalsäure und Harnstoff. Der menschliche Harn ist zu arm an Harnstoff, als dass die betr. Verbindung ausgeschieden würde. Nach den Untersuchungen zahlreicher Forscher soll man nichtsdestoweniger aus dem normalen Harn mit Phenylhydrazin Kristalle erhalten, die dem Glykosazon vollkommen ähnlich sind. Andere Forscher haben dagegen mit normalem Harn negative Resultate erhalten.

### c) Die Gärungsprobe.

Traubenzucker vergärt bekanntlich mit den gewöhnlichen Hefesorten und liefert hierbei Alkohol und Kohlensäure. Wird die Gärung in einem Apparate ausgeführt, in welchem die Kohlensäureentwicklung beobachtet werden kann, so ist ein positives Ergebnis für die Gegenwart des Traubenzuckers oder einer anderen gärungsfähigen Substanz ziemlich beweisend. Ein negatives Ergebnis beweist, dass diese Kohlenhydrate nicht oder jedenfalls nur in geringer Menge vorhanden sind. Wirkt in diesem Falle der Harn reduzierend, so ist die Gegenwart von Pentose, Isomaltose, Laktose oder reduzierenden Glukuronsäureverbindungen wahrscheinlich. Ausser Traubenzucker gären auch Fruktose, Maltose und Galaktose (gärt langsam), Saccharose gärt nach Inversion. (Betreffs der Ausführung der Gärungsprobe wird auf die quantitative Bestimmung durch Gärung verwiesen.)

Es muss ausdrücklich hervorgehoben werden, dass allein die Kohlensäureentwicklung entscheidend ist. Dagegen hat es keine Bedeutung, wenn die Reduktion bei der Gärung ohne Kohlensäureentwicklung verschwindet. Der Harn ist immer mit Bakterien etc. verunreinigt, die z. B. Milchzucker in Milchsäure vergären können, wodurch das Reduktionsvermögen aufhört.

### d) Farbenreaktionen.

Abgesehen von den allgemeinen Farbenreaktionen auf Zucker, die für die Harnuntersuchung nur geringen Wert haben, sind die speziellen Farbenreaktionen für die Charakterisierung der vorkommenden Zuckerarten sehr wichtig. So ist die Naphtoresorzinprobe (siehe S. 22) für die Gegenwart der Glukuronsäure, die Orzin- und Phloregluzinprobe (siehe S. 110) für

Pentosen und Seliwanoffs Probe (siehe S. 105) für Fruktose beweisend. Doch muss speziell hervorgehoben werden, dass die Anwesenheit dieser Zuckerarten keineswegs die Gegenwart von Traubenzucker ausschliesst. So findet man oft gleichzeitig Glykose und Pentose im Harne.

e) Die Benzoylprobe

besitzt keine Bedeutung.

Um absolut genau auf die Anwesenheit von Traubenzucker im Harne schliessen zu können, müssen folgende Bedingungen erfüllt sein: Der Harn muss reduzierend wirken und Kohlensäure bei der Gärung entwickeln. Er muss ein Osazon mit dem Schmelzpunkt $+ 204^0$ liefern. Die einzige Zuckerart, welche dieselben Reaktionen gibt, ist die Maltose. Um zu unterscheiden, welche von beiden Arten vorhanden ist, kann man entweder das Osazon näher untersuchen (siehe unter „Maltose") oder den Zucker mittels der Reduktions- und Polarisationsmethoden quantitativ bestimmen. Maltose reduziert in geringerem Maße, dreht aber die Polarisationsebene stärker als die Glykose.

## Die quantitative Bestimmung des Traubenzuckers.

### Die Reduktionsmethoden.

Diese Methoden sind auf die Ermittelung der Mengen Kupfer- oder Quecksilberoxyd, die von einer bestimmten Zuckermenge unter gewissen Bedingungen in alkalischer Lösung reduziert werden, gegründet. Die Oxydulmenge kann gewichtsanalytisch oder titrimetrisch festgestellt werden. Bei der Titration kann man entweder von einer bestimmten Oxydmenge ausgehen, die einer bestimmten Zuckermenge entspricht, und zu dieser von dem zuckerhaltigen Harn so lange zusetzen, bis alles Oxyd reduziert ist, wodurch sich ergibt, wieviel Zucker in dem verbrauchten Harnvolumen vorhanden ist, oder man kann auch eine abgemessene Harnmenge zu der gegebenen Menge Oxyd zufügen und nach beendigter Reduktion das unveränderte Oxyd oder das gebildete Oxydul bestimmen. Von den vielen Methoden, die hierfür zur Verfügung stehen, sind die Quecksilbermethoden kaum empfehlenswert, da sie nicht vollständig durchgearbeitet sind, ferner ist der Endpunkt der Titration nicht so scharf, wie es wünschenswert wäre. Aus diesen Gründen kommen die Methoden von Knapp und Sachsse jetzt nur selten zur Verwendung. Sie sollen hier nicht besprochen werden.

Von den Kupfermethoden sind die gravimetrischen die genauesten. Die am meisten angewandte von diesen, die auch die am eingehendsten ausgearbeitete ist, ist die Bestimmung nach Allihn-Pflüger. Das Prinzip dieser Methoden ist das, dass man eine bekannte Harnmenge mit einem Überschuss einer alkalischen Kupferoxydlösung kocht, dann filtriert und das Oxydul wägt.

Nach Bertrand wird das Oxydul in Schwefelsäure und Ferrisulfat gelöst. Dadurch wird eine dem vorhandenen Kupferoxydul entsprechende Menge Ferrisulfat zu Ferrosulfat reduziert und dieses durch Titration mit Permanganat bestimmt. Das Bertrandsche Verfahren ist einfach, bequem und zudem genau, weshalb es auch recht häufig angewandt wird.

Bertrands Methode. In einen Erlenmeyerkolben von 150 ccm Inhalt werden 20 ccm Harn, der kein Eiweiss und nicht weniger als 10 oder mehr als 90 mg Zucker enthalten darf, gebracht. Weiter werden 20 ccm einer Kupfersulfatlösung, die auf 1 l 40 g Kupfresulfat ($CuSO_4 + 5 H_2O$) enthält, und 20 ccm einer alkalischen Seignettesalzlösung, die auf 1 l 200 g Seignettesalz und 100 g Natron enthält, zugesetzt. Man erhitzt auf dem Drahtnetze bis zum Sieden und lässt die Mischung 3 Minuten ruhig, nicht zu stark kochen. Nach dem Abkühlen filtriert man durch ein Asbestfilter und trägt dafür Sorge, dass von dem Niederschlag so wenig wie möglich auf das Filter kommt. (Man kann auch ein Papierfilter verwenden, nur muss man dann wegen der Alkaleszenz zuerst das gleiche Volumen Wasser zusetzen.) Wenn die blaue Flüssigkeit abfiltriert ist, wäscht man mehrfach mit Wasser aus, bis alles gelöste Kupfer entfernt ist, bringt das Filter in den Kolben zurück und setzt genau 20 ccm Ferrisulfatlösung (50 g Ferrisulfat und 200 ccm konz. Schwefelsäure auf 1 l) hinzu. Man erhält eine schön grüngefärbte Lösung, welche, nach der Vorschrift, wieder filtriert werden soll. (Wenn ein Asbestfilter verwendet wurde, wird dasselbe nicht in den Kolben zurückgebracht, sondern als Filter für die Eisenlösung verwendet. Nach dem Absaugen wäscht man den Kolben und das Filter mehrmals mit Wasser nach. Das Papierfilter dagegen wird mit einem Glasstabe in der Ferrisulfatlösung verteilt.) Die Menge des gebildeten Ferrosulfats wird durch Titration mit einer Permanganatlösung, die 3,14 g Permanganat auf 1 l enthält, ermittelt. Die Permanganatlösung wird auf Ammoniumoxalat eingestellt. 0,250 g Ammoniumoxalat werden in einem Becherglas mit 100 ccm Wasser und 2 ccm konz. Schwefelsäure versetzt und auf 60° erwärmt. Man setzt nun von der Permanganatlösung so lange zu, bis schwache, aber bleibende Rotfärbung eintritt. 22 ccm Permanganat sind erforderlich, wenn der Titer richtig ist. 1 ccm Permanganat entspricht dann 10,08 mg Cu. Für die Berechnung der entsprechenden Zuckermenge benutzt man folgende Tabelle.

| Glykose mg | Cu mg | Glykose mg | Cu mg | Glykose mg | Cu mg | Glykose mg | Cu mg |
|---|---|---|---|---|---|---|---|
| 10 | 20,4 | 33 | 64,4 | 56 | 105,8 | 79 | 144,5 |
| 11 | 22,4 | 34 | 66,5 | 57 | 107,6 | 80 | 146,1 |
| 12 | 24,3 | 35 | 68,3 | 58 | 109,3 | 81 | 147,7 |
| 13 | 26,3 | 36 | 70,1 | 59 | 111,1 | 82 | 149,3 |
| 14 | 28,3 | 37 | 72,0 | 60 | 112,8 | 83 | 150,9 |
| 15 | 30,2 | 38 | 73,8 | 61 | 114,5 | 84 | 152,5 |
| 16 | 32,2 | 39 | 75,7 | 62 | 116,2 | 85 | 154,0 |
| 17 | 34,2 | 40 | 77,5 | 63 | 117,9 | 86 | 155,6 |
| 18 | 36,2 | 41 | 79,3 | 64 | 119,7 | 87 | 157,2 |
| 19 | 38,1 | 42 | 81,1 | 65 | 121,3 | 88 | 158,8 |
| 20 | 40,1 | 43 | 82,9 | 66 | 123,0 | 89 | 160,4 |
| 21 | 42,0 | 44 | 84,7 | 67 | 124,7 | 90 | 162,0 |
| 22 | 43,9 | 45 | 86,4 | 68 | 126,4 | 91 | 163,6 |
| 23 | 45,8 | 46 | 88,2 | 69 | 128,1 | 92 | 165,2 |
| 24 | 47,7 | 47 | 90,0 | 70 | 129,8 | 93 | 166,7 |
| 25 | 49,6 | 48 | 91,8 | 71 | 131,4 | 94 | 168,3 |
| 26 | 51,5 | 49 | 93,6 | 72 | 133,1 | 95 | 169,8 |
| 27 | 53,4 | 50 | 95,4 | 73 | 134,7 | 96 | 171,4 |
| 28 | 55,3 | 51 | 97,1 | 74 | 136,3 | 97 | 173,1 |
| 29 | 57,2 | 52 | 98,9 | 75 | 137,9 | 98 | 174,6 |
| 30 | 59,1 | 53 | 100,6 | 76 | 139,6 | 99 | 176,2 |
| 31 | 60,9 | 54 | 102,3 | 77 | 141,2 | 100 | 177,8 |
| 32 | 62,8 | 55 | 104,1 | 78 | 142,8 | | |

Die Bertrandsche Methode ist wohl, richtig ausgeführt, die zuverlässigste Methode für die Zuckerbestimmung im Harne. Zu den Fehlerquellen derselben gehört vor allem die Art und Weise des Erhitzens. Kocht man zu stark, so bekommt man zu hohe Werte und umgekehrt. Weiter muss man das Ferrosulfat schnell titrieren, da es an der Luft oxydiert wird. Schliesslich bekommt man bei Verwendung von konzentriertem Harne oft eine unvollständige oder sogar überhaupt keine·Oxydulausscheidung. Eine Behandlung des Harnes mit Blutkohle und Alkohol (siehe oben) beseitigt jedoch diese Fehlerquelle.

Titration nach Fehling. Zu der kochenden alkalischen Kupferlösung setzt man so lange von dem zuckerhaltigen Harne zu, bis die blaue Flüssigkeit gerade entfärbt wird. Hierzu sind genau 50 mg Traubenzucker notwendig, die also in der verbrauchten Menge Harn vorhanden sind.

Ausführung. 10 ccm der Kupfersulfatlösung (34,639 g $CuSO_4.5H_2O$ in 1000 ccm Wasser) (Fehling I) und 10 ccm der Fehlingschen Lösung II (173 g Seignettesalz, in 400 ccm Wasser gelöst, werden mit 600 ccm Natronlauge von sp. Gew. 1,12 versetzt) werden in einen Erlenmeyerkolben abgemessen. Hierzu kommen 80 ccm Wasser. Die Mischung wird auf dem Drahtnetz bis zum Sieden erhitzt und aus einer Bürette mit dem zuckerhaltigen Harne vorsichtig versetzt, indem man anfangs 1—2 ccm auf einmal zulaufen lässt und die Flüssigkeit nach jedem Zusatz ½ Minute kocht. Später, wenn die Flüssigkeit nur noch schwachblau erscheint, setzt man immer nur 0,5, bzw. 0,2 ccm und schliesslich 0,1 ccm zu. Sobald der grösste Teil des Kupferoxyds reduziert ist, setzt sich das Oxydul zu Boden, sobald man den Brenner entfernt. Man hält den Kolben gegen das Tageslicht[1]) oder einen weissen Hintergrund und beobachtet, ob die Flüssigkeit noch eine Andeutung von blau zeigt. Nach einiger Übung kann man bis auf 0,1 ccm genau feststellen, ob die Titration beendet ist. Um richtige Werte zu erzielen, darf man nicht weniger als 5 und nicht mehr als 20 ccm Harn zusetzen. Da der diabetische Harn gewöhnlich zuckerreich ist, muss derselbe vor der Titration mit Wasser verdünnt werden. Durch einen Vorversuch muss man sich darüber orientieren, wie stark der Harn verdünnt werden muss, damit ca. 10 ccm zur Entfärbung verbraucht werden.

Die Werte, die man so mittels Fehling erhält, sind nur annähernde. Um einigermaßen genaue Ergebnisse zu erzielen, muss man die ganze Zuckermenge auf einmal zusetzen und dann zwei Minuten kochen. Nachdem man deswegen mittels der fraktionierten Titration die notwendige Menge des eventuell verdünnten Harnes festgestellt hat, wird der Versuch wiederholt, indem man das ganze Volumen auf einmal hinzufügt. Nach dem Kochen während zwei Minuten soll man, wenn die Bestimmung richtig ausgeführt worden ist, finden, dass jetzt noch einige Zehntel vom Harn zur Beendigung der Titration notwendig sind. Wird der Versuch dann zum dritten Mal unter auf einmal erfolgendem Zusatz der zuletzt gefundenen Menge Harn wiederholt, so erzielt man gleich eine quantitative Reduktion und gleichzeitig den richtigen Wert für den vorhandenen Zucker.

In dieser Weise aber ausgeführt, ist Fehlings Methode keineswegs dazu geeignet, für die tägliche Praxis angewandt zu werden, da jede Analyse eine unverhältnismäßig lange Zeit in Anspruch nimmt. Hierzu kommt, dass der Umschlag durchaus nicht so scharf ist, wie bei der Titration einer reinen Zuckerlösung, da die Eigenfarbe des Harns als komplementär zu blau die Beurteilung, inwieweit die Flüssigkeit entfärbt worden ist, erschwert. Selbst

---

[1]) Die Bestimmung lässt sich nicht bei künstlicher Beleuchtung ausführen.

nach langer Übung ist diese Beurteilung schwierig und recht subjektiv. Fehlings Methode ist daher nicht als ganz zufriedenstellend anzusehen.

Titration nach Pavy. Die Titration nach Pavy beruht gleichfalls auf der Reduktion von Kupferoxyd zu Kupferoxydul durch Traubenzucker, jedoch wird das gebildete Kupferoxydul durch Ammoniakzusatz in Lösung erhalten. Infolgedessen wird die Beurteilung der Endreaktion (Entfärbung) nicht durch ausgeschiedenes Kupferoxydul behindert. Die erforderlichen Reagentien sind folgende: 1. Eine Kupfersulfatlösung, welche in einem Liter 4,278 g kristallisiertes Kupfersulfat enthält und von der 20 ccm 0,01 g Traubenzucker entsprechen, und 2. eine Lösung, die 21 g Seignettesalz, 21 g Kaliumhydroxyd und 300 ccm Ammoniak vom spez. Gewicht 0,88 in 1 l enthält.

Zur Bestimmung benutzt man mit Vorteil einen Apparat, wie er in Abb 5. wiedergegeben ist. Derselbe besteht aus einer Bürette, deren Ausflusspitze durch einen festschliessenden Korken in den Titrationskolben führt. Der Titrationskolben ist durch ein Glasrohr mit einem Erlenmeyerkolben verbunden, welcher etwa 150 ccm verd. Schwefelsäure (1 : 2) und 1—2 ccm einer $10^0/_0$igen Kupfersulfatlösung enthält und dazu dient, das entweichende Ammoniak abzufangen. Am unteren Ende des in das Schwefelsäuregemisch tauchenden Glasrohres ist ein Glasventil angebracht, um ein evtl. Überlaufen der Flüssigkeit in den Titrationskolben zu verhindern. Hinter dem Titrationskolben ist eine weisse Porzellanplatte angebracht. Zum

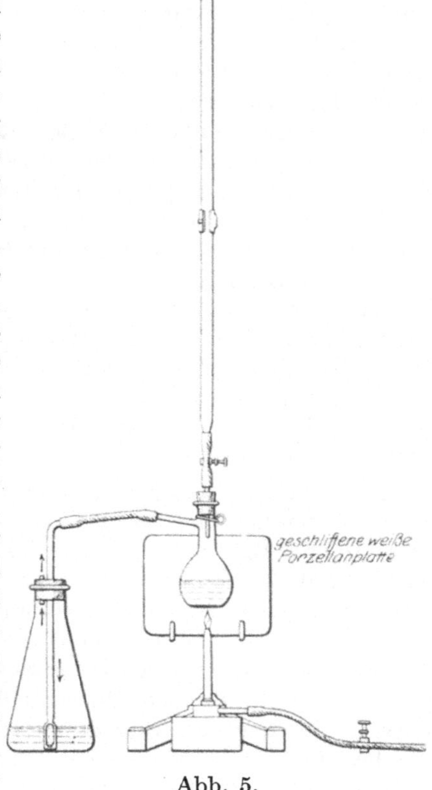


Abb. 5.

Erhitzen benutzt man am besten einen Mikrobrenner, dessen Öffnung sich etwa 1,5 ccm unterhalb des Kolbenbodens befindet und eine Drahtnetzkappe trägt.

Zur Ausführung der Bestimmung misst man in den Titrationskolben je 20 ccm der beiden oben angegebenen Lösungen, während man in die Bürette den Harn füllt, den man zuvor durch Verdünnen mit Wasser auf einen Zuckergehalt von etwa 0,2% gebracht hat. Den Kolbeninhalt erhitzt man nun zunächst solange mit der vollen Flamme des Brenners, bis in der Schwefelsäure keine Blasen mehr aufsteigen und somit alle Luft aus dem Kolben vertrieben ist. Dann stellt man die Flamme so klein ein, dass die Flüssigkeit eben in fortdauerndem schwachen Sieden erhalten wird. Aus der Bürette lässt man jetzt den Harn ganz allmählich (2—3 ccm in der Minute) solange zufliessen, bis die blaue Farbe der ammoniakalischen Kupferlösung fast geschwunden ist, wartet dann ca. 2 Minuten ab und setzt aus der Bürette alle 2 Minuten 0,1 ccm Harn hinzu bis vollständige Entfärbung eingetreten ist. Ein gelblicher Farbenton deutet darauf hin, dass bereits zu viel Harn zugegeben worden ist.

Da 20 ccm der Kupfersulfatlösung von 0,01 g Zucker reduziert werden, ergibt sich der Zuckergehalt des Harnes in Prozenten nach der Formel $\frac{0,01 \cdot 100 \cdot v}{n}$, wenn n die Anzahl der verbrauchten ccm des verdünnten Harnes und v die Verdünnung desselben bezeichnet.

Methode von I. Bang. Diese Methode ist eine jodometrische. Unter den gegebenen Versuchsbedingungen wirkt das Jod oxydierend und führt das Kupferoxydul in Oxyd über, welch' letzteres nicht angegriffen wird. Man kann infolgedessen die Oxydmenge durch Titration mit $^n/_{10}$- oder besser $^n/_{25}$-Jodlösung ermitteln: $CuCl + KCl + J = CuCl_2 + KJ$. Vorausgesetzt wird jedoch, dass das Oxydul in Lösung gehalten wird. Dies geschieht durch Verwendung einer reichlichen Menge Kaliumchlorid. Es wird ein komplexes Kupro-Kaliumchlorid gebildet, welches beim Verdünnen mit Wasser unter Ausscheidung von Kupferoxydul hydrolytisch dissoziiert wird. Das gelöste Kupferoxydul wird besonders in der Wärme von der Luft rasch oxydiert. Man muss deswegen zuerst abkühlen, ohne dass Luft dabei zutritt.

Ausführung. Man bringt 55 ccm der alkalischen, fertig hergestellten Kupferlösung in einen 100 ccm fassenden Jenaer Kolben mit abgesprengtem Rande, damit ein ca. 5 cm langer Gummischlauch über denselben gezogen werden kann. (Die Kupferlösung enthält 2,65 g $CuSO_4 \cdot 5H_2O$ und 100 g $KHCO_3$. Diese Salze werden zuerst in einem 2 l-Kolben mit Hilfe von etwa 1 l Wasser gelöst. Schliesslich kommen 60 g $K_2CO_3$ und 450 g KCl hinzu. Nach Auflösung der Salze füllt man mit Wasser bis zur Marke. Diese Lösung ist haltbar.)

2 ccm Harn, der nicht über $1^0/_0$ Zucker enthalten darf, werden zugesetzt und die Mischung über dem Drahtnetz bis zum Sieden erwärmt. Hierzu sollen etwa $3\frac{1}{2}$ Minuten nötig sein. Sobald die Flüssigkeit beinahe 3 Minuten gekocht hat, greift man mit einer eigens dazu konstruierten Klemmzange über den Kolbenhals und den Gummischlauch, kneift nach genau 3 Minuten zu und kühlt sofort unter dem Wasserhahn ab. Statt der Klemmzange kann man auch ein Bunsenventil verwenden. Man verbindet mittels einer ausgezogenen Glasröhre den Gummischlauch mit einem andern von 2—3 mm innerem Durchmesser, welcher mit einer Spaltöffnung von ca. 1 cm Länge versehen und durch ein kleines Stück Glasstab geschlossen ist. Während des Kochens entweicht der Wasserdampf durch die Spaltöffnung, nach Entfernung des Brenners schliesst der Überdruck der Luft die Öffnung.

Nach der Abkühlung des Kolbens wird der Gummischlauch entfernt, 8—10 Tropfen Stärkelösung und dann von einer $^n/_{25}$-Jodlösung so viel zugesetzt, bis die Farbe in tief ultramarinblau umschlägt. Ein Schütteln der Flüssigkeit darf nicht stattfinden, nur ein leises Umrühren. Trotzdem die Flüssigkeit beim Durchsehen blaugefärbt ist, kann man den Umschlag sehr leicht bis auf einen Tropfen Jodlösung genau beobachten. Zur Berechnung der Zuckermenge bedient man sich folgender Tabelle:

| mg Zucker | ccm $\frac{n}{25}$ Jodlösung | mg Zucker | ccm $\frac{n}{25}$ Jodlösung |
|---|---|---|---|
| 1 | 0,73 | 6 | 4,15 |
| 2 | 1,45 | 7 | 4,85 |
| 3 | 2,20 | 8 | 5,50 |
| 4 | 2,95 | 9 | 6,20 |
| 5 | 3,65 | 10 | 6,93 |

1 mg Zucker entspricht 0,73 ccm Jodlösung. Hat man die Tabelle nicht zur Verfügung, so kann man annähernd richtige Werte durch Division der verbrauchten Menge Jod mit 0,73 erhalten. Die Ergebnisse fallen nach

dieser Methode genauer aus, als bei den meisten anderen Methoden, mit Ausnahme der von Bertrand. Das Verfahren kann überall Verwendung finden,
auch dann, wenn das Oxydul nicht ausgeschieden wird. Doch ist es empfehlenswert, vorher die jodbindenden Stoffe des Harns durch Blutkohle-Alkohol zu
entfernen. Bei einem, wie es gewöhnlich der Fall ist, strohgelb gefärbten
Harn spielen diese Stoffe jedoch keine Rolle, besonders deshalb nicht, weil nur
geringe Harnmengen zur Verwendung kommen. Ein dunkelgefärbter Harn
muss aber unbedingt entfärbt werden. Gegenüber sämtlichen anderen Methoden
besitzt dieses Verfahren den Vorzug, dass man selbst minimale Zuckermengen ebenso genau, ja sogar noch genauer, wie grössere bestimmen kann.
Man soll den diabetischen Harn deswegen immer vorher mit 10 Volumen
Wasser verdünnen.

### Gärungsmethoden.

Mit diesen Methoden kann man den Zucker entweder durch Messung
der entwickelten Kohlensäure, oder durch Feststellung der gebildeten Alkoholmenge quantitativ bestimmen. Schliesslich kann die Zuckermenge indirekt
durch Bestimmung des spez. Gewichtes vor und nach der Gärung ermittelt
werden.

Von diesen Methoden hat die Bestimmung des Alkohols keine praktische
Bedeutung. Die zwei anderen Methoden finden dagegen in vielen Fällen Verwendung, da sie nur geringe technische Fertigkeit und wenig
Zeit erfordern und dazu billig sind.

Die Gärungsmethode, bei welcher man den Zuckergehalt des Harnes aus der Kohlensäuremenge berechnet,
welche ein bestimmtes Volumen Harn bei der Vergärung
mit Hefe entwickelt, ist, was die Ausführung anlangt, die
einfachste von allen Methoden. Man bedient sich zu derselben
am besten eines Präzisions-Gärungssaccharometers
nach Lohnstein oder einer Modifikation dieses Apparates
von Wagner.

Das Lohnsteinsche Saccharometer (Abb. 6) beruht auf
manometrischen Prinzipien und besteht aus einem U-förmig
gebogenen Glasrohr, an dessen langem offenen Schenkel eine
empirisch hergestellte Skala angebracht ist, deren Marken
direkt den prozentischen Zuckergehalt des untersuchten
Harnes abzulesen gestatten. Der andere, kurze, Schenkel ist
zu einer Kugel ausgeblasen, welche einen Hals mit kleiner
seitlicher Öffnung besitzt, der mittels eines eingeschliffenen
und mit einer Bohrung versehenen Glasstöpsels geschlossen
werden kann. Fällt die seitliche Öffnung des Stopfens mit
der seitlichen Öffnung am Kugelhalse zusammen, so ist eine
Verbindung des Kugelinneren mit der Aussenluft vorhanden.
Im entgegengesetzten Falle ist das Kugelinnere von der
Aussenluft abgeschnitten. Die Kugel wird so weit mit
Quecksilber gefüllt, dass das Niveau desselben mit dem
Nullpunkt der Skala zusammenfällt.

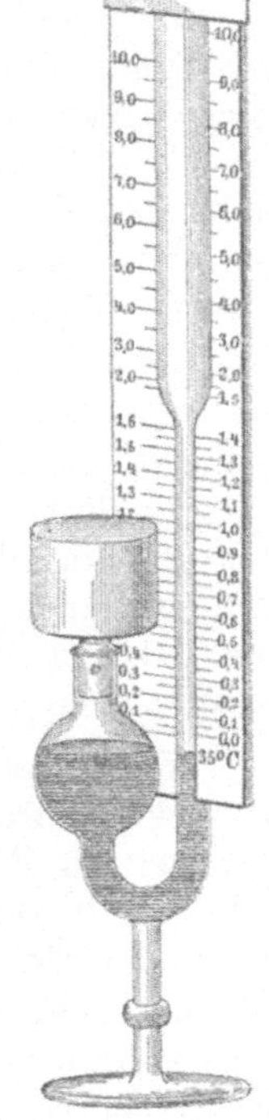

Abb. 6.

Zur Ausführung der Bestimmung bringt man einige Tropfen einer Aufschwemmung von Presshefe in Wasser und dann eine, mittels einer dem Apparat
beigegebenen und eigens für ihn geeichten Spritze, abgemessene Menge (genau
0,5 ccm) Harn in die Kugel auf die Oberfläche des Quecksilbers und verschliesst

sie sofort mit dem Glasstöpsel. Falls das Niveau des Quecksilbers nicht genau
mit dem Nullpunkt der Skala zusammenfällt, gibt man dem Stöpsel eine solche
Stellung, dass seine seitliche Bohröffnung mit der Öffnung am Kugelhalse
koinzidiert, stellt durch vorsichtiges Neigen des Apparates die Quecksilbersäule im langen Schenkel genau auf den Nullpunkt ein, schliesst nun durch
Drehen des Stopfens die Kugel luftdicht ab und setzt das beigegebene Gewicht auf den Stopfen, damit er nicht evtl. bei der Entwicklung der Kohlensäure emporgehoben werde. Dann lässt man den gefüllten Apparat 6 Stunden
bei einer Temperatur von 36° stehen. Die bei der Gärung entstehende Kohlensäure übt, entsprechend ihrem Volumen, einen Druck auf die Oberfläche des
Quecksilbers in der Kugel aus und hebt dadurch die Quecksilbersäule im langen
Schenkel. Nach der angegebenen Zeit wird an der Skala direkt der Gehalt
des Harnes an Zucker in Prozenten abgelesen. Die Ergebnisse sollen bis auf
0,1 % genau sein.

Um diese Genauigkeit zu erzielen, müssen jedoch gewisse Fehlerquellen
ausgeschaltet werden. Etwas Kohlensäure wird von dem Harne absorbiert
und entgeht der Bestimmung. Da indessen das Gärungsrohr empirisch
graduiert ist, spielt diese Fehlerquelle bei grösseren Zuckermengen keine
Rolle, wenn der Harn sauer reagiert. Ein alkalischer Harn bindet dagegen
viel Kohlensäure. Man muss also immer die Reaktion des Harnes feststellen und, falls sie alkalisch ist, denselben am besten mit Weinsäure
ansäuern. Indessen kann ein saurer Harn während der Gärung
alkalisch werden. In diesem Falle ist die Analyse verloren. Man muss
also auch nach der Gärung die Reaktion feststellen. Die Gärung verläuft
bei Zimmertemperatur unvollständig und langsam. Man muss sich deswegen eines Thermostaten, der am besten auf 36° eingestellt ist, bedienen.
Bei dieser Temperatur ist die Gärung nach 6 Stunden beendet. Um die
ammoniakalische Gärung des Harnes, die bei dieser Temperatur besonders
intensiv vor sich geht, zu verhindern, wird der Harn vorher durch ein
kurzes Aufkochen sterilisiert.

Das Gärungssaccharomanometer von Wagner unterscheidet
sich von dem Lohnsteinschen Saccharometer dadurch, dass es einen ge-
trennten Behälter zur Aufnahme des Hefeharngemisches besitzt und dieses
nicht direkt in die Kugel auf die Quecksilberoberfläche gebracht wird, woraus
sich der Vorteil ergibt, dass das Quecksilber nicht verschmiert wird und eine
Reinigung des Apparates keine Schwierigkeiten macht. Man hat eben nur
den Behälter nach dem Gebrauch zu säubern. Im übrigen gilt alles oben-
gesagte auch für das Wagnersche Instrument.

Roberts Methode. Die Bestimmung des spez. Gewichtes vor und
nach der Gärung ist insofern besser als die obige Methode, als die letzterer
anhaftenden Fehlerquellen dabei vermieden werden. 100 ccm Harn werden
mit 10 g Presshefe versetzt und in einem lose zugedeckten Gefässe bei 36°
6 Stunden stehen gelassen. Durch die Bestimmung des spez. Gewichtes vor
und nach der Gärung und Multiplikation der Differenz mit 230 erhält man
die vorhandene Zuckermenge in Prozenten. Man bestimmt das spez. Gewicht
des filtrierten Harnes am besten mittels eines Pyknometers. Doch kann
man auch ein exaktes Ureometer verwenden. Die Ansichten über die Brauchbar-
keit des Verfahrens sind sehr geteilt. Doch haben viele Forscher die Methode als
zuverlässig befunden, jedoch nur dann, wenn die Zuckermenge mindestens
0,4—0,5 % beträgt. In der Praxis dürfte das Verfahren jedoch mindestens
ebenso umständlich sein wie die Reduktionsmethoden.

## Bestimmung durch Polarisation.

Geht ein Lichtstrahl, der aus Schwingungen in allen möglichen Ebenen senkrecht zur Richtung des Lichtstrahles besteht, durch ein Kalkspatprisma (Nicols Prisma), „den Polarisator", so werden alle Lichtstrahlen mit Ausnahme von denen, welche in der Ebene parallel zu dem Hauptschnitt des Prismas schwingen, abgelenkt. Geht das polarisierte Licht durch eine Lösung, die eine optisch aktive Substanz enthält, so wird die Schwingungsebene nach rechts oder links gedreht. Die Grösse der Drehung, in Graden ausgedrückt, ist von der Länge der Flüssigkeitsschicht, der Konzentration und der spezifischen Drehung der betr. Substanz abhängig. Unter spez. Drehung wird die Drehung verstanden, die 100 g Substanz in 100 ccm Flüssigkeit bei einer Länge der Flüssigkeitssäule von 10 cm bewirken. Die Drehung ist ferner, wenn auch in geringerem Grade, von der Temperatur und von der Art des. Lichtes abhängig. Die spez. Drehung wird bei $+ 20^0$. mit gelbem Natriumlicht bestimmt. (Man bestimmt die Drehung einer $1^0/_0$igen Lösung der Substanz und multipliziert den Wert mit 100). Sind alle Faktoren mit Ausnahme der Konzentration konstant, so ist die Grösse der Drehung der Konzentration direkt proportional. Die spez. Drehung des Traubenzuckers ist $+ 52,5^0$. Eine $10^0/_0$ige Lösung [1]) dreht also um $+ 5,25^0$ und eine $1^0/_0$ige um $+ 0,525^0$. Man kann also, wenn die spez. Drehung bekannt ist, die Konzentration (x) einer Lösung, z. B. von Glykose, mittels des abgelesenen Drehungswinkels ($\alpha$) finden nach der Gleichung: $x = \dfrac{100 . \alpha}{52,5}$, vorausgesetzt, dass diese Lösung keine anderen drehenden Substanzen enthält. Dies ist aber bei dem Harn oft der Fall. Mit dem rechtsdrehenden Traubenzucker kommt oft die linksdrehende $\beta$-Oxybuttersäure zusammen vor. Man kann deswegen sogar auf Harne stossen, die trotz eines starken Reduktionsvermögens keine Drehung aufweisen oder nach links drehen. Fehlt aber die $\beta$-Oxybuttersäure, so kann man in der Regel den Zuckergehalt leicht und genau polarimetrisch bestimmen. Enthält der Harn Glukuronsäureverbindungen in nennenswerten Mengen, so wirken diese, da sie nach links drehen, auf das Ergebnis ein. Von vorhandenem Eiweiss muss der Harn immer befreit werden, da auch dieses optisch aktiv ist. Abgesehen von den eben aufgeführten Fehlerquellen muss aber diese Methode als die unbedingt beste und bequemste quantitative Methode zur Zuckerbestimmung angesehen werden. Es ist auch nicht mit Schwierigkeiten verbunden, zu entscheiden, wann das Verfahren brauchbar ist und wann nicht; wenn auch die $\beta$-Oxybuttersäure keine einfachen Identitätsreaktionen aufweist, so kann man aus der leicht festzustellenden Abwesenheit von Azeton und Diazetsäure folgern, dass auch Oxybuttersäure nicht vorhanden ist. Werden die ersteren dagegen nachgewiesen, so kommt höchstwahrscheinlich auch die $\beta$-Oxybuttersäure vor, und in diesem Falle kann man das Polarisationsverfahren nicht direkt anwenden. Man kann jedoch die Polarisation vor und nach der Gärung bestimmen. Die Differenz gibt die Zuckerkonzentration an. Dieses Verfahren ist aber mit Fehlerquellen behaftet und kaum empfehlenswert. Dagegen ist die Polarisation eines solchen Harnes, nachdem die $\beta$-Oxybuttersäure nach der ausgezeichneten Methode von Ohlsson (siehe unter $\beta$-Oxybuttersäure) entfernt worden ist, wahrscheinlich zuverlässig.

---

[1]) Tatsächlich repräsentiert diese Drehung 10 g Traubenzucker in 100 ccm des Lösungsmittels; die Differenz zwischen diesem Wert und dem prozentischen ist jedoch verschwindend klein.

Ausführung. Zur Bestimmung des Drehungswinkels passiert das Licht nach dem Durchgang durch die Flüssigkeit — hier des Harns — wieder ein Kalkspatprisma. Ist das Rohr leer, so geht der polarisierte Lichtstrahl unverändert durch das zweite Prisma — den „Analysator", wenn die Hauptschnitte beider Prismen parallel liegen. Ist aber die Polarisationsebene durch den zuckerhaltigen Harn abgelenkt worden, so wird kein Lichtstrahl durchdringen können. Erst wenn das Prisma so weit (hier nach rechts) gedreht wird, dass der Hauptschnitt parallel zu der Ebene, in welcher jetzt das Licht schwingt, liegt, so kann der Lichtstrahl hindurchgehen und beobachtet werden. Liest man nun den Drehungswinkel des Analysators ab, so ist die Zuckerkonzentration nach der Formel $x = \dfrac{a \cdot 100}{52,5}$ gegeben. Für die Ablesung wird der an dem Instrument befindliche Nonius verwendet. Bei den meisten Apparaten wird in $^1/_{100}$ Graden (nicht in Minuten) abgelesen. Man liest von dem 0-Punkt der Skala bis zum 0-Punkt des Nonius in ganzen Graden und den grösseren auf der Skala befindlichen Bruchteilen derselben (z B. Viertelteilen) ab. Fällt einer von diesen nicht mit dem 0-Punkt des Nonius zusammen, so sucht man in derselben Richtung den Teilstrich des Nonius auf, der mit einem Skalenteil zusammenfällt, zählt die Teilstriche des Nonius vom 0-Punkt ab und addiert das Ergebnis zu den gefundenen Graden und Bruchteilen von Graden. Man geht immer von dem abgelesenen 0-Punkt des nicht beschickten Apparates aus; dies kann eine beliebige Grösse sein, z. B. $\div$ 1,50°. Ist dann der beobachtete Drehungswinkel $+$ 0,35°, so ist der gesuchte Drehungswinkel $= + 0{,}35° \div (- 1{,}50°) = + 1{,}85°$. An einigen Polarisationsapparaten, die speziell für die Zuckerbestimmung im Harn konstruiert sind, wird nicht der Drehungswinkel, sondern der Zuckergehalt in Prozenten direkt abgelesen. Dies wird dadurch erreicht, dass das Polarisationsrohr nicht wie sonst 100 mm, sondern 189,7 mm lang ist. Es ergibt sich dann die Gleichung $x = \dfrac{a \cdot 100}{52{,}5 \cdot 1{,}897}$ und also $x = 1$. Mit Hilfe dieser Apparate kann die Zuckerkonzentration gewöhnlich mit einer Genauigkeit von 0,1 % abgelesen werden.

Um die Drehung mit der grössten Genauigkeit ablesen zu können, verwendet man zur Zeit beinahe ausschliesslich die sog. „Halbschattenapparate", da diese eine feinere Einstellung gestatten und das Auge am meisten schonen. Sie sind in der Weise eingerichtet, dass zwei Bündel von polarisierten Lichtstrahlen durch den Polarisator gehen, die durch eine Scheidewand getrennt sind und deren Schwingungsebenen in einem kleinen Winkel von 3—5° zu einander stehen. Stellt man den Analysator senkrecht zu der Schwingungsrichtung des einen Lichtbündels, so ist das entsprechende Lichtfeld dunkel, das andere dagegen hell. Dreht man den Analysator weiter, so wird schliesslich das dunkle Lichtfeld hell und umgekehrt das helle dunkel. Bei einer Mittelstellung des Analysators erscheinen beide Lichtfelder halbdunkel (Halbschatten). Dieser Punkt wird als 0-Punkt verwendet, auf welchen man bei der Bestimmung der Drehung einstellt.

Ausser diesem zweigeteilten Gesichtsfeld werden auch Apparate mit dreigeteiltem Gesichtsfeld angefertigt. Bei diesen gehen die beiden äusseren Felder, im Gegensatz zu dem mittleren, zusammen. Man stellt auch hier auf den Halbschatten ein.

Die meisten Polarisationsapparate sind für monochromatisches Licht (Natriumlicht) eingerichtet. Indessen ist es oft schwer, sich ein solches Licht von genügender Stärke zu verschaffen. Man kann ohne merkbaren Unterschied ebensogut oder noch besser ein gewöhnliches Auerlicht oder elektrisches Licht verwenden, was auch gewöhnlich getan wird.

Was die Temperatur anbetrifft, so sind die durch Veränderung derselben verursachten Schwankungen so unbedeutend, dass man dieselben, ohne einen gröberen Fehler zu begehen, vernachlässigen kann, wenn man bei gewöhnlicher Zimmertemperatur arbeitet.

Soll eine frisch dargestellte Zuckerlösung untersucht werden, so muss man auf die Multirotation Rücksicht nehmen. Bei der Harnuntersuchung kommt dieser Umstand aber nicht in Frage.

Bei der Bestimmung soll man nicht nur eine, sondern immer mehrere — z. B. 10 — Ablesungen ausführen und den Durchschnittswert nehmen. Man arbeitet am besten in einem dunklen Zimmer, in welchem nur das polarisierte Licht das Auge trifft. Mittels einer elektrischen Taschenlampe wird die Skala beleuchtet und der Drehungswinkel abgelesen.

### Fruktosurie.

Erst in der letzten Zeit ist das Vorkommen von Fruktose (Lävulose) im Harn einwandfrei bewiesen worden. Man hat drei Typen der Fruktosurie aufstellen können: 1. Die reine Fruktosurie, 2. Fruktosurie zusammen mit Glykosurie und 3. die alimentäre Fruktosurie. Auch kann bei alkalischer Reaktion des Harns Fruktose aus Glykose entstehen.

Es sind mehrfach Fälle von linksdrehendem zuckerhaltigem Harne beobachtet worden. Da die Linksdrehung nach der Gärung verschwand, musste sie durch das Vorhandensein eines linksdrehenden Zuckers, nämlich Lävulose, bedingt gewesen sein. In anderen Fällen hat man auf titrimetrischem Wege höhere Zuckerwerte erhalten als durch Polarisation, selbst wenn die Anwesenheit von $\beta$-Oxybuttersäure ausgeschlossen war. Die reine Fruktosurie dürfte jedoch eine seltene Erscheinung sein. Dagegen ist die Ausscheidung von kleinen Mengen Fruktose neben viel Glykose bei Diabetes recht häufig zu beobachten. Es hat aber keine geringen Schwierigkeiten gemacht, eine geringe Menge Fruktose neben grossen Mengen Glykose zu erkennen, da die wichtigste Identitätsreaktion der Fruktose — Seliwanoffs Probe — nicht ganz beweisend ist. Dies trifft jedoch weniger für die von Bang angegebene Probe zu. Eine Differenz zwischen den Ergebnissen der Titration und Polarisation ist oft beweisender, namentlich wenn $\beta$-Oxybuttersäure nicht anwesend ist. Die alimentäre Fruktosurie besitzt ebensowenig wie die entsprechende Glykosurie irgendwelche entscheidende diagnostische Bedeutung. Sie kommt sowohl bei gesunden Personen wie bei Leberleidenden etc. nach dem Genuss von grossen Mengen Fruktose vor, kann aber auch fehlen.

Fruktose kann nur schwer zur Kristallisation gebracht werden. Sie ist viel leichter löslich in Wasser und besonders in Alkohol, selbst in absolutem, als die Glykose. Im Gegensatz zu anderen Zuckerarten ist sie auch reichlich löslich in Äther-Alkohol. Die spez. Drehung ist ÷ 91°. Mit steigender Temperatur nimmt die Drehung ab. Fruktose liefert dasselbe Osazon wie Traubenzucker. Wie die Glykose bildet auch die Fruktose mit Alkalien und Erdalkalien Saccharate, die in Alkohol unlöslich sind. Lävulosekalk ist sogar in Wasser schwer löslich. Fruktose reduziert etwas weniger stark als Glykose und vergärt vollständig. Die charakteristische Probe ist Seliwanoffs Reaktion: Erwärmt man 2 Volumen einer Lävuloselösung mit 1 Volumen 33%iger Salzsäure nach Zusatz einiger Körnchen Resorzin (statt dessen kann man das Resorzin auch vorher in der 33%igen Salzsäure lösen), so wird die Flüssigkeit tiefrot gefärbt und scheidet einen roten Niederschlag aus, der in

Alkohol löslich ist. Traubenzucker gibt oft eine schwach positive Reaktion, Galaktose, Mannose, Maltose und die Pentosen dagegen nicht. Nach Rosin lässt sich die Probe in folgender Weise verfeinern: Wenn die charakteristische Rotfärbung eingetreten ist, setzt man so lange Soda hinzu, als noch Kohlensäureentwicklung stattfindet. Die orangegefärbte Flüssigkeit wird mit Amylalkohol ausgeschüttelt, welcher den roten Farbstoff mit einem Stich ins gelb und schwachgrüner Fluoreszenz aufnimmt. Nach Zusatz von ein paar Tropfen absoluten Alkohols wird die Farbe rein rosa. Die Lösung zeigt ein charakteristisches Spektrum: in dünner Lösung sieht man einen Streifen im grünen Teil des Spektrums. Borchardt kühlt nach eingetretener Rotfärbung ab, macht mit Soda in einer Schale alkalisch und schüttelt mit Essigäther aus, der dann gelb gefärbt wird.

Die Beweiskraft der Seliwanoffschen Probe wird dadurch beeinträchtigt, dass auch Traubenzucker eine positive Reaktion geben kann, da der Zucker beim Kochen mit Salzsäure zu einem geringen Teil in Lävulose umgewandelt wird. Man muss deswegen die Salzsäurekonzentration und die Dauer des Kochens so weit einschränken, dass die sekundäre Lävulosebildung nicht stattfindet. Man stellt am besten eine Kontrollprobe mit einer reinen Traubenzuckerlösung genau in derselben Weise an und vergleicht die Resultate.

Die Bangsche Probe. Das von Bang zum Nachweise der Gallensäuren im Harn ausgearbeitete Verfahren (siehe S. 122) lässt sich auch zum Nachweis der Fruktose verwenden, mit dem Unterschied, dass man dort Fruktose (oder Saccharose) zur Galle, hier dagegen Galle (und Salzsäure) zu der Flüssigkeit, die auf Lävulose geprüft werden soll, d. h. zum Harn, zufügt. Man setzt in einem Probierröhrchen 1—2 Tropfen Rindergalle (die nach Zusatz von Toluol lange haltbar ist) oder ein Körnchen kristallisierte Rindergalle zu 1—2 Tropfen Harn (oder höchstens 0,2—0,3 ccm) und ca. 3 ccm rauchende Salzsäure und kocht ½—1 Minute über freier Flamme. Ist Fruktose anwesend, so beobachtet man eine schön violette Färbung, die beim Stehen stärker wird. Kühlt man die Lösung ab, so hält sich die Färbung lange unverändert. Spektroskopisch beobachtet man dasselbe Spektrum wie bei Pettenkofers Reaktion (siehe S. 122). Die Probe ist sehr empfindlich, da man mit Hilfe derselben sehr deutlich 0,02 mg Fruktose nachweisen kann. Von anderen Zuckerarten geben Pentosen, Galaktose, Glukose und die entsprechenden Disaccharide die Reaktion nicht, mit Rohrzucker dagegen tritt sie ein, jedoch erhält man bei längerem Kochen auch mit Traubenzucker eine schwachviolette Färbung. Da diese aber erst später eintritt und zudem schwächer als bei Anwesenheit von 0,02 mg Fruktose, so ist eine Verwechselung nicht zu befürchten. Die Eigenfarbe des Harns hat gewöhnlich keinen Einfluss, da nur ganz unbedeutende Mengen desselben verwendet werden.

Nachweis der Fruktose im Harn. Ausser den Proben von Seliwanoff und von Bang kann eine Differenz zwischen den durch Polarisation und Titration erhaltenen Ergebnissen die Aufmerksamkeit auf die Gegenwart von Fruktose hinleiten. Doch muss ein Vorkommen von anderen optisch aktiven Substanzen mit in Rechnung gezogen werden. Eine Untersuchung der optischen Verhältnisse vor und nach der Gärung ist hierbei von Bedeutung. Weiter kann die Fruktose aus dem Harne als Kalksaccharat ausgeschieden werden, am besten durch Sättigung mit fein pulverisiertem Kalk.

Schliesslich hat nach Neuberg Methylphenylhydrazin eine spezifische Bedeutung für den Nachweis der Fruktose: Der Harn wird evtl. durch Kochen von Eiweiss befreit und bei 40⁰ im Vakuum bis zur Sirupkonsistenz eingedampft.

Die Reaktion muss dabei immer sauer bleiben. Dann setzt man 98%igen Alkohol bis zur Hälfte des ursprünglichen Volumens hinzu, stellt das Gemisch 5 Minuten in ein kochendes Wasserbad, kühlt ab, filtriert und entfärbt das Filtrat mit Tierkohle. Die Zuckerkonzentration wird nun in einer Probe titrimetrisch festgestellt. Dann werden auf 1 Grammolekül Zucker 3 Grammoleküle Methylphenylhydrazin zu der wiederum konzentrierten Alkohollösung (30 ccm) zugesetzt. Man lässt einige Zeit in der Kälte stehen, filtriert und fügt zum Filtrate eine der Hydrazinmenge entsprechende Menge 50%iger Essigsäure und soviel Alkohol, dass die Lösung klar wird. Die Mischung wird 3—4 Minuten in einem kochenden Wasserbade belassen und soll dann 24 Stunden bei 40° stehen. Sind grössere Mengen Fruktose vorhanden, so kristallisiert das Hydrazon direkt, evtl. nach Zusatz einiger Tropfen Wasser, aus. Enthält der Harn nur wenig Zucker, so scheidet sich das Hydrazon nach Wasserzusatz als Öl aus, welches durch Reiben (oder Impfen mit einem Osazonkristall) fest wird, am besten bei gleichzeitigem Abkühlen. Das Produkt wird aus Alkohol umkristallisiert. Schmp. 158—160°.

## Galaktosurie.

Bei gesunden Individuen geht die Galaktose schon nach dem Genuss von recht geringen Mengen (20 g) in den Harn über, bei Diabetikern wird dagegen die Traubenzuckerausscheidung vermehrt, ohne dass die Galaktose selbst ausgeschieden wird.

Die Galaktose ist leicht in Wasser und ziemlich leicht in Alkohol löslich; sie kristallisiert leicht und schmeckt weniger süss als Rohrzucker. Sie ist rechtsdrehend (+ 81°), zeigt Multirotation und gibt sämtliche allgemeinen Zuckerreaktionen. Der Schmelzpunkt des Osazons liegt bei 197°. Das Reduktionsvermögen der Galaktose stimmt mit dem der Lävulose überein. Gegenüber der Phlorogluzinprobe verhält sich die Galaktose wie die Pentosen, doch mit der Ausnahme, dass die Lösung keinen Absorptionsstreifen zeigt. Durch Oxydation mit Salpetersäure entsteht Schleimsäure. Man dampft die Zuckerlösung mit einem Überschuss von 25%iger Salpetersäure auf dem Wasserbade ein. Die Schleimsäure kristallisiert als ein mikrokristallinisches, sandiges Pulver aus. Schmp. 212° (bei rascher Erhitzung). Galaktose vergärt langsam mit gewöhnlicher Hefe. Zur vollständigen Vergärung sind 4—8 Tage erforderlich.

Nachweis. Galaktosehaltige Harne zeigen bei der Gärungsprobe nach 6 Stunden keine oder nur unbedeutende Kohlensäureentwicklung. Der direkte Nachweis geschieht mittels der Osazonprobe. Doch kann das Glykosazon, welches dieselbe Löslichkeit besitzt und dessen Schmelzpunkt nicht weit von dem des Galaktosazons liegt, zu Verwechselungen Veranlassung geben, besonders wenn beide Zuckerarten vorliegen. Entscheidend für den Nachweis ist die Darstellung der Schleimsäure. Das Verhältnis zwischen Polarisation und Titration kann zur Orientierung dienen.

## Mannose.

Mannose geht nach Einführung in den Darmkanal in den Harn über. Ein spontanes Auftreten im Harn ist nicht bekannt.

## Maltosurie.

Maltose wird unzweifelhaft mit Traubenzucker zusammen durch den Harn ausgeschieden. Besonders bei mit Glykosurie verbundenen Pankreaskrankheiten hat man angeblich Maltose nachgewiesen. Indessen sind die Schwierigkeiten des exakten Nachweises so gross und die Fehlerquellen so zahlreich, dass unsere Kenntnis von der Maltosurie noch sehr lückenhaft ist.

Die Maltose dreht stärker nach rechts (+ 137°) und reduziert in geringerem Maße als Glykose. Ein Missverhältnis zwischen Polarisation und Reduktion spricht deswegen u. a. für die Gegenwart von Maltose. Das Maltosazon hat dieselben Eigenschaften und etwa denselben Schmelzpunkt ($+ 205^0$) wie das Glykosazon. Die Schwierigkeiten der Entscheidung, ob Maltosazon oder Glykosazon vorliegt, sind jedoch dank Neubergs Osazonprobe gehoben. Das Disaccharid Maltose besteht aus zwei miteinander verbundenen Traubenzuckermolekülen, von denen sich nur das eine mit dem Phenylhydrazin verbindet. Wird deswegen das Osazon durch Erhitzen mit einer verdünnten Mineralsäure zerlegt, so geht das zweite Traubenzuckermolekül frei in Lösung und kann nach Entfernung des schwarzen schmierigen Rückstandes, von der zersetzten Hydrazinverbindung herstammend, mit den gewöhnlichen Methoden nachgewiesen werden.

### Saccharose.

Rohrzucker geht selbst nach dem Genuss von sehr grossen Mengen nicht unverändert in den Harn über, da im Darmkanal eine vollständige Hydrolyse desselben stattfindet. Dagegen kann unter diesen Umständen Glykose (und Fruktose) im Harne auftreten. Nach subkutaner und intravenöser Injektion findet man hingegen die Saccharose sogar quantitativ im Harne wieder, da der Organismus den Rohrzucker nicht direkt zu verarbeiten vermag. Das saccharosespaltende Enzym, Invertin, kommt nämlich nur im Darmkanal vor. Nach einzelnen Autoren wird die Reaktion von Cammidge im Harn durch Saccharose hervorgerufen. Dies ist jedoch wahrscheinlich nicht der Fall.

Zum Nachweis stellt man Reduktions- und Polarisationsversuche vor und nach Hydrolyse mit kochender $2^0/_0$iger Salzsäure an. Die spez. Drehung des Rohrzuckers ist $+ 66,5^0$. Nach der Hydrolyse beobachtet man dagegen Linksdrehung, da die Fruktose stärker nach links als Traubenzucker nach rechts dreht. (1 Mol. Rohrzucker besteht aus 1 Mol. Fruktose $+ 1$ Mol. Glykose). Rohrzucker selbst reduziert nicht. Dagegen findet man nach der Hydrolyse ein starkes Reduktionsvermögen. Schliesslich gibt die Saccharose die Reaktionen von Seliwanoff und von Bang, da Fruktose abgespalten wird.

### Laktosurie.

Milchzucker tritt bei Frauen unmittelbar nach dem Aufhören der Laktation im Harne auf, da die Milch vom Blut resorbiert wird, und der in derselben enthaltene Milchzucker in den Harn übergeht. Bei graviden Frauen kommt kurze Zeit vor der Niederkunft aus demselben Grunde oft Laktosurie vor. Nach dem Genuss von 100 g Milchzucker oder mehr werden kleine Mengen im Harne gefunden. Bei Diabetikern dagegen wird nach dem Genuss von Milchzucker Glykose ausgeschieden; auch in dem Harn von Säuglingen mit alimentärer Intoxikation ist Milchzucker vorhanden. Bei Erkrankungen des Darmkanals ist ebenfalls bei Erwachsenen die Assimilationsgrenze herabgesetzt. Nach direkter Einführung ins Blut wird Milchzucker nicht assimiliert, sondern quantitativ durch den Harn ausgeschieden. Nach Einnahme per os wird die Laktose dagegen im Darmkanal fermentativ hydrolysiert.

Laktose ist in Wasser schwer löslich, in absolutem Alkohol unlöslich. Die spez. Drehung ist $+ 52,5^0$. Frisch bereitete Lösungen zeigen Multirotation. Laktose verbindet sich mit Basen. Minimale Alkalimengen erhöhen die Löslichkeit des Milchzuckers in Wasser. Der Schmelzpunkt des Osazons liegt bei $197^0$. Laktose reduziert in etwas geringerem Maße als Glykose. Sie wird durch Hydrolyse mit verdünnten Mineralsäuren in Galaktose und Glykose zerlegt. Mit gewöhnlicher Hefe ist sie nicht vergärbar. Eine charakteristische Reaktion ist Rubners Probe: Wird eine Milchzuckerlösung mit einem Überschuss von Bleizucker 3—4 Minuten gekocht, so färbt sich die Lösung gelbbraun. Setzt man Ammoniak zur Lösung hinzu, so geht die Farbe in ziegelrot über, und schliesslich setzt sich ein roter Niederschlag ab. Ist jedoch auch Traubenzucker zugegen, so ist die Probe unsicher.

Nachweis im Harn. 1. Die oben beschriebene Methode ist von Buchner in folgender Weise modifiziert worden. 10 ccm Harn werden mit 8 Tropfen Ammoniak und 4—5 Tropfen Bleizuckerlösung versetzt und in ein Wasserbad von 80⁰ gestellt. Bei Gegenwart von Glykose entsteht ein fleischfarbiger Niederschlag. Milchzucker dagegen bewirkt eine weisse Fällung, da die Laktose bei dieser Temperatur vom Reagens nicht angegriffen wird.

2. Setzt man zu 5 ccm Harn 2—5 ccm konz. Ammoniak und ca. 5 Tropfen Kalilauge und erwärmt in einem heissen, aber nicht siedenden Wasserbade, so tritt bei Gegenwart von Laktose nach einigen Minuten Rotfärbung ein. 0,1 % Laktose kann so nachgewiesen werden. Traubenzucker gibt eine braune Farbe.

Der Harn reduziert nach der Gärung, (vorausgesetzt, dass keine Milchsäuregärung stattfindet), was ja auch bei Pentosurie vorkommt. Die Pentosen sind jedoch durch ihre charakteristischen Farbenreaktionen leicht zu erkennen. Die Schleimsäureprobe ist, wenn die Anwesenheit von Galaktose ausgeschlossen ist, ein sicherer Beweis für die Gegenwart von Laktose: 100 ccm Harn werden mit 20 ccm konz. Salpetersäure in einem Becherglase auf dem Wasserbade eingedampft. Dabei entweichen braune nitrose Dämpfe, ein Zeichen der Oxydation. Sobald diese entwichen sind, wird die Lösung klar und hell, und man bemerkt eine feine weisse Fällung, die immer stärker wird. Man giesst die Lösung in ein kleines Becherglas über und wäscht durch Dekantation mit kaltem Wasser nach. Nachdem man über Nacht in der Kälte hat stehen lassen, hat die Fällung zugenommen. Nun verdünnt man mit Wasser, bringt den Niederschlag auf das Filter, wäscht nach und trocknet. Schmelzpunkt 215⁰.

## Isomaltose.

Ob Isomaltose vorgebildet im Harne auftritt, ist zweifelhaft. Einige Forscher jedoch glauben diesen Zucker im diabetischen Harn nachgewiesen zu haben.

Isomaltose gibt die meisten derjenigen Reaktionen, die den Pentosen eigen sind. Das Osazon schmilzt bei 150—155⁰. Sie reduziert, ist aber nicht vergärbar. Die Phlorogluzinreaktion fällt positiv aus. Die Isomaltose charakterisiert sich jedoch dadurch, dass sie nach Hydrolyse mit Mineralsäuren eine doppelt so starke Reduktion, wie vorher, bewirkt, indem 1 Mol. Isomaltose 2 Mol. Glykose liefert. Nach der Hydrolyse ist weiterhin die Gärungsprobe positiv, die Pentosereaktion dagegen negativ.

## Pentosurie.

Man hat drei Formen von Pentosurie aufgestellt: 1. die alimentäre Pentosurie, 2. die echte Pentosurie, 3. Glykosurie, die von einer (geringen) Pentosurie begleitet ist.

1. Die alimentäre Pentosurie. Normale Harne sollen oft Pentosereaktionen geben. Diese Angabe ist jedoch recht alt, und eine Verwechselung mit Glukuronsäure hat wahrscheinlich oft stattgefunden. Pentosen gehen leichter als andere Substanzen in den Harn über. Ebstein erzielte schon nach Eingabe von 0,05 g Pentose eine positive Reaktion, wenn der Harn

vorher negative Pentosereaktionen zeigte. Der Genuss verschiedener Früchte und Fruchtsäfte, welche Pentosen enthalten, gibt zur Pentosurie Veranlassung.

2. Die echte Pentosurie kommt sehr selten vor, es sind kaum 30 Fälle beschrieben worden. Die Menge der ausgeschiedenen Pentose ist immer gering. Die tägliche Menge übersteigt selten 3 g. Die Ausscheidung ist sehr regelmäßig und wird kaum von der Diät beeinflusst. Das Wesen dieses Zustandes — der kaum als eine Krankheit angesehen werden kann — ist unbekannt. Eine familiäre Disposition ist oft festgestellt worden. In den von af Klercker beschriebenen Fällen (zwei Geschwister) kam bei anderen Familienmitgliedern echter Diabetes vor, ebenso wie der eine Pentosuriker auch kleine Mengen Traubenzucker ausschied. Der Zustand wird durch Medikamente nicht beeinflusst. Die Pentosurie ist wahrscheinlich angeboren und von lebenslanger Dauer. Die ausgeschiedene Pentose ist nicht in allen Fällen dieselbe. Bisweilen kommt inaktive Arabinose, in anderen Fällen wahrscheinlich l-Ribose (af Klercker) vor. Da die letzte ein Bestandteil gewisser Nukleïnsäuren ist, wäre es denkbar, dass die Organpentose die Muttersubstanz der Harnpentose ist. Wahrscheinlich ist dies jedoch aus dem Grunde nicht, weil die gesamte Menge der Organpentose kaum 20 g übersteigt, wovon also täglich etwa $^1/_3$ ausgeschieden werden müsste. Der Ursprung der Harnpentose ist völlig dunkel.

3. Die mit Diabetes verbundene Pentosurie ist gar nicht sicher bewiesen, da eine Verwechselung mit Glukuronsäure wahrscheinlich oft vorgekommen ist. Die Pentosemenge wird als sehr unbedeutend im Verhältnis zu der ausgeschiedenen Traubenzuckermenge angegeben. Pentosurie ist nämlich nur bei den schweren Formen von Diabetes beschrieben worden.

Allgemeine Eigenschaften der Pentosen. Die in Betracht kommenden Pentosen Arabinose, Ribose und Xylose sind in Wasser leicht, in Alkohol ziemlich leicht löslich. Sie schmecken süss und reduzieren ungefähr wie Traubenzucker, sind aber mit gewöhnlicher Hefe nicht vergärbar. Sie bilden Osazone mit Phenylhydrazin, deren Schmelzpunkt bei 166⁰ liegt. Weiter besitzen alle Pentosen folgende zwei Identitätsreaktionen:

Die Phlorogluzinprobe. Setzt man zu 1 Volumen einer Pentoselösung 2 Volumen konz. Salzsäure und ein paar Körnchen Phlorogluzin, so erhält man bei vorsichtigem Erwärmen eine schöne kirschrote Färbung. Die Flüssigkeit zeigt einen Absorptionsstreifen zwischen den Linien D und E rechts von der Natriumlinie. Beim Stehen scheidet sich der Farbstoff grösstenteils als schwarzer Niederschlag aus, welcher von Alkohol mit roter Farbe gelöst wird. Die Lösung gibt das Absorptionsspektrum. Glukuronsäure und Galaktose geben dieselbe Farbenreaktion. Die Galaktose zeigt jedoch keinen Absorptionsstreifen. Im Harn kann man ohne Schwierigkeit mittels dieser Reaktion 0,2⁰/₀₀ Arabinose nachweisen. Noch empfindlicher wird die Reaktion, wenn der Harn vorher mit Alkohol und Blutkohle entfärbt worden ist.

Die Orzinprobe. Erwärmt man eine Mischung von gleichen Teilen Pentoselösung und konz. Salzsäure mit einigen Körnchen Orzin, so tritt eine blau-violette Färbung ein; später scheidet sich ein blaugefärbter Niederschlag ab, welcher von Alkohol mit grüner Farbe gelöst wird. Diese Lösung zeigt einen Absorptionsstreifen auf D. Schüttelt man die Flüssigkeit mit Amyl- statt Äthylalkohol, so geht der Niederschlag in den Amylalkohol über, der eine schöne smaragdgrüne Färbung annimmt. Glukuronsäure gibt dieselbe Reaktion.

Die Probe kann nach Bial durch Zusatz von Eisenchlorid verschärft werden. Bials Reagens besteht aus 500 ccm 30⁰/₀iger Salzsäure, 25 Tropfen (offizineller) Eisenchloridlösung und 1 g Orzin. Das Reagens ist haltbar.

Von dem Reagens werden 4—5 ccm vorsichtig bis zum Sieden erhitzt; alsdann wird, ohne das Erhitzen weiter fortzusetzen, tropfenweise ein wenig Harn (höchstens 1 ccm) hinzugefügt. Es tritt sofort, oder doch sehr bald, Grünfärbung auf, wenn Pentosen vorhanden sind. Dagegen bewirkt Glukuronsäure keine Grünfärbung der Lösung.

Ist der Harn zugleich glukosehaltig, so empfiehlt Jolles die Probe auf Pentosen in folgender Weise auszuführen: 100 ccm Harn werden mit 4 g salzsauren Phenylhydrazins und 8 g Natriumazetat vermischt und auf eine Stunde in ein siedendes Wasserbad gestellt und darauf abgekühlt. Der Niederschlag wird dann abfiltriert, in 15 ccm heissen Wassers aufgenommen und wieder für 5 Minuten in ein heisses Wasserbad gestellt, schnell filtriert und das Filtrat nach Zusatz von 6 ccm Salzsäure vom spez. Gewicht 1,19 destilliert, bis das Destillat die Menge von etwa 6 ccm erreicht hat. 3 ccm desselben werden mit 5 ccm des Bialschen Reagenses versetzt und kurze Zeit gekocht. Bei Gegenwart von Pentosen tritt Grünfärbung auf.

Eine Fehlerquelle bei diesen Proben besteht darin, dass Filtrierpapier bisweilen beim Auswaschen mit Alkali pentosenähnliche Substanzen abgeben kann, so dass die Lösung dann aus diesem Grunde die Pentosenreaktion gibt.

Die Pentosen geben nicht die für Glukuronsäure charakteristische Farbenreaktion mit Naphto-Resorzin und Salzsäure.

Für den Nachweis der einzelnen Pentosen ist eine sehr eingehende und schwierige Untersuchung erforderlich, die hier nicht besprochen werden kann.

Nachweis der Pentosen im Harn. Pentosehaltiger Harn reduziert in der Regel Trommer und Almén deutlich, aber nicht stark. Bei der Ausführung der Reduktionsproben kann man oft eine verzögerte Oxydulausscheidung beobachten. Man kocht einige Sekunden, ohne dass sofort eine Reduktion wahrzunehmen ist, dann aber tritt sie plötzlich ein. Manchmal beginnt sie sogar erst, wenn das Probierröhrchen einige Minuten im Stativ gestanden hat. Das gleiche Verhalten kann man jedoch auch bei der Glykosurie beobachten. Bleibt das Reduktionsvermögen des Harns nach Entfernung der Kohlehydrate aus der Nahrung unverändert, so hat man, unter anderem, auch Grund, eine Pentosurie anzunehmen. Man beobachtet dann beim Gärungsversuch keine Kohlensäureentwicklung, was für die Gegenwart von Pentose oder Milchzucker spricht. Für die Entscheidung sind die Pentosenreaktionen wichtig. Hierzu kommt noch die Osazonprobe. Man nimmt am besten eine grössere Harnmenge in Arbeit, da das Osazon mehrmals umkristallisiert werden muss, was nicht unbedeutende Verluste verursacht. Man erwärmt bis auf 60⁰, bei welcher Temperatur nur das Pentosazon in Lösung geht. Die Glukuronsäurereaktion soll immer in Zusammenhang mit den Pentosenreaktionen angestellt werden.

Bisweilen ist die echte Pentosurie von einer unbedeutenden Glykosurie begleitet. Selbst wenn man also eine geringe Kohlensäureentwicklung bei der Gärungsprobe beobachtet, kann trotzdem sehr wohl eine Pentosurie vorliegen. Es scheint nicht unwahrscheinlich, dass einzelne, als „renaler Diabetes" beschriebene, Fälle tatsächlich evtl. von Glykosurie begleitete Pentosurie gewesen sind, und dass also die Pentosurie nicht so ganz selten vorkommen dürfte. Überall wo man Verdacht auf einen renalen Diabetes hat (wo eine geringe Zuckerausscheidung unabhängig von der Art der Nahrung vorkommt), soll man systematisch die Pentosenreaktionen anstellen. Fallen sie positiv aus, so muss man immer den Beweis für die Anwesenheit von Pentose durch Darstellung des Osazons und durch Bestimmung seines Schmelzpunktes führen.

## Fett.

Der normale Harn enthält kein Fett oder höchstens nur Spuren desselben. Unter abnormen Verhältnissen können dagegen grössere Mengen Fett im Harne auftreten. Man hat zwei Formen von Fettausscheidung festgestellt: Lipurie und Chylurie.

Bei der Lipurie kommt das Fett in Tropfen vor, die nach Abkühlung zu talgähnlichen, auf dem Harn schwimmenden Partikeln erstarren. Als Ursache der Lipurie hat man erstens die Lipämie, die nach reichlicher Zufuhr von Fett mit der Nahrung oder bei subkutaner Fettinjektion oder bei komplizierten Frakturen durch Übergang von Fett ins Blut entsteht. Weiter tritt Lipämie bei verschiedenen Krankheiten wie Diabetes, Fettsucht, Phthisis u. a. ein. Zweitens kann die Ursache eine Fettdegeneration in den Geweben der Harnwege oder in Geschwülsten, die mit dem Harn in Berührung kommen, sein.

Chylurie ist eine typische Tropenkrankheit, welche von einer Nematode verursacht wird. Doch kommt auch Chylurie vor, wenn die Gegenwart einer Nematode als ausgeschlossen betrachtet werden kann. Diese europäische Form ist wahrscheinlich durch eine Infektion verursacht.

Bei der Chylurie kommt das Fett in Form einer milchähnlichen Emulsion vor. Es erstarrt nicht und erscheint unter dem Mikroskop in Form kleinster runder Tröpfchen. Die Intensität der Ausscheidung ist verschieden. Die Chylurie ist intermittierend, in den meisten Fällen ist nur der Nachtharn fetthaltig. Bei Vermeidung von Fettaufnahme durch die Nahrung hört die Fettausscheidung auf. Die Zusammensetzung des Fettes ist dieselbe wie die des in der Nahrung enthaltenen Fettes. Zum Nachweise desselben dienen seine charakteristischen Lösungsverhältnisse und die Akroleïnreaktion. Eine Verunreinigung durch Fett von Kathetern, Suppositorien etc. muss natürlich verhütet werden.

Cholesterin begleitet das Fett bei Lipurie und Chylurie, scheint aber sonst nicht vorzukommen.

Phosphatide, die mit Lezithin identifiziert worden sind, kommen unter denselben Umständen vor.


## Azetonkörper.

Unter diesem Namen werden drei Substanzen, die gewöhnlich zusammen vorkommen und in genetischer Beziehung zueinander stehen, zusammengefasst: Azeton, Diazetsäure und $\beta$-Oxybuttersäure. Die normalen Fettsäuren werden im Organismus in der Weise verbrannt, dass die Oxydation erst bei dem Kohlenstoffatom einsetzt, das in $\beta$-Stellung zum Karboxyl steht. Phenylpropionsäure $C_6H_5CH_2CH_2COOH$ wird also zu $C_6H_5CHOHCH_2COOH$ (Phenyl-$\beta$-Oxypropionsäure) und die Buttersäure $CH_3CH_2CH_2COOH$ zu $\beta$-Oxybuttersäure $CH_3CHOHCH_2COOH$ oxydiert. Das nächste Oxydationsstadium ist eine weitere Oxydation desselben C-Atoms, wobei 2 H-Atome verbrannt werden. Die Phenyloxypropionsäure wird dann zu Phenylketopropionsäure ($C_6H_5COCH_2COOH$) und die $\beta$-Oxybuttersäure zu Diazetsäure ($CH_3COCH_2COOH$) oxydiert. Unter Abspaltung von Kohlensäure geht die Diazetsäure in Azeton ($CH_3COCH_3$) und die Phenylketopropionsäure in Phenylketoazeton ($C_6H_5COCH_3$) über. Die Oxydation schreitet unter normalen Bedingungen weiter bis zur Bildung von Kohlensäure und Wasser fort. Wenn aber nicht genügend Sauerstoff zugeführt wird, treten diese unvollständigen Verbrennungsprodukte evtl. in grosser Menge im Blut und Harn auf. Diese unvollständige Verbrennung kommt vor, wenn Kohlehydrate entweder fehlen, oder nur in beschränktem Maße verbrannt werden. Eine vermehrte Fettmenge (und Eiweissmenge) muss dann, um die notwendige Energie zu verschaffen, verbrannt werden. Die Kohlehydrate sind aber reich an Sauerstoff und erfordern demgemäß weniger von diesem für die Verbrennung. Dafür werden sie aber vollständig verbrannt. Fett dagegen ist sehr arm an Sauerstoff und braucht deswegen grosse Mengen desselben zur Verbrennung. Da der Organismus so viel Sauerstoff im Laufe der erforderlichen kurzen Zeit nicht bieten kann, entstehen unvollständige Oxydationsprodukte. Kann dagegen die Verbrennungsdauer verlängert werden, so genügt die Zufuhr von Sauerstoff für eine vollständige Verbrennung des Fettes. Dies trifft zu, wenn eine Mischung von Kohlehydraten und Fett verbrannt wird. Die Kohlehydrate besitzen also eine antiketogene Wirkung, weil sie die Fettmenge, die augenblicklich verbrannt werden soll, herabsetzt.

Aus dem Angeführten ist ersichtlich, dass die Azetonkörper auch unter physiologischen Verhältnissen bei Schwächezuständen und pathologischen mit Schwäche oder vermehrter Verbrennung (bei schweren Infektionskrankheiten) verbundenen Zuständen vorkommen können. Ausserdem bei Diabetes.

Wenn eine unbedeutende Ausscheidung von Azetonkörpern stattfindet, findet sich nur Azeton im Harn, wird dieselbe stärker, so findet man Diazetsäure und, steigert sie sich noch mehr, auch $\beta$-Oxybuttersäure.

### Azeton $CH_3COCH_3$.

Azeton kommt normal in kleinen Mengen im Harne vor. In grösseren Mengen tritt Azeton in der Regel selbst bei grösster „Azetonurie" nicht auf, da der grösste Teil erst sekundär aus der Diazetsäure im Harne entsteht. Die Diazetsäure wird nämlich leicht in Azeton und Kohlensäure zerlegt. Man hat deswegen die Begriffe Gesamtazeton und präformiertes Azeton aufgestellt, wovon das präformierte Azeton höchstens $\frac{1}{4}$, oft aber nur $\frac{1}{30}$ des gesamten ausmacht. Der normale 24stündige Harn enthält 10 bis 30 mg Azeton. Unter pathologischen Verhältnissen kann die Menge des Azetons über 800 mg betragen. Normal ist die Ausscheidung am grössten bei überwiegender Eiweissnahrung und am geringsten bei kohlehydratreicher Kost.

Bei Hunger wird 15—30 mal mehr Azeton als sonst ausgeschieden, auch wenn Diazetsäure abwesend ist. Mangel an Sauerstoff bedingt eine Vermehrung der Ausscheidung. Narkose ruft eine mehrere Tage anhaltende starke Azetonurie hervor. Bei fieberfreien Krankheiten ohne Kachexie ist die Ausscheidung nicht vermehrt. Bei Diabetes kann die Quantität bis 4,5 g Gesamtazeton täglich betragen. Die Azetonausscheidung steht in keinem Verhältnis zu der Zuckerausscheidung. Nach einzelnen Autoren steht sie auch in keinem Verhältnis zu der Stickstoffausscheidung.

Bei Fieberkrankheiten kann die Azetonmenge auf 3—400 mg steigen. Viele Verdauungsstörungen sind ebenfalls von Azetonurie begleitet. Kinder haben eine ausgesprochene Neigung zu Azetonurie, die hier auch, ohne dass Verdauungsstörungen vorliegen, auftreten kann.

Die Eigenschaften des Azetons. Azeton ist eine wasserklare Flüssigkeit, die bei $+ 56,5^0$ siedet. Es besitzt einen angenehmen, an Essigäther erinnernden Geruch und neutrale Reaktion. Mit Wasser, Alkohol und Äther mischt es sich in jedem Verhältnis. Es wird leicht von Jod in Jodoform umgewandelt. $CH_3COCH_3 + 3\,KOJ = CHJ_3 + CH_3COOK + 2\,KOH$. Mit Orthonitrobenzaldehyd gibt das Azeton in alkalischer Lösung Indigoblau. Von Chromsäure wird es zu Essigsäure, Ameisensäure und Kohlensäure oxydiert. Eine alkalische Permanganatlösung wird von Azeton augenblicklich reduziert, eine ammoniakalische Silberoxydlösung dagegen nicht. Auch nicht Fehlings Reduktionsflüssigkeit u. a. Mit einer frisch bereiteten Lösung von Natriumnitroprussid gibt eine alkalische Azetonlösung eine rubinrote Farbe, die bald in gelb übergeht. Wird die Lösung darauf mit Essigsäure angesäuert, so tritt eine karmoisinrote Färbung ein, die nach und nach in blau übergeht. Auch Azetaldehyd gibt diese Reaktion, Kreatinin dagegen nicht, wenn angesäuert wird. Eine mit Kalilauge alkalisch gemachte Lösung von m-Dinitrobenzol wird von Azeton violett gefärbt. Nach dem Ansäuern schlägt die Farbe in kirschrot um. Eine alkalische Pikrinsäurelösung wird von Azeton orange gefärbt.

Nachweis im Harne. 1. Liebens Jodoformprobe. Einige ccm Harn (oder besser Harndestillat) werden mit einigen Tropfen starker Natronlauge und etwas Jodtinktur[1]) versetzt. Nach dem Umschütteln nimmt man den Geruch von Jodoform wahr. Eine mikroskopische Untersuchung zeigt eine schwefelgelbe Fällung, die aus sechsseitigen Tafeln besteht. Bei Gegenwart von 0,01 mg Azeton tritt der Niederschlag im Laufe von wenigen Minuten auf, bei Gegenwart von mehr Azeton augenblicklich. Das Jodoform ist bisweilen amorph. Alkohol gibt dieselbe Reaktion. Doch ist mehr Alkohol (7,5 mg) erforderlich, um einen Niederschlag hervorzurufen. Um sich mit Sicherheit von der Abwesenheit von Alkohol zu überzeugen, kann man, nach Gunning, Jodtinktur und Ammoniak (5—10 Tropfen) verwenden. Auf diese Weise entsteht mit dem Jodoform zusammen eine schwarze Fällung von Jodstickstoff, der jedoch nach und nach verschwindet. Für Gunnings Modifikation muss nicht der Harn selbst, sondern das Harndestillat verwendet werden.

2. Die Nitroprussidprobe. Zu ca. 2 ccm Harn setzt man 5 Tropfen einer $10^0/_0$igen Lösung von Nitroprussidnatrium und dann 1 ccm $10^0/_0$iger Natronlauge. Blasst die aufgetretene rote oder gelbrote Farbe ab, so übersättigt man mit Essigsäure, wodurch je nach dem Azetongehalt eine rosaviolette bis rotviolette Farbe entsteht. Damit diese Legalsche Probe gelingt, sind mindestens 8 mg Azeton erforderlich.

3. Versetzt man ein azetonhaltiges Harndestillat mit einem Kristall Hydroxylaminchlorid und ein wenig Chlorkalklösung, so wird nach dem Umschütteln mit Äther diese blau gefärbt.

4. Langes Probe. 3—5 ccm Harn werden mit Essigsäure angesäuert und einige Tropfen einer $10^0/_0$igen Nitroprussidnatriumlösung zugefügt. Das Gemisch wird vorsichtig mit konz. Ammoniaklösung überschichtet. An der Grenze beider Flüssigkeiten bildet sich sehr bald ein rotvioletter Ring.

5. Frommers Probe. 10 ccm Harn werden mit 1 g festen Kalis und ca. 10 Tropfen Salizylaldehyd bis auf $70^0$ erwärmt. An der Berührungsstelle der Flüssigkeiten beobachtet man, wenn Azeton vorhanden ist, einen purpurroten Ring. Ist das Kali gelöst worden, bevor das Salizylaldehyd zugesetzt wurde, so nimmt die Flüssigkeit zuerst eine gelbe, dann eine rote, purpurrote und schliesslich karmoisinrote Färbung an.

Die quantitative Bestimmung des Azetons. Die zur Zeit üblichste Methode ist die von Messinger-Huppert angegebene und von Embden-Schmitz modifizierte. 20 ccm Harn werden in einen Erlenmeyerkolben von $^3/_4$ l Inhalt abgemessen. (Ist wenig Azeton anwesend, so nimmt man entsprechend mehr Harn). Hierzu kommen 150 ccm Wasser und 2 ccm $50^0/_0$iger Essigsäure. Die Flüssigkeit wird bis zum Sieden erhitzt und ca. 25 Minuten destilliert, wobei ca. 60 ccm Destillat übergehen sollen.

---

[1]) Tinctura aquosa.

Als Vorlage bedient man sich eines Erlenmeyerkolbens von $\frac{1}{2}$ l Inhalt, der 150 ccm kaltes Wasser enthält. Das Destillationsrohr wird während der Destillation so stark wie möglich durch kaltes Wasser gekühlt. Das Destillat wird mit 30 ccm $33^0/_0$iger Natronlauge und aus einer Bürette mit einem reichlichen Überschuss von $n/_{10}$-Jodlösung versetzt. Eine Braunfärbung an der Berührungsstelle mit einem zugesetzten Tropfen Salzsäure zeigt an, dass Jod im Überschuss vorhanden ist. Das Jodoform scheidet sich sofort als gelbweisse Fällung aus, die bald in intensiv gelbe Kristalle übergeht. Nach 5 Minuten langem Stehen wird die Flüssigkeit mit $25^0/_0$iger Salzsäure angesäuert und nach Zusatz von Stärkelösung mit $n/_{10}$-Thiosulfatlösung titriert. Die Differenz zwischen Jod- und Thiosulfatmenge, mit 0,967 multipliziert, entspricht dem vorhandenen Azeton in mg.

Freies Phenol darf im Harn nicht zugegen sein, da es mit überdestilliert und in Trijodphenol übergeführt wird. Eine Zersetzung der Phenolschwefelsäure tritt aber bei dieser Destillation nicht ein. Die Natronlauge muss absolut nitritfrei sein, da Nitrit selbst Jod verbraucht. Am besten verwendet man das aus Natriummetall dargestellte Natron. Enthält der Harn selbst Nitrite, so muss das Übergehen von Untersalpetersäure in das Destillat in der Weise verhindert werden, dass der Harn vor der Destillation mit etwas Kalziumazetat versetzt wird. Nach dem Zusatz von Jod schüttelt man die Flüssigkeit vorsichtig, um die Reaktionsgeschwindigkeit zu beschleunigen. Die Stärkelösung setzt man am besten erst dann zu, wenn die Lösung nur noch schwach gelblich gefärbt erscheint.

Ljungdahls Modifikation. Als klinische Methode, die zur täglichen Verwendung kommt, hat das oben beschriebene Verfahren den Nachteil, dass es recht teuer ist (der Jodverbrauch ist gross) und ziemlich viel Zeit erfordert. Bei Ljungdahls Methode fallen diese Schwierigkeiten fort. Für dieselbe wird die gleiche Apparatur wie für die Mikro-Kjeldahlbestimmung nach den Angaben von Bang verwendet[1]). Man bringt 1—2 ccm Harn, 15 ccm Wasser und 5 Tropfen $25^0/_0$iger Essigsäure in den Kjeldahlkolben und beschickt die Vorlage mit 50 ccm Wasser. Das Destillationsrohr muss in das Wasser eintauchen. Nachdem der Apparat zusammengesetzt ist, wird durch Erhitzen des mit ihm verbundenen Kochkolbens Wasserdampf 4 Minuten lang durch den Apparat getrieben und so alles Azeton überdestilliert. In die Vorlage gibt man dann 3 ccm $25^0/_0$iger Natronlauge und $n/_{100}$-Jodlösung im Überschuss. Nach einigen Minuten wird die Flüssigkeit mit Salzsäure angesäuert und mit $n/_{100}$-Thiosulfatlösung titriert, nachdem etwas Stärkelösung als Indikator zugefügt wurde.

## Azetessigsäure (Diazetsäure) $CH_3COCH_2COOH$.

Diazetsäure kommt im Harne bei schweren Formen von Diabetes vor, ebenso bei bösartigen Fällen von akuten Exanthemen, besonders während des Eruptionsstadiums, bei Kindern auch in leichteren Fällen, bei stärkeren Verdauungsstörungen, bei Hunger und einseitiger Eiweissnahrung. Die Diazetsäure findet sich meistens zusammen mit der $\beta$-Oxybuttersäure, kann aber auch ohne sie auftreten. Mit dem Azeton zusammen macht die Diazetsäure das sog. Gesamtazeton des Harnes aus, da die Säure beim Erhitzen ihrer Lösungen sofort in Azeton und Kohlensäure zerlegt wird. Diazetsäure ist eine dickflüssige, farblose, stark saure, hygroskopische Flüssigkeit, die mit Wasser, Alkohol und Äther in jedem Verhältnis mischbar ist. Beim Erwärmen

---

[1]) Siehe Bang, Mikromethoden zur Bestimmung einiger Blutbestandteile. Bergmanns Verlag, Wiesbaden-München 1916.

wird sie in Azeton und Kohlensäure zerlegt. Ihre Salze sind in Wasser leicht löslich. Verdünnte Lösungen der Salze sind haltbar, konzentrierte Lösungen zersetzen sich bei gewöhnlicher Temperatur langsam, bei Erwärmen schneller.

Mit Eisenchlorid werden die Säure und ihre Salze rotviolett (bei einem Überschuss an Eisenchlorid braunrot) gefärbt. Die Farbe geht bei Zimmertemperatur im Laufe von 24 Stunden, beim Erhitzen schneller zurück. Mit Eisenchlorid und Jodkalium entsteht beim Erwärmen Jodazeton, das stark reizend auf die Schleimhäute wirkt. Mit Nitroprussidnatrium erhält man dieselbe Reaktion wie beim Azeton.

Nachweis im Harn. Da die Diazetsäure aus dem Harne beim Stehen desselben verschwindet, soll der Harn immer so frisch wie möglich untersucht werden. 1. Gerhardts Eisenchloridreaktion. 10 ccm Harn werden so lange mit Eisenchlorid versetzt, bis keine Fällung mehr entsteht. Zum Filtrat wird, wenn nötig, noch mehr Eisenchlorid zugesetzt. Bei Gegenwart von Diazetsäure nimmt das Filtrat eine bordeauxrote Farbe an. Die Probe muss mit Vorsicht beurteilt werden, da auch andere Substanzen eine ähnliche Farbenreaktion geben, nämlich ameisensaure und essigsaure Salze, Rhodanide, Salizylsäure, Phenol, Skatoxylschwefelsäure, Skatolkohlensäure und die Verbindungen, die nach dem Gebrauche von Aspirin, Antipyrin u. dgl. im Harne auftreten. Rührt die Färbung aber von Diazetsäure her, so verschwindet sie beim Erhitzen bis zum Sieden; bleibt sie dagegen unverändert bestehen, so ist sie durch die anderen genannten Substanzen hervorgerufen. Oder man stellt die Probe mit gekochtem und nicht gekochtem Harn an. Bei Gegenwart von Diazetsäure zeigt sich bei dem gekochten Harne keine Färbung. 2. Arnolds Probe in der Modifikation von Lipliawsky. 6 ccm einer frisch bereiteten $1^0/_0$igen Lösung von p-Amidoazetophenon, die auf 100 ccm 2 ccm konz. Salzsäure enthält, werden mit 3 ccm einer $1^0/_0$igen Kaliumnitritlösung vermischt. Zu diesem Reagens kommt das gleiche Volumen Harn und 1 Tropfen konz. Ammoniak. Das Gemisch wird stark geschüttelt, wobei es sich ziegelrot färbt. Zu 1—2 ccm der gefärbten Mischung setzt man nun 15—20 ccm konz. Salzsäure (spez. Gew. 1,19), 3 ccm Chloroform und 2—4 Tropfen Eisenchloridlösung hinzu und lässt die Flüssigkeiten durch vorsichtiges Kippen des Probierröhrchens (nicht schütteln) 1—2 Minuten durcheinanderlaufen. Ist Azetessigsäure vorhanden, so färbt sich das Chloroform violett bis blau, während es bei Abwesenheit derselben nur gelblich oder schwach rötlich gefärbt wird. 3. C. Mörners Reaktion. Der Harn wird mit ein wenig Jodkalium und einem Überschuss von Eisenchlorid versetzt und aufgekocht. Die Schleimhäute stark reizende Dämpfe von Jodazeton treten auf, wenn Diazetsäure zugegen ist.

Die quantitative Bestimmung der Diazetsäure allein (ohne präformiertes Azeton) nach Folin. 25 ccm Harn werden in einem Kolben mit 10 g Natriumchlorid und einigen Tropfen $20^0/_0$iger Phosphorsäure (oder 0,3 g Oxalsäure) nebst einigen Tropfen Paraffinum liquidum versetzt. Der Kolben wird mit einer Vorlage verbunden, die 4 g Kalihydrat in 150 ccm Wasser und einen Überschuss einer titrierten Jodlösung enthält. Mittels der Saugpumpe saugt man eine halbe Stunde lang einen starken Luftstrom durch den Apparat, dann wird die Vorlage mit 10 ccm konz. Salzsäure angesäuert und der Überschuss an Jod mit $^n/_{10}$-Thiosulfatlösung bestimmt. Hierdurch findet man die Menge des präformierten Azetons. In einer anderen Harnprobe bestimmt man das Gesamtazeton nach Embden-Schmitz. Die Differenz zwischen beiden ergibt die Diazetsäuremenge.

### Optisch aktive $\beta$-Oxybuttersäure $CH_3CHOHCH_2COOH$.

Diese Säure kommt bei allen schweren Formen von Diabetes vor und ihre Menge kann bis zu 150 g täglich betragen. Sie ist weiter bei Scharlach und Masern, nicht aber bei anderen Fieberkrankheiten, beim Krebs, sowie beim Hunger und in noch grösserer Menge bei einseitiger Fettdiät, verbunden mit körperlichen Anstrengungen, nachgewiesen worden. Nach Einnahme von grossen Mengen der Säure per os geht etwas $\beta$-Oxybuttersäure mit Diazetsäure und Azeton zusammen in den Harn über. Bei Diabetes steht die Menge des Ammoniaks, der Diazetsäure und des Azetons in keinem bestimmten quantitativen Verhältnis zur Oxybuttersäureausscheidung. Oft sinkt die Azetonmenge mit steigender $\beta$-Oxybuttersäureausscheidung.

Eigenschaften. Die Säure ist eine farblose, nicht flüchtige Flüssigkeit von Sirupkonsistenz. Sie ist auch in kristallinischer Form dargestellt worden. Ihre Salze sind leicht in Wasser, aber schwer in Alkohol löslich. Die Alkalisalze sind hygroskopisch, die anderen weniger. Mit Eisenchlorid gibt sie keine Farbenreaktion. Beim Erhitzen mit Wasser oder verdünnter Schwefelsäure geht die Oxybuttersäure in $a$-Krotonsäure (Schmp. $72^0$) über: $CH_3CHOHCH_2COOHCH_3CHCH.COOH + H_2O$. Bei Oxydation mit Chromsäure liefert sie Azeton. $CH_3CHOHCH_2COOH + O = CH_3CO.CH_3 + CO_2 + H_2O$. Die Säure ist linksdrehend. Die spez. Drehung ist bei Lösungen, die nicht stärker als $13^0/_0$ig sind, nach Magnus-Levy $\div 24,12^0$. Andere Verfasser haben eine etwas geringere Drehung gefunden ($\div 20,6^0$, $\div 23,4^0$). Auch ihre Salze sind linksdrehend, jedoch in geringerem Grade als die freie Säure.

Nachweis im Harn. Zuerst wird die Eisenchloridprobe angestellt. Nur in solchen Harnen, die eine positive Reaktion auf Diazetsäure zeigen, kann man erwarten, Oxybuttersäure zu finden. Der Harn wird dann — zuckerhaltige Harne jedoch erst nach der Vergärung — mit Bleiessig und Ammoniak gefällt und das Filtrat im Polarisationsapparat untersucht. Zeigt der Harn Linksdrehung, so kann man mit grosser Wahrscheinlichkeit auf die Gegenwart von Oxybuttersäure schliessen. Doch ist zu bemerken, dass sämtliche gepaarte Glukuronsäuren ebenfalls linksdrehend sind. Da sie nicht vergärbar sind, kann wohl eine Verwechselung vorkommen. Für die weitere Untersuchung wird eine Harnprobe (ohne Behandlung mit Bleiessig) bis zur Sirupkonsistenz eingedampft und nach Zusatz des gleichen Volumens konz. Schwefelsäure der Destillation unterworfen. Das Destillat wird, ohne Kühler, in einem stark gekühlten Probierröhrchen aufgefangen. Bei Gegenwart von Oxybuttersäure geht $a$-Krotonsäure über, die nach starker Abkühlung kristallisiert. Die Kristalle werden auf einem Filter gesammelt, zwischen Fliesspapier getrocknet und zur Bestimmung des Schmelzpunktes verwendet.

Quantitative Bestimmung. Zwei prinzipiell verschiedene Methoden stehen zur Verfügung. Einerseits kann man die Oxybuttersäure zu Azeton oxydieren, welches in der üblichen Weise ermittelt wird, andererseits kann sie polarimetrisch bestimmt werden. Das erste Verfahren setzt voraus, dass keine anderen jodbindenden Substanzen übergehen, was man dadurch erzielt, dass der Harn einer vorherigen Destillation unterworfen wird. Indessen entstehen bei der folgenden Oxydation mit Chromsäure jodbindende Stoffe, besonders aus dem Zucker. Die Methode ist deswegen bei Gegenwart von Zucker unbrauchbar, wenn der Zucker nicht vorher vergoren wird. Dies bedeutet aber eine grosse Erschwerung, und da das Verfahren überhaupt nicht ganz genau ist, kann es, jedenfalls in der gegenwärtigen Form, nicht empfohlen werden.

Nach der zweiten Methode kann der Harn nicht direkt untersucht werden. Selbst nach Vergärung des rechtsdrehenden Zuckers ist das Ergebnis nicht zuverlässig, denn der Harn kann auch andere linksdrehende Stoffe enthalten, oder es können optisch aktive Stoffe bei der Gärung entstehen. Die Oxybuttersäure muss daher aus dem Harne extrahiert und im Extrakt polarimetrisch bestimmt werden. Zur Extraktion wird gewöhnlich Äther verwendet und dabei entsteht eine Schwierigkeit, da die Säure in Äther weniger löslich ist als in Wasser. Man muss deshalb zuerst das Wasser durch Eindampfen des alkalisch gemachten Harns entfernen, dann den Rückstand ansäuern und mit Äther extrahieren. Oder man muss die Ätherextraktion des Harns in einem Zirkulationsapparat ausführen, in welchem reiner Äther längere Zeit mit dem Harn in Berührung bleibt. Beide Methoden sind kompliziert und langwierig. Auch sind sie teuer.

Das von E. Ohlsson eingeführte Extraktionsmittel, Essigester, muss infolgedessen als eine wesentliche Verbesserung angesehen werden. Die Oxybuttersäure ist viel leichter in Essigester als in Äther löslich, und die Löslichkeit wird durch Sättigung des Harns mit Ammoniumsulfat noch erhöht. Der Verteilungskoëffizient der Oxybuttersäure zwischen Essigester und ammoniumsulfathaltigem Wasser ist etwa = 1. Infolgedessen lässt sich die Oxybuttersäure relativ leicht und schnell ohne irgendwelche komplizierte Apparate aus dem Harne extrahieren.

Ohlssons Methode. 200 ccm Harn werden mit 100 g Ammoniumsulfat und 25 ccm $20^0/_0$iger Schwefelsäure versetzt. Nach Lösung des Salzes wird das Volumen notiert und die Flüssigkeit filtriert. 275 ccm des Filtrates werden in einen Scheidetrichter von ca. 600 ccm Inhalt übergeführt, mit dem gleichen Volumen Essigester versetzt und die Mischung $1/_2$—1 Minute geschüttelt. Nach kurzem Stehen, bis die Flüssigkeiten sich getrennt haben, wird der Essigester in einen anderen Scheidetrichter, der 25 ccm $30^0/_0$iger Sodalösung enthält, übergeführt. Beim Schütteln geht die Oxybuttersäure als Natriumsalz in die Sodalösung; man bringt diese nun in einen 50 ccm-Messzylinder und schüttelt mit demselben Essigester den angewandten Harn wiederholt aus. Nach 5 Extraktionen sind 90—95% der Oxybuttersäure in die Sodalösung übergegangen. Darauf wird die letztere in dem Messzylinder vorsichtig (wegen der $CO_2$-Entwickelung) mit $20^0/_0$iger Schwefelsäure angesäuert und mit Wasser auf 50 ccm ergänzt. Ist die Lösung stark gefärbt, so wird sie durch Schütteln mit Knochenkohle (die ca. 5% der Säure adsorbiert) entfärbt, in ein Polarisationsrohr übergeführt und die Drehung, aus welcher die Oxybuttersäuremenge berechnet werden kann, bestimmt. Ohne dass es an Genauigkeit einbüsst, kann man das Verfahren dadurch vereinfachen, dass der Harn nur einmal ausgeschüttelt wird. 42% der Oxybuttersäure gehen dann in den Essigester über. Multipliziert man den gefundenen Wert mit dem Koëffizient 2,38 $\left( = \dfrac{100}{42} \right)$, so erhält man den Wert für die gesamte Oxybuttersäuremenge des Harns.

Derselbe Essigester kann wiederholt verwendet werden.

Es sei noch einer von Folin und Denis ausgearbeiteten nephelometrischen Methode gedacht, welche es gestattet, kleine Mengen von Azeton, Azetessigsäure und Oxybuttersäure nebeneinander zu bestimmen. Dieselbe beruht darauf, dass das Azeton mit einer alkalischen Lösung von Quecksilbercyanid und Silbernitrat eine zur Nephelometrie geeignete kolloidale Trübung gibt. Diese Lösung, Scott-Wilsonsches Reagens genannt, wird in der Weise hergestellt, dass zunächst 10 g Quecksilbercyanid und 180 g Natriumhydroxyd in je 600 ccm Wasser gelöst und dann diese beiden Lösungen vereinigt werden. Nachdem das Gemisch abgekühlt ist, werden ihm 2,9 g Silbernitrat, in 400 ccm Wasser gelöst, vorsichtig unter beständigem Schütteln hinzugefügt. Nach 3—4tägigem Stehen wird die klar abgestandene Flüssigkeit vom Bodensatz abgegossen. Sie stellt das Scott-Wilsonsche Reagens vor, das nun gebrauchsfertig ist.

Zur Ausführung der Bestimmung des präformierten Azetons werden, je nach dem Gehalt an demselben, 0,5—5 ccm Harn (soviel als ungefähr 0,5 mg Azeton entspricht) in einen kleinen Kjeldahlkolben abgemessen, mit 1 ccm $10^0/_0$iger Schwefelsäure versetzt und auf dem Wasserbade bei 35—40° etwa 10 Minuten durchlüftet. Dazu bedient man sich einer Apparatur, wie sie in Abb. 7 wiedergegeben ist. In die Vorlage kommen 10 ccm einer am besten frisch bereiteten $2^0/_0$igen Bisulfitlösung (dieselbe ist höchstens 8 Tage haltbar). Das Destillat wird quantitativ in einen Messkolben von 100 ccm gespült und bis auf etwa 50—60 ccm mit Wasser aufgefüllt. Dazu kommen 15 ccm des Scott-Wilsonschen Reagenses und darauf Wasser bis 100 ccm. Das Ganze wird gut durchgeschüttelt.

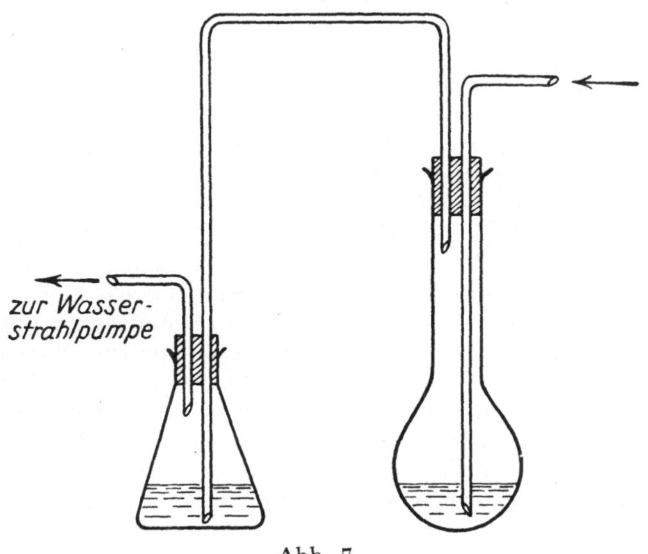


Abb. 7.

Möglichst gleichzeitig mit dieser Probe wird eine Vergleichsprobe aufgestellt, zu der eine in ganz gleicher Weise behandelte reine Azetonlösung dient, welche in folgender Weise hergestellt wird: 2 ccm reinen Azetons (Kahlbaum) werden in 500 ccm Wasser gelöst und destilliert. Etwa 150 ccm des Destillates füllt man mit $^n/_4$-Schwefelsäure auf 1 l auf und bestimmt mit Jod und Thiosulfat den Azetongehalt. Ist der Azetongehalt bestimmt, so verdünnt man die Azetonlösung so weit mit $^n/_4$-Schwefelsäure, dass sie genau 5 mg% Azeton enthält. 10 ccm dieser Lösung, entsprechend 0,5 mg Azeton, versetzt man mit 10 ccm der Bisulfitlösung und verfährt im weiteren, wie mit der Harnprobe. Harnprobe und Vergleichsprobe werden nun bezüglich ihres Trübungsgrades mittels eines Nephelometers oder Kolorimeters (Duboscq oder Bürker) miteinander verglichen und aus der Differenz der Ablesungen wird die Azetonmenge in der Harnprobe berechnet.

Eine zweite Harnprobe dient zur Bestimmung der Azetessigsäure. Es handelt sich um eine Bestimmung der Azetessigsäure + Azeton. Es muss somit die erstere in Azeton übergeführt werden. Die Bestimmung unterscheidet sich von der oben beschriebenen nur dadurch, dass die Durchlüftung und Destillation der mit der $10^0/_0$igen Schwefelsäure versetzten Harnprobe nicht auf einem Wasserbade von $35-40^0$ geschieht, sondern auf einem siedenden Wasserbade. Man lässt die Luft während der ersten 10 Minuten vorsichtig und langsam durchstreichen, verstärkt darauf den Luftstrom und setzt die Durchlüftung noch weitere $5-10$ Minuten fort, das Destillationsgefäss immer auf dem Dampfbade belassend. Im übrigen verfährt man wie oben. Die gefundene Menge Gesamtazeton minus die bestimmte Menge des präformierten Azetons ergibt die Menge der Azetessigsäure. Die zur Bestimmung gelangende Harnmenge muss so gewählt werden, dass sie etwa 0,5 mg Gesamtazeton enthält.

Zur Bestimmung der $\beta$-Oxybuttersäure muss der Harn $10-50$fach verdünnt werden, da die azetonhaltigen Harne meist verhältnismäßig viel $\beta$-Oxybuttersäure enthalten und zur Bestimmung nur etwa 2 mg nötig sind. Von dem verdünnten Harne wird in einen Kjeldahlkolben von 500 ccm Inhalt eine Menge abgemessen, die etwa $0,2-0,4$ mg $\beta$-Oxybuttersäure entspricht, und mit 200 ccm Wasser und 5 ccm einer $10^0/_0$igen Schwefelsäure versetzt. Durch etwa 10 Minuten langes schwaches Kochen vertreibt man zunächst das Azeton, sowohl das präformierte, als auch das aus der Azetessigsäure entstandene. Darauf setzt man 25 ccm $35^0/_0$iger Schwefelsäure, welche 2% Kaliumbichromat enthält, hinzu und verbindet den Kolben sofort mit dem Destillationsapparat, dessen Vorlage $75-100$ ccm kalten Wassers enthält. (Ein Zusatz von Bisulfit ist nicht erforderlich.) Das Ende des Kühlers muss in das vorgelegte Wasser tauchen. Das Harngemisch wird möglichst rasch zum Kochen gebracht, dann aber die Flamme sofort so weit verkleinert, dass in den ersten 30 Minuten praktisch nichts überdestilliert. Nach der abgelaufenen Zeit wird die Hitze gesteigert und 15 Minuten energisch destilliert, so dass in dieser Zeit das Destillat eine Menge von $80-120$ ccm erreicht (nicht mehr!). Zu demselben werden nun einige Gramm Natriumsuperoxyd gefügt und nochmals destilliert bis etwa 80 ccm übergegangen sind und auf 100 ccm mit Wasser aufgefüllt. $25-50$ ccm dieses letzten Destillates werden mit 15 ccm des Scott-Wilsonschen Reagenses versetzt, auf 100 ccm aufgefüllt und zu der, wie oben beschriebenen, nephelometrischen Bestimmung benutzt. Aus der gefundenen Azetonmenge wird durch Multiplikation mit 1,8 die Menge an $\beta$-Oxybuttersäure berechnet.

Ein vorheriges Ausfällen von Glukuronsäure und Zucker aus dem Harn durch Bleiazetat und Ammoniak ist nicht erforderlich.


## Gallenbestandteile.

Sowohl die Gallenfarbstoffe wie die Gallensäuren können im Harne auftreten. Bisweilen kommen sie zusammen vor, häufiger jedoch nur die Gallenpigmente und in gewissen Fällen nur die Gallensäuren allein.


### Die Gallenfarbstoffe.

Der normale Harn enthält keine Spur von Gallenfarbstoff, der hauptsächlich nur bei mit Ikterus verbundener Gallenstase auftritt. Die Ausscheidung dauert einige Zeit, nachdem die Galle wieder in den Darm übergeht, fort. In dem frischen Harne ist nur Bilirubin nachweisbar. Beim Stehen des Harnes werden Biliverdin und die übrigen Oxydationsprodukte des Bilirubins gebildet.

**Eigenschaften.** Bilirubin $C_{16}H_{18}N_2O_3$ ist amorph oder kristallinisch; es ist unlöslich in Wasser, spurenweise löslich in Alkohol, dagegen leicht löslich in Chloroform mit gelber bis braunroter Farbe. Aus der Chloroformlösung kristallisiert Bilirubin beim Verdunsten aus. Schüttelt man das bilirubinhaltige Chloroform mit alkalischem Wasser, so geht das Bilirubin als Bilirubinalkali in das Wasser über. Die Alkaliverbindungen sind in Wasser mit gelber oder tieforanger Farbe löslich. Nach dem Ansäuern fällt das Bilirubin aus. Die Salze der Erdalkalien und Schwermetalle sind sämtlich in Wasser unlöslich. In alkalischer Lösung wird Bilirubin zu Biliverdin oxydiert; mit Hilfe von Oxydationsmitteln geht die Bildung des Biliverdins schnell vor sich. Salpetersäure, die Untersalpetersäure enthält, färbt eine Bilirubinlösung zuerst grün, dann blau, violett, rot, rotgelb bis gelb. Weniger starke Oxydationsmittel, wie Eisenchlorid, führen nur zur Bildung von Biliverdin. Durch starke Reduktion wird Hämopyrrol, bei weniger starker Reduktion Hydrobilirubin, das mit Urobilin isomer ist, gebildet. Urobilin entsteht dagegen aus Bilirubin durch Einwirkung verschiedener Fäulnisbakterien. Bilirubin ist mit Hämatoporphyrin isomer.

**Biliverdin** $C_{16}H_{18}N_2O_4$ ist amorph, dunkelgrün, unlöslich in Wasser, leichtlöslich in Alkohol mit blaugrauer Farbe. Es wird von alkalischem Wasser mit grüner Farbe gelöst. Die Verbindungen mit den Erdalkalien und schweren Metallen sind unlöslich. Mit Salpetersäure erhält man dieselben Farbenreaktionen wie mit Bilirubin, doch fangen sie mit blau an.

**Nachweis im Harn.** Der ikterische Harn ist in der Regel abnorm gelb, gelbbraun, braun oder rotbraun gefärbt. Nach einigem Stehen kommt die grüne Farbennüance mehr und mehr zum Vorschein. Gewöhnlich ist ikterischer Harn undurchsichtig und das Sediment durch Gallenfarbstoff stark gefärbt. Wird der Harn geschüttelt, so ist der Schaum mehr oder weniger deutlich gefärbt.

**Tiedemann-Gmelins** Probe mit Salpetersäure ist immer noch die einfachste und zuverlässigste für gewöhnliche Harne. Beweisend ist nur die grüne Farbe. Sämtliche übrigen Farben können auch bei gallenfreien Harnen auftreten. In ein Probierröhrchen werden einige ccm schwachgelber Salpetersäure (die gewöhnliche unreine Handelsware ist die beste) gegeben; über dieselbe schichtet man vorsichtig den Harn und trägt dafür Sorge, dass die Flüssigkeiten sich nicht mischen (vgl. **Hellers** Probe). An der Berührungsstelle treten gefärbte Ringe auf, die beim Stehen weiter verändert werden (siehe oben).

**Rosenbachs** Modifikation besteht darin, dass der Harn filtriert wird. Auf dem Filter wird, besonders durch den abfiltrierten Niederschlag, etwas Farbstoff zurückgehalten. Das Filter wird auf einer weissen Unterlage ausgebreitet. Lässt man dann auf die Mitte des Filters einen Tropfen Salpetersäure fallen, so treten gefärbte Ringe auf, von denen der äusserste grün ist.

Ist der Harn dunkelgefärbt oder reich an Indikan oder Urobilin, dagegen arm an Gallenpigment, so kann die Gmelinsche Probe nicht angewandt werden. In diesen Fällen muss der Farbstoff zuerst isoliert werden. Dies geschieht bei den Proben von Huppert und Hammarsten.

**Hupperts** Probe. Ca. 10 ccm Harn werden mit einigen Tropfen einer Chlorkalziumlösung und einigen Tropfen Natronlauge versetzt und der entstandene Niederschlag abfiltriert und ausgewaschen. Dann bringt man Filter und Niederschlag in ein Probierröhrchen und setzt 10—15 ccm Alkohol und einige Tropfen Salzsäure (die etwas Eisenchlorid enthält) hinzu. Der Alkohol nimmt bei Gegenwart von Gallenfarbstoffen besonders nach dem Erhitzen eine schöne grüne Farbe an. Diese Probe ist empfindlich und zuverlässig.

Hammarstens Probe. Der Harn wird wie bei Huppert mit Chlorkalzium gefällt, der Niederschlag aber in einer Mischung von alkoholischer Salzsäure-Salpetersäure gelöst. (Die Mischung besteht aus 1 Teil $25^0/_0$iger Salpetersäure und 19 Teilen $25^0/_0$iger Salzsäure. Sie wird am besten erst nach einigem Stehen verwendet. Von der Säuremischung wird 1 Teil mit 5—9 Teilen Alkohol verdünnt.) Beim Erwärmen tritt sofort die grüne Farbe auf, um später in die übrigen Farbennüancen überzugehen.

## Gallensäuren.

Nach K. Mörner enthält der normale Harn in der Regel keine Gallensäuren. Dagegen kommen sie beim Ikterus, obwohl keineswegs immer, vor.

Die Gallensäuren, welche sich in der Galle und im Harne des Menschen finden, sind Glykocholsäure und Taurocholsäure. Beide sind amidartige Verbindungen von Glykokoll bzw. Taurin mit Cholsäure. Die Glykocholsäure ist stickstoffhaltig, die Taurocholsäure ausserdem auch schwefelhaltig. Die Glykocholsäure $C_{23}H_{39}O_3.CONH.CH_2COOH$ ist schwer, die Taurocholsäure dagegen leicht in Wasser löslich. Beide werden von Alkohol leicht gelöst (Glykocholsäure jedoch leichter). Die Taurocholsäure $C_{23}H_{39}O_3$ $CO.NHCH_2SO_3H$ schlägt Eiweiss, nicht aber Albumosen nieder. Die Glykocholsäure wird durch Schwermetallsalze (Eisen- und Bleisalze) gefällt. Die Taurocholsäure wird nicht von Bleizucker, unvollständig von Bleiessig, dagegen quantitativ von Bleiessig und Ammoniak gefällt.

Nachweis. Pettenkofers Probe. Versetzt man eine gallensäurehaltige Lösung mit $^2/_3$ Volumen konz. Schwefelsäure so vorsichtig, dass die Temperatur $60^0$ nicht übersteigt, und dann mit einigen Tropfen einer $10^0/_0$igen Rohrzuckerlösung, so nimmt die Mischung allmählich eine violette Farbe an. (Man kann auch den Rohrzucker zuerst zusetzen.) Verdünnt man die Flüssigkeit so weit, dass nur der violette Teil des Spektrums absorbiert wird, so sieht man zwei Absorptionsstreifen, einen zwischen D und E und einen anderen vor F. Die Farbenreaktion ist durch eine Furfurolbildung des Zuckers bewirkt.

Die Bangsche Reaktion. In einem Probierröhrchen werden einige Tropfen des gallensäurehaltigen Harns und 1 Tropfen einer $1^0/_0$igen Rohrzuckerlösung mit 2 ccm konz. Salzsäure versetzt. Man erwärmt bis zum Sieden und kocht die Flüssigkeit eine halbe Minute. Je nach der Menge der Gallensäuren tritt schneller oder langsamer eine mehr oder weniger intensive rotviolette Färbung auf. Kühlt man ab, so bleibt die Färbung längere Zeit unverändert bestehen. Spektroskopisch sieht man dieselben Absorptionsstreifen wie nach Pettenkofer. 0,04 mg Gallensäuren können auf diese Weise noch nachgewiesen werden.

Gewöhnlich kann man jedoch keine dieser Methoden direkt anwenden, da der Gallenfarbstoff und die Harnfarbstoffe, die gewöhnlich in grossem Überschuss anwesend sind, das Auftreten einer schwachen Gallensäurereaktion verdecken. Kommen aber die Gallenfarbstoffe und die Gallensäuren in demselben Verhältnis wie in der Galle vor, so gelingt der Nachweis nach diesen Methoden glatt. In der Regel ist es jedoch erst notwendig, die Gallensäuren aus dem Harne zu isolieren. Das geschieht nach Hoppe-Seyler, indem man den Harn (50—100 ccm) mit Bleiessig und nicht zu viel Ammoniak fällt. Nach dem Auswaschen des Niederschlages extrahiert man denselben mehrmals mit kochendem Alkohol. Die alkoholische Lösung der gallensauren Bleisalze wird mit einigen Tropfen Sodalösung auf dem Wasserbade eingedampft und der Rückstand wiederum mit kochendem Alkohol extrahiert. Das Filtrat wird auf ein kleines Volumen eingedampft und mit einem Überschuss von Äther gefällt. Der anfangs amorphe Niederschlag von gallensauren Alkalien kristallisiert beim Stehen aus. Schliesslich löst man den Niederschlag in Wasser und stellt mit der Lösung Pettenkofers Probe an. 10 mg Gallensäuren in 1000 ccm Wasser können in dieser Weise nachgewiesen werden.

Das Verfahren von Laurin und Bang besitzt vor Hoppe-Seylers Methode den Vorteil, dass es wenig Zeit erfordert und eine bessere Trennung der Farbstoffe ergibt. Es fusst darauf, dass die Gallensäuren durch Sättigung mit Magnesiumsulfat in saurer Lösung quantitativ gefällt werden. Kommen nur Spuren von Gallensäuren vor — was oft der Fall ist —, so tritt jedoch nur eine Opaleszenz und keine deutliche Fällung ein. Setzt man aber ein paar Tropfen einer Eiweisslösung, z. B. Serum, hinzu, so reisst der Eiweissniederschlag die Gallensäuren mit. 20—50 ccm Harn werden mit 2—3 Tropfen Serum versetzt und mit Magnesiumsulfat gesättigt. Nach Ansäuern mit 1—2 Tropfen Salzsäure erhitzt man die Mischung bis zum Sieden und filtriert. Der Niederschlag wird, falls der Harn stark gefärbt ist, mit gesättigter Magnesiumsulfatlösung ausgewaschen. Im andern Fall genügt Trocknen zwischen Fliesspapier allein. Schliesslich kocht man den Niederschlag mit 10—15 ccm Alkohol, giesst den Alkohol in ein anderes Probierröhrchen, setzt 2—3 Messerspitzen Baryt hinzu und erwärmt wieder bis zum Sieden. Nach dem Filtrieren darf die Flüssigkeit nur schwach gelblich gefärbt sein, sonst wiederholt man die Barytfällung. Das Filtrat wird eingedampft und der Rückstand mit 1 Tropfen $1^0/_0$iger Rohrzuckerlösung und 2—3 ccm konz. Salzsäure versetzt. Sobald Lösung eingetreten ist, gibt man die Mischung in ein Probierröhrchen und erhitzt. Eine violette Farbenreaktion beweist die Gegenwart von Gallensäuren. Man kann auch mit dem Rückstand die Pettenkofersche Reaktion anstellen.

# Harnsedimente.

Der Bodensatz, welcher sich beim Stehen des Harnes bildet, besteht teils aus Verbindungen, die unter den gegebenen Bedingungen nicht in Lösung erhalten werden können und daher ausfallen, teils aus zelligen Elementen und Elementen der Gewebe. Die erste Gruppe wird unter dem Namen „nicht organisierte Sedimente" zusammengefasst, während die zweite Gruppe mit dem Namen „organisierte Sedimente" belegt wird.

Ist der Harn sehr reich an aufgeschwemmten Substanzen, so genügt es oft, ein Tröpfchen desselben zur mikroskopischen Untersuchung direkt auf einen Objektträger zu bringen und mit einem Deckgläschen zu bedecken. In der Regel wird es aber wohl nötig sein, die Aufschwemmung erst absitzen zu lassen. Dieses kann dadurch erreicht werden, dass man eine Portion des durchgemischten Harnes in ein schmales, nach unten sich verjüngendes Glas, ein sogenanntes Spitzglas, giesst und an einem kühlen Orte der Sedimentation überlässt.

Bequemer ist jedoch die Anwendung einer Zentrifuge. Die Vorteile, welche diese bietet, sind die, dass 1. der Niederschlag sich viel besser sammelt, und 2. die Sedimentierung in kurzer Zeit beendet ist, woher man stets ein frisches Sediment aus unverändertem Harn erhalten kann.

Bisweilen bekommt man jedoch auch durch das Zentrifugieren kein befriedigendes Sediment, besonders nicht ein solches von Mikroorganismen. In solchen Fällen kann man zuweilen dadurch zum Ziel gelangen, dass man den Harn, wenn er nicht gerade Eiweiss enthält, vor dem Zentrifugieren mit etwa 2 Volumen Alkohol versetzt. Er wird dadurch spezifisch leichter und die Sedimente fallen infolgedessen leichter und schneller zu Boden.

Wenn der Bodensatz sich genügend abgeschieden hat, wird ein Teil desselben mittels einer kleinen Pipette oder eines spitz ausgezogenen Glasröhrchens zur mikroskopischen Untersuchung herausgehoben. Dieses geschieht in der Weise, dass man die Pipette mit dem Daumen und Mittelfinger der rechten Hand erfasst, mit dem Zeigefinger ihr oberes Ende schliesst und sie nun bis auf den Boden des Spitzglases bzw. des Zentrifugenröhrchens einführt, darauf den Zeigefinger für einen kurzen Augenblick von der Öffnung der Pipette entfernt, wodurch der Bodensatz in die Pipette aufsteigt. Nun schliesst man sie sofort wieder mit dem Finger, hebt sie aus dem Harn, lässt ein Tröpfchen des aufgesogenen Sedimentes auf einen Objektträger laufen, bedeckt es mit einem Deckgläschen und schreitet sofort zur mikroskopischen Betrachtung.

Konservierung des Harnes. Da der frisch gelassene Harn sehr bald tiefgehende Veränderungen durch Gärung und Fäulnis erleidet, muss in Fällen, wo nicht die Möglichkeit vorliegt, ihn gleich nach der Entleerung zu untersuchen, dem Eintritt dieser Prozesse vorgebeugt werden. Das geschieht durch Konservierung des Harnes. Als Konservierungsmittel werden Thymol, Toluol, Chloroform, auch Kampher und einige andere Mittel verwandt. Formalin, welches gleichfalls in Vorschlag gebracht worden ist, birgt eine Reihe von Nachteilen in sich, indem es, z. B., auf Urat- und Oxalatsedimente verändernd einwirkt. Vollständig ist von dem Formaldehyd als Konservierungsmittel abzusehen, wenn ausser der mikroskopischen Untersuchung auch eine chemische Analyse des Harns vorgenommen werden soll, denn Eiweiss, Harnsäure, Indikan, Gallensäuren und manche andere Stoffe werden durch dasselbe verändert und können sich dadurch z. T. dem Nachweis vollkommen entziehen.

Als eines der besten Mittel ist wohl das Chloroform anzusehen, das im Überschuss zum Harn zugesetzt werden muss. Abgesehen davon, dass es ganz ausgezeichnet konserviert, hat es noch den grossen Vorteil, dass es sehr leicht durch Erwärmen des Harns oder durch Durchleitung eines Luftstromes durch denselben jederzeit vollständig entfernt werden kann, wodurch jede evtl. störende Wirkung auf die Analyse ausgeschlossen wird (s. auch S. 4).

## 1. Nicht organisierte Sedimente.

Das nicht organisierte Sediment besteht aus chemischen Verbindungen, welche infolge Herabsetzung der Temperatur, oder infolge Übersättigung des Harnes mit den betr. Verbindungen, oder endlich infolge bakterieller Zersetzungsvorgänge ausgeschieden werden. Die Ausscheidung kann entweder erst nach Entleerung des Harnes, oder bereits innerhalb der Harnwege erfolgen.

Für das Auftreten bestimmter Sedimente ist die Reaktion des Harnes von ausschlaggebender Bedeutung. Im sauren Harn findet man vor allem freie Harnsäure und harnsaures Natrium (und Kalium), daneben Hippursäure, Purinbasen, gewisse Aminosäuren (Leuzin, Tyrosin, Cystin), oxalsauren Kalk und Farbstoffe, während der alkalisch reagierende Harn sich in erster Linie durch das Auftreten von phosphorsaurer Ammoniak-Magnesia (Tripelphosphat) und Ammoniumurat charakterisiert. Daneben findet man phosphorsauren, kohlensauren, schwefelsauren und oxalsauren Kalk. Die Abb. 8 und 9 mögen zur Illustration des Gesagten dienen.

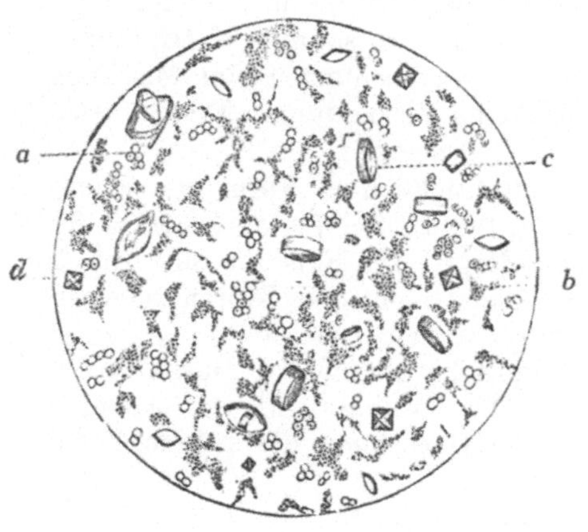

Abb. 8.

*a* Gärungspilze, *b* Natriumurat, *c* Harnsäure, *d* Kalziumoxalat.

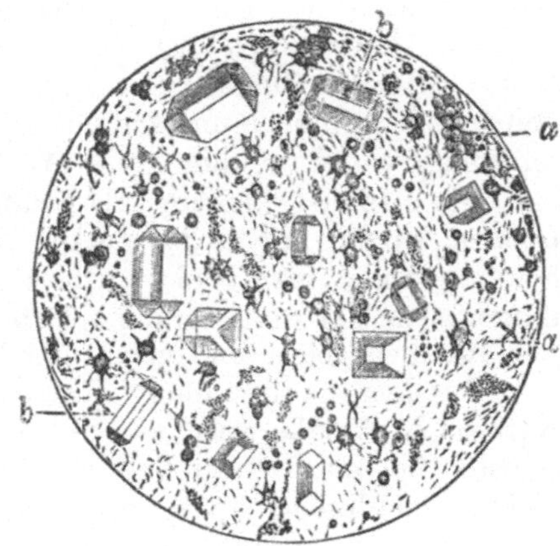

Abb. 9.

*a* Ammoniumurat, *b* Tripelphosphat.

### Harnsäure und Urate.

Kürzere oder längere Zeit nach der Entleerung des Harns beobachtet man eine Ausscheidung, welche von der Konzentration, der äusseren Temperatur und dem absoluten Harnsäuregehalt abhängig ist und die mit Vorliebe die Harnfarbstoffe mit niederreisst. Aus diesem Grunde ist sie gelbrot bis braunrot gefärbt. Die Ausscheidung besteht aus harnsauren Salzen, gemischt mit freier Harnsäure. Die Menge der letzteren ist von der Temperatur, der Azidität und der Gegenwart der kolloidalen Stoffe, die das Lösungsmittel der Harnsäure bilden, abhängig. Jeder Harn enthält nämlich genügend Harnsäure, um in wässeriger Lösung ausgeschieden zu werden, da 1 l Wasser bei 17° nur

0,026 g Harnsäure aufzulösen vermag, während in 1 l Harn etwa die 20fache
Menge vorhanden ist. Was die Azidität betrifft, so ist diese durch das Verhältnis des primären Phosphates zu der gesamten Phosphorsäuremenge bedingt.
Primäres Phosphat fällt die Harnsäure, während das sekundäre und noch
mehr das tertiäre normale Alkaliphosphat die Harnsäure lösen. Im Harn tritt
ein Gleichgewicht zwischen den Phosphaten, den Uraten und der freien Harnsäure ein, das dadurch, dass die Harnsäure ausgeschieden wird, verändert
werden kann.

Indessen sind diese Verhältnisse nicht allein für die Harnsäureausscheidung maßgebend. Im normalen Harn befinden sich nicht weniger als
ca. 96 % der freien Harnsäure in durch die Harnkolloide bewirkter physika-
lischer Lösung. Aus einem eiweisshaltigen Harn wird demgemäß die Harnsäure viel schwieriger ausgeschieden als aus einem normalen. In solchen
Harnen entsteht auch sehr selten nach Abkühlung ein Sedimentum lateritium.
Von anderen kolloiden Substanzen kommen die Harnpigmente, vor allem das
Urochrom, in Betracht. Schliesslich soll nach Riedel der Harnstoff harn-
säurelösende Eigenschaften besitzen, was jedoch bestritten worden ist. Abgesehen davon haben viele Versuche ergeben, dass sich die Harnsäure ausserdem
als übersättigte Lösung im Harn befindet, aus welcher sie durch Schütteln
mit Harnsäurekristallen zum Teil ausgeschieden werden kann.

Wenn Harnsäure ausfällt, ist die aktuelle — nicht in demselben Maße
die titrierbare — Azidität gegen die Norm ($2 \times 10^{-7}$) erhöht ($2 \times 10^{-6}$ bis
$2 \times 10^{-5}$). Im Gegensatz zu der Uratfällung geht die Harnsäure beim Erwärmen des Harns gar nicht oder nur sehr schwer wieder in Lösung.

Der grösste Teil des Niederschlages besteht aus saurem Natriumurat.
Das sogenannte Quadriurat ist nach neueren Untersuchungen eine Mischung
von freier Harnsäure mit saurem Urat und keine Verbindung. Mit der Ausscheidung von Urat nimmt die Azidität des Harnes ab.

Harnsäure kommt als Sediment hauptsächlich in Form von rhombischen Tafeln mit abgerundeten Ecken („Wetzsteine“) vor (s. Abb. 8).
Seltener findet man Nadeln, Rosetten oder dergl. Die Kristalle sind durch
mitgerissene Farbstoffe braun gefärbt. Sie werden nicht von Säuren, dagegen
von Alkalien gelöst und geben die Murexidreaktion (s. S. 39).

In dem Uratsediment findet man sämtliche Basen des Harns: Kali,
Natron, Kalk, Magnesia und Ammoniak. Die Fällung wird von Alkalien
gelöst. Bei Zusatz von Säuren entsteht freie Harnsäure, die sich in Form
kleiner rhombischer Täfelchen ausscheidet.

Ammoniumurat ist das einzige Harnsäuresediment, das in dem
alkalischen Harn ausgeschieden wird. Findet es sich im frischen Harn, so
kann man auf eine Zersetzung des Harns innerhalb der Harnblase schliessen.
Kommt es mit freier Harnsäure zusammen vor, so ist das Ammoniumurat
sekundär gebunden, und das gebildete Ammoniak hat die ausgeschiedene
Harnsäure nicht auflösen können. Das Ammoniumurat kristallisiert in Form
von „Morgensternen“ (s. Abb. 9). Das Harnsäureinfarkt der neugeborenen
Kinder besteht aus Ammoniumurat.

Das Sedimentum lateritium besitzt sehr oft eine schmutziggelbe Farbe,
welche durch die Harnfarbstoffe Urobilin, Uroerythrin und Urochrom hervorgerufen wird. Auch andere Farbstoffe, wie Gallenpigmente, Indigoblau u. a.
werden mit dem Sediment gefällt. Das freie Harnsäuresediment enthält
kein Urobilin, sondern Urochrom und Uroerythrin. Für die Diagnose des
Sediments ist die Reaktion des Harns entscheidend. Hierzu kommt die
Murexidprobe und das Verhalten beim Erwärmen.

Man kann aus der Grösse des Sediments nicht auf die absolute Harnsäuremenge des Harns schliessen. Dasselbe hat keine klinische Bedeutung.

### Phosphorsaure Salze.

Das Auftreten dieser Sedimente ist von dem Gehalt des Harns an Phosphorsäure und Erdalkalien, sowie von der Reaktion abhängig. Von geringerer Bedeutung ist hierbei der Phosphorsäuregehalt, eine viel grössere Rolle spielt dagegen die Reaktion, die die Vorbedingung für die Phosphatausscheidung bildet und teils von der Alkalizufuhr mit der Nahrung, teils von der ammoniakalischen Gärung beeinflusst wird. Schliesslich kann die Salzsäuresekretion des Magens eine vorübergehende Alkaleszenz des Harns hervorrufen. Der Harn ist in diesen Fällen, besonders nach den Mahlzeiten, undurchsichtig und gibt einen mehr oder weniger ausgesprochenen Niederschlag. Eine solche Erscheinung wird als Phosphaturie bezeichnet. Die absolute Phosphatmenge braucht dabei nicht vermehrt zu sein. Der Niederschlag besteht aus Kalzium- und Magnesiumphosphat. Schliesslich kann eine vermehrte Ausscheidung von Kalk und Magnesia zur Phosphaturie führen, was entweder auf einer vermehrten Zufuhr dieser Basen oder auf einer Anomalie des Stoffwechsels beruht.

Die Phosphatsedimente sind teils amorph, teils kristallinisch. Das amorphe Sediment ist grauweiss, dem Eiter ähnlich. Die Entleerung des trüben, dickflüssigen Harns kann mit Schmerzen verbunden sein und gibt zum Verdacht auf Cystitis Veranlassung. Mikroskopisch besteht der Niederschlag aus feinen Körnchen. Von den kristallinischen Sedimenten sind die reinen Magnesiumphosphate selten, da sie relativ leicht löslich sind. Viel häufiger, und immer bei der ammoniakalischen Gärung, wird das Tripelphosphat (Magnesium-Ammoniumphosphat) ausgeschieden. Dasselbe entsteht auch bei neutraler oder selbst bei schwach saurer Reaktion, doch im letzteren Falle nur, wenn der Harn reich an Ammonium und konzentriert ist. Die Kristalle besitzen die Form von „Sargdeckeln" (siehe Abb. 9). Bisweilen sind sie so gross, dass sie als glänzende Körnchen oder sogar als mehrere Millimeter lange Kristalle direkt sichtbar sind. Auch andere Kristallformen kommen vor.

Dikalziumphosphat tritt nicht so selten bei amphoterer oder schwach saurer Reaktion des Harns auf. Die Kristalle, deren Form sehr verschieden ist, entstehen nur in kochsalzarmen Harnen, da das Kochsalz das Salz in Lösung hält.

Die Phosphatsedimente gehen nach Zusatz von Essigsäure in Lösung. Umgekehrt kann man in jedem Harn durch Alkalizusatz eine Phosphatfällung hervorrufen.

### Oxalsaurer Kalk.

Das Sediment findet sich nicht so selten, ohne jedoch irgendwelche pathognomische Bedeutung zu besitzen. Besonders tritt es nach reichlichem Genuss von Tee und Gebrauch von Salizylsäure auf. Die Menge des Sediments bildet kein Maß für die Oxalsäuremenge im Harn. Dagegen ist das Vorhandensein dieses Sediments deshalb von Bedeutung, weil es unter Umständen auf Oxalsäurekonkremente in den Harnwegen schliessen lässt. Es besteht aus Kalziumoxalat, das nahezu wasserunlöslich ist. Seine Löslichkeit im Harn ist von der Menge des sauren Alkaliphosphats abhängig; stark saure Reaktion befördert deswegen die Löslichkeit. Wenn die Azidität herabsinkt, steigert sich die Ausscheidung. Deswegen kann das Auftreten eines Urat-

sediments die Bildung des Oxalatsedimentes begünstigen und deshalb kommt
es auch oft mit dem Uratsediment zusammen vor. Magnesiumsalze befördern
ebenfalls die Löslichkeit des ersteren. Das Sediment kristallisiert in Form
von „Briefkouverts“, ausserdem findet man Prismen (siehe Abb. 8 und 10).
Beim Ikterus sind die Kristalle intensiv gelbgrün. Sie sind sehr schwer in
oragnischen, dagegen leicht in Mineralsäuren löslich.

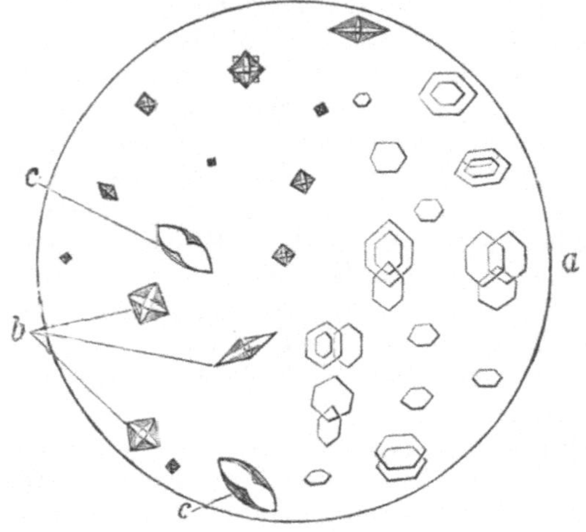


Abb. 10.

*a* Cystin, *b* Kalziumoxalat (Briefkouwertkristalle), *c* Kalziumoxalat (Sanduhrform).

## Schwefelsaurer Kalk.

In gelöster Form bildet dieses Salz einen normalen Harnbestandteil,
kommt aber nur in geringer Menge vor. Die Ausscheidung von Gipskristallen
ist selten, hierzu ist eine reichliche Menge von Kalk- und Schwefelsäure
erforderlich. Alkalisalze kommen immer dann, wenn ein Gipssediment nachgewiesen werden kann, in auffallend geringer Menge vor. Der Harn ist
demgemäß immer stark sauer. Der Gips wird schon teilweise innerhalb der
Harnwege ausgeschieden, oder kristallisiert gleich nach der Entleerung aus.
Man findet dann oft einen voluminösen, weissen Bodensatz, der fast ausschliesslich aus Gipskristallen besteht. Mikroskopisch sind die Kristalle farblose Nadeln, Rosetten und dgl. Sie sind in Ammoniak und Schwefelsäure
unlöslich, in Wasser sehr schwer löslich. Sie können mit Hippursäure- und
Tyrosinkristallen verwechselt werden, ebenso wie mit Kalziumphosphat. Von
dem letzteren unterscheiden sie sich durch ihre Unlöslichkeit in Essigsäure,
von der Hippursäure durch die Unlöslichkeit in Alkohol und vom Tyrosin
durch ihre Unlöslichkeit in Ammoniak. Wird der Niederschlag in salzsäurehaltigem kochendem Wasser gelöst, so gibt Bariumchlorid in der Lösung
einen Niederschlag, ebenso wie Ammoniumoxalat nach der Neutralisation.

## Kohlensaurer Kalk

kommt recht selten bei Menschen, aber desto häufiger bei pflanzenfressenden
Tieren vor. Er tritt sowohl amorph wie kristallinisch auf und wird leicht
von Essigsäure unter Kohlensäureentwicklung gelöst.

## Hippursäure

ist sehr selten als Sediment gefunden. Es bildet Tafeln und Prismen, die
leicht von Alkohol und Ammoniak gelöst werden.

### Cystin.

Cystinsedimente sind eine relativ seltene Erscheinung. Die Kristalle werden entweder mit dem Harn ausgeschieden, der dann trüb ist, oder sie bilden sich beim Stehen des Harns. Im ersteren Falle kommen oft gleichzeitig Cystinkonkremente vor. Der Harn kann sowohl saure wie alkalische Reaktion besitzen. Gewöhnlich ist er lichtgelb gefärbt und zeigt Neigung zur alkalischen Zersetzung; das Cystinsediment ist dann von Erdphosphatsedimenten begleitet. Das Cystin kristallisiert in charakteristischen dünnen, sechsseitigen Tafeln (Abb. 10), ohne Farbstoffe zu adsorbieren, und ist in Ammoniak löslich. Bei Zusatz von Essigsäure kristallisiert es wieder aus. Im Gegensatz zur Harnsäure wird es von Salzsäure leicht gelöst. Versetzt man Cystinkristalle unter dem Mikroskop mit einem Tropfen einer Kupferazetatlösung, so zerfallen sie unter Bildung von Nadeln, die in Form von Rosetten auftreten.

### Xanthin.

Es findet sich äusserst selten und tritt in Form von Stäbchen, Tafeln oder breiten Kristallblättern auf. In Mineralsäuren ist es löslich und gibt die Murexidreaktion.

### Leucin und Tyrosin.

Bei akuten, schweren Vergiftungen der Leber, bei Phosphorintoxikation, bei Infektionen ebenso wie bei Cystinurie treten diese Aminosäuren in grösserer Menge im Harne auf, ohne eine Sedimentbildung zu veranlassen. Bisweilen kristallisieren sie jedoch als Mischkristalle in Form von Kugeln oder einzeln als Leucinkugeln und Tyrosinnadeln aus (Abb. 11). Das Tyrosin kristallisiert

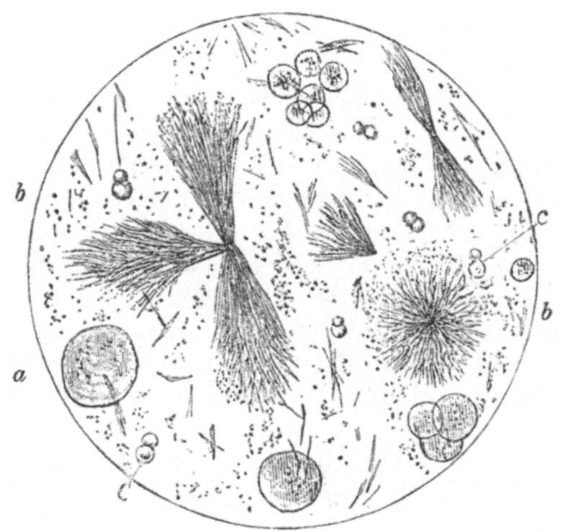

Abb. 11.

*a* Leuzinkugeln, *b* Tyrosinbündel, *c* Ammoniumurat.

zuerst aus. Beide nehmen Harnfarbstoffe auf. Leucin wird von Säuren und Alkalien leicht gelöst. In Wasser ist es schwer löslich. Tyrosinkristalle zeigen ein ähnliches Verhalten. Wird Tyrosin in warmem Wasser unter Zusatz einiger Tropfen von Millons Reagens gelöst, so färbt sich die Flüssigkeit schön rot.

### Fett.

Fett tritt teils in Form von Tröpfchen, teils kristallinisch in Form feiner
Nadeln, die Rosetten bilden, auf. Mit Sudan wird das stark lichtbrechende
Sediment rot gefärbt, mit Osmiumsäure erhält man Schwarzfärbung. Der
Niederschlag ist in Äther löslich.

### Farbstoffe.

Als freies Sediment kommen, abgesehen von den Farbstoffen, die sich
auf den übrigen Sedimenten niederschlagen, Indigoblau, Indigorot und Bilirubin, aber nur sehr selten, vor.

## 2. Organisierte Sedimente.

Die organisierten Sedimente bestehen aus zelligen Elementen der verschiedensten Art und des mannigfaltigsten Ursprungs, wie aus Epithelien
der verschiedenen Abschnitte des Harnapparates, aus Leukozyten, roten
Blutkörperchen, Spermatozoen, ferner Harnzylindern, zuweilen Fetzen von
Schleimhäuten, z. B. bei akuter septischer Cystitis, oder von Neubildungen
(Papillomen, Epitheliomen, Zottenkrebs) und endlich den verschiedenartigsten
pathogenen und nicht pathogenen Mikroorganismen.

Sie sind durchaus nicht immer der Ausdruck einer krankhaften Er-
scheinung, vielmehr finden sich auch im frischen normalen Harne stets gewisse
zellige Elemente, wenngleich immer nur in geringer Menge, wie vereinzelte
Leukozyten, Epithelien der Harnblase und der Uretra, bei Frauen auch
Plattenepithelien der Vaginalschleimhaut, bei Männern unter Umständen
Spermatozoen.

Die wichtigsten der einzelnen organisierten Sedimentbestandteile sollen
im folgenden kurz besprochen werden.

### Epithelien.

1. Plattenepithelien. Vereinzelt finden sich Plattenepithelien fast
immer auch im normalen Harn, namentlich bei Frauen. Sie entstammen
der natürlichen Desquamation der Schleimhaut der Harnblase und der Uretra,
bei Frauen auch der Vagina. Erst das Auftreten derselben in grösserer Menge
deutet auf einen pathologischen Prozess hin — auf akute oder chronische
Entzündungen der Harnblase oder der Harnröhre. Es handelt sich um sog.
Pflasterepithelien: grosse, meist platte, polygonale oder an den Ecken
abgerundete Zellen mit nur einem grossen, deutlich sichtbaren Kern, der
leicht granuliert erscheint. Häufig erscheinen sie wie gefaltet und mit um-
geschlagenen Rändern.

Die Epithelien der Blase und der Vagina sind einander so ähnlich, dass
es äusserst schwer ist, mit Sicherheit festzustellen, ob es sich um solche aus
der Blase oder der Vagina handelt. Die Zellen der letzteren werden häufig
nicht einzeln, sondern in Fetzen abgestossen, die einen geschichteten Bau
zeigen. Die Blasenepithelien zeichnen sich gegenüber den Plattenepithelien
der Vaginalschleimhaut im allgemeinen durch eine etwas zartere Struktur aus.

2. Zylindrische, birnförmige und Epithelien mit Fortsätzen
und einem deutlichen, grossen, granulierten Kerne wurden früher als für aus
dem Nierenbecken stammend charakteristisch angesehen. Das ist jedoch
durchaus nicht der Fall, da ganz ebensolche geschwänzte Zellen auch aus den
tieferen Schleimhautschichten der Harnblase und der Ureteren herrühren

können. Es darf ihnen daher kaum eine diagnostische Bedeutung zuzuschreiben sein.

3. Die Nierenepithelien, welche von den Harnkanälchen geliefert werden, haben in der Regel eine vieleckige, polygonale Form, wobei die Ecken abgerundet erscheinen, und nur einen, deutlich hervortretenden, grossen, runden oder mehr ovalen Kern. Nur selten nehmen die Zellen eine runde Gestalt an und können dann leicht mit Leukozyten verwechselt werden. Sie sind aber gewöhnlich ein wenig grösser als letztere und besitzen immer nur einen Kern, während unter den Leukozyten stets polymorph- und mehrkernige zu finden sein werden. Eine Färbung des Präparates mit einer Lösung von Methylviolett oder Methylenblau in 0,3%iger Essigsäure wird leicht darüber Aufschluss geben können.

Die Anwesenheit von Nierenepithelien im Harn ist von hoher diagnostischer Bedeutung, denn sie weist mit grosser Sicherheit darauf hin, dass eine Erkrankung der Niere vorliegt, die eine verstärkte Epitheldesquamation bedingt.

Die Epithelien sind oft ganz intakt, oft aber auch in fettiger Degeneration befindlich und von feinsten Fettkügelchen durchsetzt, deren Zahl so gross werden kann, dass sie den Kern ganz verdecken.

Bei schweren, namentlich akuten, Nephritiden treten im Harn nicht nur vereinzelte Nierenepithelien auf, sondern auch kleinere oder grössere Häufchen derselben und aus Epithelzellen bestehende, zylindrische Gebilde, auf die weiter unten bei Besprechung der Harnzylinder noch zurückzukommen sein wird.

### Leukozyten.

In jedem normalen Harne lassen sich im Gesichtsfeld einige weisse Blutkörperchen finden. Erst wenn ihre Zahl mehr oder weniger stark vermehrt gefunden wird, darf man gewisse Schlüsse auf pathologische Zustände ziehen.

In saurem Harn stellen sie, wie gewöhnlich, blasse, farblose, rundliche Gebilde von granuliertem Aussehen vor. In der Regel sind sie polymorphoder mehrkernig, zuweilen jedoch, namentlich bei chronischer Nephritis, beobachtet man eine stärkere Ausscheidung von mononukleären, lymphozytenähnlichen Zellen.

In alkalischem Harn erscheinen die Leukozyten weniger scharf begrenzt, die Konturen verschwimmen und zugleich verliert der Zelleib sein granuliertes Aussehen, so dass nicht so selten nur die freien Kerne zu sehen sind.

Unter Umständen können die weissen Blutkörperchen mit Nierenepithelien verwechselt werden, namentlich wenn sie Harnzylindern angelagert sind, denn zuweilen verlieren die Epithelien der Nierenkanälchen ihre im allgemeinen mehr oder weniger polygonale Form und nehmen eine rundliche Gestalt an. Zu beachten ist jedoch, dass die Leukozyten grösstenteils polymorph- oder mehrkernig sind, während die Nierenepithelien stets nur einen Kern aufweisen, der zudem den Zelleib nicht in dem Maße ausfüllt, wie bei den einkernigen weissen Blutkörperchen. Ausserdem sind die Epithelien der Nierenkanälchen im allgemeinen ein wenig grösser als die Leukozyten. In Fällen, in denen es schwer fällt, eine sichere Diagnose zu stellen, wird die Glykogenreaktion Aufschluss geben können. Man lässt unter das Deckgläschen einen Tropfen einer Jodjodkaliumlösung fliessen: die glykogenhaltigen Leukozyten färben sich mahagonibraun, während die Nierenepithelien nur schwachgelb gefärbt werden.

Ist die Zahl der Leukozyten eine sehr grosse — zuweilen ist das ganze Gesichtsfeld mit ihnen ausgefüllt—, so spricht man von Eiter. Die Ausscheidung von Eiter mit dem Harn nennt man Pyurie. Sie tritt bei akuten und chronischen Entzündungen im Gebiete des Urogenitalapparates auf: bei Cystitis, Pyelitis, Gonorrhoe. Die Leukozyten, die bei Eiterungen auch vielfach Eiterkörperchen genannt werden, sind in diesen Fällen fast ausschliesslich polymorph- und vielkernig.

Ein eitriges Sediment zeigt bereits makroskopisch ein verschiedenes Aussehen je nachdem der Harn sauer oder alkalisch ist. Ist der Harn sauer, so ist das Sediment flockig-krümelig, befindet er sich in ammoniakalischer Gärung, so erscheint es schleimig und fadenziehend infolge einer schleimigen Umwandlung der Nukleoproteide, an denen die Leukozyten reich sind. Dabei werden letztere selbst häufig derart verändert, dass sie kaum noch als solche zu erkennen sind.

Versagt die mikroskopische Untersuchung wegen der starken Veränderung der Leukozyten, so ist man genötigt, zu einer chemischen Prüfung auf Eiter zu schreiten. Man kann dazu zwei Wege einschlagen:

1. Man vermischt das Sediment mit konzentrierter Kali- oder Natronlauge. Handelt es sich um viel Eiter, so bildet sich eine glasige, fadenziehende Masse, ist wenig Eiter vorhanden, so entsteht eine trübe, gummiähnliche Flüssigkeit. Würde es sich aber um Schleim und nicht um Eiter handeln, so erhielte man unter denselben Bedingungen eine dünne flockige Flüssigkeit. (Eiterprobe von Donné.)

2. Eiterprobe von Vitali mittels Guajaktinktur. Man überschichtet das saure Sediment — wenn es alkalisch ist, muss es zunächst schwach angesäuert werden — mit einigen ccm Guajaktinktur. Nach einiger Zeit tritt eine Blaufärbung ein, wenn es sich um Eiter handelt. Die Reaktion kommt dadurch zustande, dass die Leukozyten des Eiters ein oxydierendes Ferment besitzen, welches bei ihrer Lösung frei wird und die Guajakonsäure zu Guajakblau oxydiert.

### Erythrozyten.

Wenn der Harn rot oder rötlich gefärbt ist, so liegt immer die Vermutung nahe, dass er Blutfarbstoff enthält, sei es in gelöstem, freien Zustande, sei es als Bestandteil der roten Blutkörperchen. Im ersteren Falle spricht man von einer Hämoglobinurie, im letzteren von einer Hämaturie. Um welchen dieser beiden Zustände es sich handelt, muss das Mikroskop entscheiden.

Eine Hämaturie, d. h. eine Ausscheidung von Erythrozyten, weist immer auf eine Blutung in irgendeinem der Abschnitte des Harnapparates hin, wenn zufällige Blutbeimengungen, wie sie z. B. zur Zeit der Menstruation bei Frauen vorkommen können, ausgeschlossen sind.

In bald nach erfolgter Blutung frisch gelassenem sauren Harne haben die roten Blutkörperchen in der Regel normale Form, Grösse und Farbe: sie erscheinen auf der Fläche liegend als kreisrunde, schwachgelblich gefärbte Scheiben, auf der Kante stehend in der bekannten Biskuitform. Bei Stehen des Harnes treten jedoch sehr bald Veränderungen in der Form und Grösse ein, die je nach der osmotischen Konzentration des Harnes verschieden sind. Ist die osmotische Konzentration dem Blute gegenüber hypertonisch, so schrumpfen die Erythrozyten und nehmen die sog. Stechapfelform an, ist sie dagegen hypotonisch, so quellen die roten Blutkörperchen, nehmen an Umfang zu und verlieren allmählich ihr Hämoglobin. Solche ausgelaugte

Blutkörperchen präsentieren sich im mikroskopischen Bilde als blasse, zarte Ringe (Traubes Blutschatten), welche leicht übersehen werden können.

In alkalischem Harne werden die Erythrozyten durch Auflösung bald zum Schwund gebracht.

Hervorgehoben muss werden, dass geldrollenförmige Aneinanderlagerung der Blutkörperchen im Harne niemals beobachtet wird. Wohl aber können sie sich zu Häufchen ansammeln, auch zu zylinderförmigen Gebilden aneinanderreihen oder den Harnzylindern auflagern (s. w. u. bei „Harnzylinder").

Über den Sitz der Blutung kann die Anwesenheit von Erythrozyten im Harn an sich keinen Aufschluss geben, ebensowenig über die Ursache des Auftretens der Blutung. Beides muss aus den klinischen Symptomen und aus der Anwesenheit anderer zelliger Elemente neben den Blutkörperchen erschlossen werden. Finden sich z. B. zusammen mit den Erythrozyten in dem Sediment auch Nierenepithelien und Harnzylinder, ganz besonders Blutzylinder, so spricht das zugunsten einer Nierenblutung. Treten hingegen viele Plattenepithelien bei Abwesenheit der oben erwähnten Elemente neben den Blutkörperchen auf, so liegt die Wahrscheinlichkeit einer Blasenblutung vor.

## Harnzylinder.

Die Harnzylinder entstehen in den Nierenkanälchen und stellen Abgüsse oder Abdrücke derselben vor. Sie erscheinen, wie der Name besagt, als walzenförmige, zylindrische Gebilde. Ihre Länge und Dicke, sowie ihre Form sind wechselnd. Die einen Autoren nehmen an, dass sie ein Umwandlungsprodukt der Nierenepithelien seien, während andere Autoren sie als Exsudationsprodukte betrachten, welche aus einem, dem Fibrin ähnlichen, Eiweisskörper bestehen sollen. Da ihr Auftreten im Harne mit grosser Sicherheit auf eine Erkrankung der Nieren schliessen lässt, muss ihnen natürlich eine hervorragende diagnostische Bedeutung beigemessen werden.

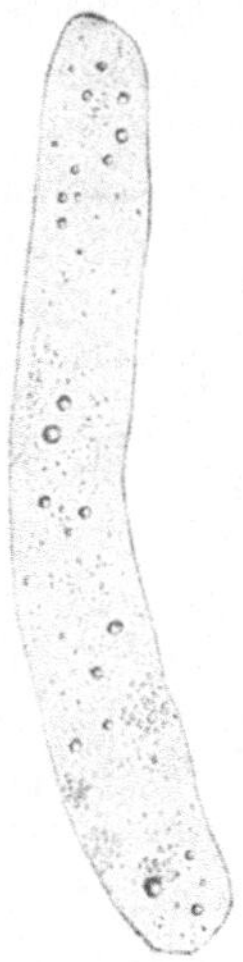

Gewöhnlich sind die Harnzylinder gerade gestreckt, doch kommen auch gewundene Formen vor. Immer aber zeigen sie gleichmäßige Konturen und das ist für sie charakteristisch.

Der Harn soll auf die Gegenwart von Zylindern immer möglichst bald nach der Entleerung untersucht werden, denn diese zarten Gebilde sind nicht lange haltbar; namentlich in alkalischem Harne lösen sie sich schnell auf.

Man unterscheidet im allgemeinen folgende verschiedene Arten von Zylindern:

a) Hyaline Zylinder (siehe Abb. 12). Diese Zylinder sind gewöhnlich grade gestreckt, seltener nehmen sie einen gebogenen Verlauf an, stets sind aber ihre Konturen parallel. Sie sind von homogener Beschaffenheit, blass und nahezu durchsichtig und sehr schwach lichtbrechend, woher sie leicht übersehen werden können. Darum ist es zu empfehlen, sie durch Behandlung mit Farbstoffen, wie basische Anilinfarben, Karmin, Jod oder Pikrinsäure, welche man in verdünnter Lösung unter das Deckglas fliessen lässt, deutlicher sichtbar zu machen. Auch ist zu einer starken Abblendung des Mikroskopes zu raten.

Abb. 12.
Hyaliner Zylinder
mit einzelnen
Granulis.

Leichter zu erkennen sind die hyalinen Zylinder, wenn ihnen harnsaure Salze, Eiweisskörnchen oder auch zellige Elemente angelagert sind.

b) **Granulierte Zylinder** (siehe Abb. 13). Die granulierten Zylinder sind, im Gegensatz zu den hyalinen, nicht homogen, sondern ihre Oberfläche ist mit feineren oder gröberen Körnchen besetzt, woher man auch von fein- und grobgranulierten Zylindern spricht.

Sie erreichen in der Regel nicht die Länge der hyalinen Zylinder und erscheinen daher im Verhältnis zu ihrer Breite kurz. Häufig sind sie hellgelb oder auch von dunklerem Aussehen (z. B. bei Ikterus). Ferner weisen sie nicht selten an einzelnen Stellen Verdünnungen, Einbuchtungen oder Einkerbungen auf. An solchen Stellen zerfallen sie leicht und man bekommt aus diesem Grunde oft Bruchstücke von granulierten Zylindern zu sehen. Man denkt sich die granulierten Zylinder als aus dem Zerfall von Nierenepithelien entstanden und aus körnigem Eiweiss, Eiweisskörnchen, auch Fetttröpfchen bestehend. Sie werden bei allen Nierenkrankheiten, sowohl akuten, wie chronischen, im Harn gefunden.

Den hyalinen Zylindern sind zuweilen amorphe Urate oder Mikroorganismen in grosser Menge aufgelagert. Sie können dann leicht zu einer Verwechslung mit feingranulierten Zylindern führen. Bei letzteren ist aber die Körnung fast immer sehr dicht und mehr oder weniger gleichmäßig über den ganzen Zylinder verteilt, während bei den ersteren zwischen den granulierten Partien homogene durchsichtige Stellen sichtbar sind.

Den Harnzylindern, sowohl den granulierten, wie den hyalinen, können zellige Elemente (Nierenepithelien, Erythrozyten, Leukozyten, Mikroorganismen), oder Fettröpfchen, oder auch Salze (harnsaures Natrium) ein- und aufgelagert sein. Je nach diesen Auf- und Einlagerungen hat man ferner zu unterscheiden:

c) **Blutkörperchenzylinder** (siehe Abb. 14). Die Erythrozytenzylinder sind ein sicheres diagnostisches Merkmal für eine Nierenentzündung mit Nierenblutung. Ihre Entstehung kann eine zweifache sein: 1. können sie sich durch Auflagerung von roten Blutkörperchen auf hyalinen Zylindern gebildet haben, wie Abb. 14 zeigt. In diesen Fällen ist nicht der ganze Zylinder gleichmäßig von Erythrozyten bedeckt, sondern man sieht zwischen ihnen auch noch Partien der hyalinen Grundsubstanz. Oder 2. können sie in den Nierenkanälchen durch direkte Verbackung und Verklebung ohne weitere Grund- oder Kittsubstanz entstanden sein, so dass die ganze Masse des Zylinders aus Blutzellen zusammengesetzt erscheint. Je nachdem längere oder kürzere Zeit nach der Blutung vergangen ist und mithin der Blutfarbstoff schon mehr oder weniger verändert oder ausgetreten ist, ist ihre Farbe eine verschiedene: von farblos (bei den ausgelaugten Erythrozyten) bis gelb, gelbrot und selbst bräunlich.

d) **Leukozytenzylinder** bestehen aus Leukozyten, welche in den Nierenkanälchen durch Fibrin und Schleim zu zylindrisch geformten Gebilden verklebt werden. Doch können weisse Blutkörperchen, ebenso wie die roten, hyalinen Zylindern aufgelagert sein.

e) **Epithelzylinder** (siehe Abb. 15). Auch die Bildung dieser ist eine zweifache, wie die der obengenannten. Es handelt sich um zylindrische Gebilde aus abgestossenen Nierenepithelien, die jedoch fast immer fettig und körnig degeneriert sind. Zuweilen hat die Degeneration bereits einen so hohen Grad erreicht und sind die Epithelien so weit zerfallen, dass sie ihren epithelialen Charakter vollständig eingebüsst haben und aus dem ursprünglich epithelialen Zylinder ein granulierter Zylinder geworden ist. Solche Übergänge lassen sich unter dem Mikroskop beobachten. Man findet nämlich nicht selten Zylinder, welche z. T. noch deutlich als Epithelzylinder erscheinen, z. T. aber schon das Bild granulierter Zylinder zeigen. Den Epithelzylindern können auch weisse oder rote Blutkörperchen, sowie Fettkörperchen aufgelagert sein.

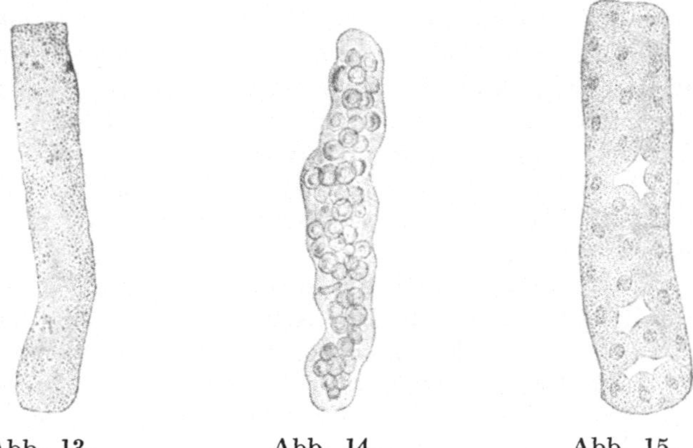

Abb. 13.        Abb. 14.        Abb. 15.

f) Fettzylinder. Nicht selten sind, besonders bei Nephritiden mit fettiger ¡Degeneration des Nierengewebes, Zylinder zu finden, welche mit kleineren oder grösseren Fettröpfchen ausgefüllt und belegt sind (Abb. 16 u. 17), neben denen zuweilen auch mehr oder weniger lange Fettkristallnadeln auftreten. Die Fettzylinder bilden sich aller Wahrscheinlichkeit nach aus fettig degenerierten Nierenepithelien. Sie sind wegen der starken Lichtbrechung der Fettkörnchen, -tröpfchen und -kristalle und der scharfen Konturen derselben nicht zu verkennen.

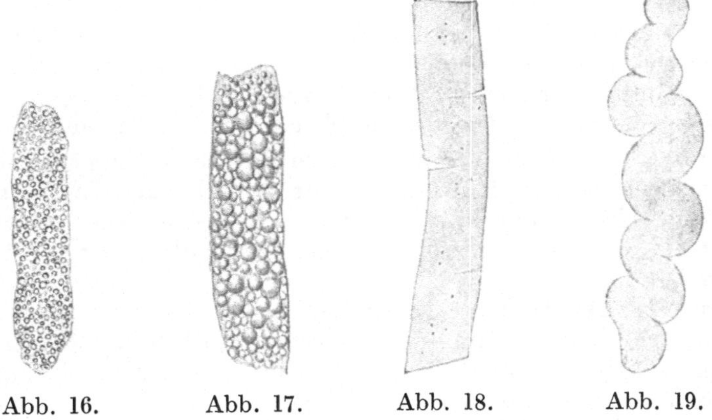

Abb. 16.        Abb. 17.        Abb. 18.        Abb. 19.

g) Wachszylinder. Die Wachszylinder sind, wie die hyalinen Zylinder, fast ganz homogen, unterscheiden sich aber sonst wesentlich von den letzteren einerseits durch ihre scharfen Konturen, ihr grosses Lichtbrechungsvermögen und ihre gelbliche Farbe, andererseits aber auch noch durch ihre Grösse, Breite und Länge. Nicht selten zeigen sie scharf geschnittene Einkerbungen (Abb. 18) oder eine wellenförmig gewundene Gestalt (Abb. 19). Gegen Säuren sind sie, im Gegensatz zu den hyalinen Zylindern, gewöhnlich recht widerstandsfähig. Durch Lugolsche Lösung werden sie, jedoch nicht immer, rotbraun und bei nachfolgendem Schwefelsäurezusatz schmutzig violett gefärbt. Die Wachszylinder sind verhältnismäßig selten und kommen nur bei schweren akuten und chronischen Nephritiden vor.

### Zylindroide.

Die Zylindroide, welche nichts mit Erkrankungen der Nieren zu tun haben, haben eine gewisse Ähnlichkeit mit den eigentlichen Harnzylindern, doch haben sie eine viel grössere Länge, als echte Zylinder. Zudem erscheinen sie mehr abgeplattet, bandförmig und mit zerfransten Enden, was bei den echten Zylindern nur ganz ausnahmsweise vorkommt. Sie sind zarte, blasse, fein längsgestreifte Gebilde und, wie die hyalinen Zylinder, von schwachem Brechungsvermögen. Sie stammen aus den unteren Teilen des Urogenitalapparates, nicht aus den Nieren.

Endlich sei noch der „Pseudozylinder" Erwähnung getan, die nicht mit granulierten Zylindern verwechselt werden dürfen. Es sind das phosphorsaure und harnsaure Salze, welche in Form von Zylindern aneinandergelagert sind. Sie lösen sich auf Zusatz von verdünnten Mineralsäuren oder Essigsäure vollständig auf, während echte Zylinder durch die genannten Reagentien nicht nur nicht gelöst werden, sondern sogar noch deutlicher hervortreten.

### Samenbestandteile.

Die Beimengung von Sperma zum Harn erkennt man durch das Auftreten von Samenfäden im Harnsedimente. Im mikroskopischen Bilde erscheinen die Spermatozoen als aus einem glänzenden, ei- oder birnförmigen Kopfe mit direkt sich an ihn anschliessendem fadenförmigen Schwanze bestehende Gebilde. Gleich nach dem Entleeren des Harnes zeigen sie in der Regel noch eine lebhafte Bewegung, sterben aber beim Stehen des Harnes sehr bald ab. Gegen Reagentien sind sie im allgemeinen recht widerstandsfähig. Man findet die Samenfäden in grösserer Menge bei den verschiedenen Formen von Spermatorrhoe. Doch auch im normalen Harne, namentlich im Morgenharne, können sie angetroffen werden (nach vorangegangenem Samenfluss durch Pollutionen, Koitus oder Onanie). Häufig sind sie in einer dicken, weissen Wolke eingeschlossen, die von kleinen glänzenden Punkten durchsetzt ist.

Neben den Samenfäden kommen in dem Sedimente eines samenhaltigen Harnes auch noch die sog. Hodenzylinder vor. Es sind das zylindrische Gebilde, welche den hyalinen Zylindern ähnlich sehen, jedoch gewöhnlich voluminöser als diese sind und in der Regel eine Auflagerung von Spermatozoen zeigen.

Bei einer Prostatorrhoe, einer Entleerung des mehr oder weniger dickflüssigen, schleimigen Sekretes der Prostata, enthält das Sediment des Morgenharnes konzentrisch geschichtete Körperchen, die sich durch Lugolsche Lösung blau oder violett färben, wie Stärkekörner, und nicht mit diesen, die ja zufällig im Harn als Verunreinigung enthalten sein können, verwechselt werden dürfen. Man nennt sie Prostatakörper oder auch, wegen der Ähnlichkeit mit den Amylumkörnern, Corpora amylacea.

### Mikroorganismen.

Der frisch entleerte Harn eines ganz gesunden Menschen enthält keine Mikroorganismen, er ist steril. Werden aber solche gefunden, so ist das immer ein Beweis für gewisse krankhafte Vorgänge, wenn das Eindringen von Mikroben von aussen ausgeschlossen ist. Dass für die Untersuchung des

Harnes auf Mikroorganismen, derselbe mit peinlichster Sauberkeit und ganz steril (sterilisierter Katheter und sterilisierte Gefässe) gesammelt werden muss, ist selbstverständlich. Auf eine Besprechung der oft nicht leichten Untersuchung des Harnes auf Mikroorganismen kann hier nicht eingegangen werden. Es seien nur die am häufigsten vorkommenden Mikroorganismen aufgezählt. Von nicht pathogenen Mikroben findet man, ausser den in grosser Menge im in ammoniakalischer Gärung befindlichen Harn vorkommenden Mikrokokkus und Bacterium ureae, welche die genannte Gärung bedingen, zuweilen Sarzine, Leptothrix und Hefezellen, letztere vorwiegend bei Diabetes mellitus. Von pathogenen Mikroorganismen sind zu nennen: Staphylokokken, Streptokokken, Gonokokken, Bacterium coli, Typhusbazillen und Tuberkelbazillen.

# Harnkonkremente.

An der Bildung der Harnkonkremente sind im allgemeinen nur die Bestandteile der nicht organisierten Sedimente beteiligt. Jeder dieser Bestandteile kann zu einer Steinbildung beitragen. Von den Sedimenten zu den Konkrementen führt ein allmählicher Übergang, indem als Zwischenstufe der Nieren- oder Harngries tritt, der aus sandkorngrossen und grösseren Konglomeraten besteht, welche den Körper spontan durch die Harnwege verlassen.

Die Harnkonkremente finden sich am häufigsten in der Harnblase, jedoch nicht ausschliesslich; sie können auch im Nierenbecken und in den Uretheren entstehen und weiterwachsen. Man spricht daher von Blasen- und von Nierensteinen.

Man unterscheidet ferner primäre und sekundäre Harnsteine.

Primäre Harnsteine nennt man solche, welche sich in normalem, saurem Harn infolge Ausscheidung, Ansammlung, Aneinanderlagerung und Schichtung von normalen Bestandteilen des Harns (Harnsäure, Urate, oxalsaurer Kalk, Cystin) bilden, deren Entstehung also nicht durch die Gegenwart eines abnormen oder fremden Körpers bedingt ist.

Die sekundären Harnsteine dagegen bilden sich durch Anlagerung der Harnbestandteile an einen Fremdkörper, wie z. B. Muzin- oder Fibrinflöckchen, zufällig in die Harnblase gelangte Fremdkörper (beim Katheterisieren abgebrochene und in der Blase verbliebene Katheterstückchen und dgl.). Diese Fremdkörper bilden dann den Kern des Steines, um welchen die schichtweise Ablagerung der Harnbestandteile erfolgt. Die sekundären Harnkonkremente können natürlich ein- oder mehrkernig sein.

Oft findet zunächst eine primäre Steinbildung statt. Das ausgeschiedene Konkrement wirkt dann als Fremdkörper, ruft eine Cystitis mit alkalischer Harngärung hervor, worauf weiter als zweites Stadium eine sekundäre Steinbildung erfolgt.

Auf dem Durchschnitt eines grösseren Steines sieht man stets einen Kern als Mittelpunkt, um den sich einzelne voneinander unterscheidbare Schichten lagern, so dass man ein Bild erhält, das den Jahresschichten eines Baumstammes sehr ähnlich sieht. Grössere Steine bestehen selten aus einer einheitlichen Substanz (Harnsäure, oxalsaurer Kalk, Cystin), sondern erscheinen in der Regel als aus mehreren Substanzen zusammengesetzt.

Dieses ist immer der Fall, wenn eine primäre Steinbildung in eine sekundäre übergeht.

Bisweilen kann durch Einwirkung des alkalischen eiterhaltigen Harns das ursprüngliche primäre Konkrement teilweise aufgelöst und durch Erdphosphate ersetzt werden. In dieser Weise entstehen die sog. metamorphosierenden Steine.

### Harnsäurekonkremente

sind sehr häufig. Sie haben eine sehr verschiedene Form und Grösse. Die Blasensteine schwanken zwischen der Grösse einer Bohne und der eines Gänseeies. In der Niere können die Harnsäurekonkremente das ganze Nierenbecken ausfüllen. Die Farbe ist gewöhnlich graugelb, gelbbraun oder rotbraun, die Oberfläche bisweilen glatt, oft aber rauh und feinwarzig. Nach den Oxalatsteinen sind die Harnsäuresteine die härtesten. Die Bruchfläche zeigt feine konzentrische Schichten, die abgeschält werden können. Die verschiedenen Schichten sind ungleich gefärbt. Ausser freier Harnsäure und organischer Substanz enthalten sie auch Natriumurat. Die Schichtbildung ist hier, wie gewöhnlich, dadurch hervorgerufen, dass sich organische Substanz, Blasenschleim, auf dem Konkrement absetzt. Hierauf folgt weiter eine Schicht von Harnsäure usw. Auch können Harnsäureschichten mit solchen von oxalsaurem Kalk abwechseln. Diese Konkremente sind immer primär. Sie hinterlassen beim Veraschen keinen nennenswerten Rückstand und geben eine positive Murexidreaktion, aber keine Ammoniakentwicklung nach Zusatz von kalter Natronlauge.

### Ammoniumuratsteine

sind primäre Konkremente bei neugeborenen Kindern. Häufiger kommen sie als sekundäre Steine bei Erwachsenen vor. Sie sind klein, licht- oder dunkelgelb. In feuchtem Zustand sind sie ziemlich weich, in trockenem zerfallen sie leicht zu Pulver. Sie geben die Murexidreaktion und entwickeln mit Natronlauge viel Ammoniak.

### Kalziumoxalatsteine

sind nächst den Harnsäuresteinen die häufigsten. Sie sind entweder klein und glatt, „Hanfsamensteine", oder grösser bis zu der Grösse eines Hühnereis mit grosswarziger Oberfläche, „Maulbeersteine". Die letzteren sind oft zusammengesetzte Konkremente, bei welchen die äussersten Schichten aus Oxalat bestehen. Häufig ist der Kern ein Oxalatstein, von Harnsäureschichten umgeben. Diese Konkremente bedingen oft Blutungen und bekommen dann eine schwarze Oberfläche von zersetztem Blutfarbstoff. Sie besitzen eine kristallinische Bruchfläche und sind sehr hart. Die Steine werden von Salzsäure ohne Gasentwicklung, nicht aber von Essigsäure gelöst. Nach dem Glühen werden sie auch von Essigsäure unter Kohlensäureentwicklung gelöst, da die Oxalsäure zu Kohlensäure verbrennt.

### Phosphatsteine.

Es sind gelbweisse oder graue Konkremente, die aus Kalziumphosphat und Tripelphosphat bestehen. Sie besitzen eine sandartige rauhe Oberfläche und lassen sich leicht schälen. Sie können eine beträchtliche Grösse erreichen. In der Regel sind sie sekundäre Bildungen, deren Kern aus Harnsäuresteinen oder Fremdkörpern besteht. In Alkalien sind sie unlöslich, leicht löslich aber in Mineralsäuren. Die Lösung gibt die Phosphorsäurereaktionen. Nach Zusatz von Alkali entwickeln sie Ammoniak. Diese Konkremente hinterlassen beim Veraschen einen starken Rückstand.

### Kalziumkarbonatsteine

sind bei Menschen selten, häufiger bei Pflanzenfressern. Es sind kleine Konkremente, die von Säuren unter Kohlensäureentwicklung gelöst werden.

### Cystinsteine.

Diese sind verhältnismäßig selten. Sie entstehen primär, besitzen eine verschiedene Grösse bis zu der eines Hühnereies und eine glatte oder auch rauhe Oberfläche. Ihre Farbe ist weiss oder gelb, ihre Bruchfläche kristallinisch. Sie verbrennen vollständig und geben die Cystinreaktionen.

## Xanthinsteine.

Sie sind noch seltener, entstehen ebenfalls primär, und ihre Grösse ist sehr verschieden. Ihre Farbe ist gelb, weiss oder braun und ihre Bruchfläche amorph. Sie verbrennen vollständig, werden von Alkalien und Ammoniak gelöst und geben die Murexidreaktion.

## Urostealithe

sind sehr selten beobachtet worden. Sie sind bei $37^0$ weich und elastisch, bei gewöhnlicher Temperatur spröde. Die Bruchfläche ist amorph und besitzt wachsartigen Glanz. Sie verbrennen mit leuchtender Flamme und harzähnlichem Geruch und bestehen hauptsächlich aus Cholesterin, in manchen Fällen aber aus Fettsäuren. Von paraffinierten Bougien herrührendes Paraffin kann auch die Hauptmasse ausmachen.

Indigosteine und Fibrinkonkremente sind auch beobachtet worden.

## Analyse der Konkremente.

Die Analyse kann nach Huppert in folgender Weise ausgeführt werden. 1. Ein Bruchstück des Konkrements wird pulverisiert und in einem Probierröhrchen mit Wasser und dann mit etwas Salzsäure versetzt. Sind Karbonate vorhanden, so tritt Kohlensäureentwicklung ein, oft jedoch erst nach schwachem Erhitzen. 2. Das Pulver wird nun mit einer grösseren Menge Salzsäure erhitzt. Ungelöst bleibt hierbei Harnsäure zurück. Man filtriert den Rückstand ab und glüht einen Teil desselben auf einem Platinblech. Ein Geruch nach Blausäure zeigt die Gegenwart von Harnsäure an. Mit einem zweiten Teil wird die Murexidprobe angestellt.

Das salzsaure Filtrat enthält Gips, oxalsauren Kalk, Xanthin, Cystin und Phosphate. Tritt nach Zusatz von Bariumchlorid ein Niederschlag auf, so enthält das Konkrement Schwefelsäure und dann wahrscheinlich auch Kalk. Ein anderer Teil der Lösung wird mit Soda versetzt, bis eine bleibende Fällung entsteht. Sie wird abfiltriert, in möglichst wenig Salzsäure gelöst und mit einem Überschuss von 33%iger Natriumazetatlösung versetzt. Beim Stehen scheiden sich Cystin und oxalsaurer Kalk ab. Das Cystin wird mit Ammoniak ausgezogen. Der Rückstand wird mit Essigsäure behandelt. Kalziumoxalat bleibt als unlöslich zurück (während evtl. vorhandenes Kalkphosphat in Lösung geht). Dagegen wird das Oxalat von Salzsäure gelöst. Nach Zusatz von Natriumazetat wird das Oxalat wiederum ausgeschieden, abfiltriert, geglüht und mit Essigsäure übergossen, wobei sich aus dem Rückstand Kohlensäure entwickelt. Aus der Lösung fällt Ammoniumoxalat den Kalk aus.

Das Filtrat von der Azetatfällung enthält die Phosphate und sämtliche Basen mit Ausnahme des Kalks, der an Oxalsäure gebunden war. Man übersättigt einen Teil der Lösung mit Ammoniak. Bleibt sie klar, so sind Phosphate abwesend. Entsteht eine Fällung, so können sie gegenwärtig sein. Gibt ein Teil der Lösung mit Ammoniumoxalat einen in Salzsäure löslichen Niederschlag, so ist Kalk vorhanden. Nach einigem Stehen filtriert man diesen ab, konzentriert das Filtrat und setzt $^1/_3$ Volumen 10%igen Ammoniaks hinzu. Scheidet sich eine kristallinische Fällung aus, so sind Magnesia und Phosphorsäure vorhanden. Um festzustellen, ob die Lösung noch mehr Phosphorsäure enthält, werden zum Filtrate einige Tropfen Magnesiamixtur zugesetzt. Das Auftreten einer kristallinischen Fällung beweist die Anwesenheit von Phosphorsäure.

Oder man kann auch nach Entfernung des vorgebildeten Oxalates die saure Reaktion mit Sodalösung abstumpfen und mit Eisenchlorid fällen. Eine gelatinöse gelbweisse Fällung enthält die Phosphorsäure. Nach dem Filtrieren prüft man mit Eisenchlorid, ob alle Phosphorsäure entfernt worden ist, setzt nötigenfalls mehr Eisenchlorid hinzu und fällt das überschüssige Eisen durch Erhitzen als basisches Azetat. Gibt das Filtrat mit Ammoniumoxalat einen Niederschlag, so besteht dieser aus oxalsaurem Kalk. Das Filtrat davon versetzt man mit viel Salmiak, $^1/_3$ Volumen Ammoniak und etwas phosphorsaurem Natron. Ein Niederschlag zeigt die Gegenwart von Magnesia an.

Die Gegenwart von Ammoniak wird in dem ursprünglichen salzsauren Filtrat in der gewöhnlichen Weise mittels Natronlauge und roten Lakmuspapieres nachgewiesen. Das über dem Reagenzglase gehaltene Papier wird bei Anwesenheit von Ammoniak blau gefärbt.

In demselben salzsauren Auszug wird auch das Xanthin nachgewiesen, indem man einen Überschuss von Ammoniak zufügt und das Xanthin mit einer ammoniakalischen Silbernitratlösung ausfällt. Es entsteht ein voluminöser Niederschlag von Xanthinsilber. Einen anderen Teil des salzsauren Auszuges dampft man mit Salpetersäure ein und fügt zu dem Rückstand einen Tropfen Natronlauge. Bei Gegenwart von Xanthin entsteht eine schön rote Färbung.

# Sachregister.